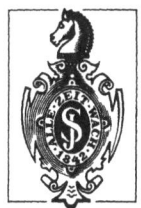

Volker Pudel

Praxis der Ernährungsberatung

Zweite, überarbeitete Auflage

Springer-Verlag
Berlin Heidelberg New York
London Paris Tokyo
Hong Kong Barcelona

Prof. Dr. VOLKER PUDEL
Ernährungspsychologische Forschungsstelle
Klinikum der Universität Göttingen
von-Siebold-Straße 5, D-3400 Göttingen

Mit 1 Abbildung und 3 Tabellen

ISBN-13:978-3-540-53191-3   e-ISBN-13:978-3-642-76102-7
DOI: 10.1007/978-3-642-76102-7

CIP-Titelaufnahme der Deutschen Bibliothek.
Pudel, Volker:
Praxis der Ernährungsberatung / Volker Pudel. – 2., überarb.
Aufl. – Berlin ; Heidelberg ; New York ; Paris ;
Tokyo ; Hong Kong ; Barcelona : Springer, 1991
  ISBN-13:978-3-540-53191-3 (Berlin ...)

Dieses Werk ist urheberrechtlich geschützt. Die dadurch begründeten Rechte, insbesondere die der Übersetzung, des Nachdrucks, des Vortrags, der Entnahme von Abbildungen und Tabellen, der Funksendung, der Mikroverfilmung oder der Vervielfältigung auf anderen Wegen und der Speicherung in Datenverarbeitungsanlagen, bleiben, auch bei nur auszugsweiser Verwertung, vorbehalten. Eine Vervielfältigung dieses Werkes oder von Teilen dieses Werkes ist auch im Einzelfall nur in den Grenzen der gesetzlichen Bestimmungen des Urheberrechtsgesetzes der Bundesrepublik Deutschland vom 9. September 1965 in der jeweils geltenden Fassung zulässig. Sie ist grundsätzlich vergütungspflichtig. Zuwiderhandlungen unterliegen den Strafbestimmungen des Urheberrechtsgesetzes.

© Springer-Verlag Berlin Heidelberg 1985 und 1991

Die Wiedergabe von Gebrauchsnamen, Handelsnamen, Warenbezeichnungen usw. in diesem Werk berechtigt auch ohne besondere Kennzeichnung nicht zu der Annahme, daß solche Namen im Sinne der Warenzeichen- und Markenschutz-Gesetzgebung als frei zu betrachten wären und daher von jedermann benutzt werden dürften.

Produkthaftung: Für Angaben über Dosierungsanweisungen und Applikationsformen kann vom Verlag keine Gewähr übernommen werden. Derartige Angaben müssen vom jeweiligen Anwender im Einzelfall anhand anderer Literaturstellen auf ihre Richtigkeit überprüft werden.

Satz (Datenkonvertierung): Fotosatz-Service Köhler, Würzburg

A propos: Ernährungsberatung

"... Wir haben also festgestellt: Sie müssen in den nächsten Wochen 12 kg abnehmen. Dazu schränken Sie vor allem Ihren Fettkonsum ein, achten Sie auf versteckte Fette! Insgesamt also 1200 kcal pro Tag. Wegen Ihres leichten Hochdrucks sollten Sie auf Kochsalz verzichten. Und damit sich Ihre Verdauung normalisiert, empfehle ich Ihnen viele ballaststoffreiche Kost und mindestens 2 l kalorienfreie Flüssigkeit. Ernähren Sie sich vor allem abwechslungsreich, damit Sie genügend Vitamine und Mineralstoffe bekommen. Ach ja, fast hätte ich es vergessen, also Alkohol sollten Sie auf alle Fälle weglassen. Wenn Sie sich daran halten, dann werden Sie sehr rasch wieder ganz gesund sein."

So oder so ähnlich werden täglich Tausende von – dem Inhalt nach sicher richtige – Ernährungsberatungen abgeschlossen. Der Berater ist zufrieden, hat er doch in Kenntnis der geltenden Lehrmeinung alles Wissenswerte und Nutzbringende dem Klienten erläutert, und nun ist es an ihm, dem Klienten, diese Ratschläge mit Leben zu erfüllen, um zu gesunden. Der Klient ist überwältigt vom Fachwissen des Beraters und wirklich „bedrückt" von der Logik seiner Argumente. Als vernünftiger Mensch beschließt er spontan, sein Ernährungsverhalten und damit sein Leben zu ändern! Der wohlwollende Zuspruch des Beraters verstärkt ihn in seiner festen Absicht und läßt ihm auch keine andere Chance.

„Vielen herzlichen Dank für Ihre Mühe" sagt der beeindruckte Klient und denkt an die 12 kg Gewichtsverlust, an magere, salzarme Kalorien, an Ballaststoffe und alkoholfreie Drinks; er faßt sich ans Herz und fühlt schon jetzt sich belohnt für seine Mühe, die ab morgen die große Wende einleitet. Dabei ist gerade morgen wieder Kegelabend. Und übermorgen kommen Freunde zum Essen. Diese geradezu abwegigen Gedanken werden beiseite geschoben. Wirklich, ab morgen mache ich Diät!

„Ich werde mich an alles halten, was Sie mir gesagt haben." Mit dieser letzten überzeugenden Bestätigung endet nicht nur diese Beratung. Und außerhalb des Beratungszimmers steht der Klient allein zwischen Einladungen und Kegelabend, vor dem Herd und am Familientisch, im Supermarkt und Restaurant, aber auch bei Konflikt und Langeweile, vor Fernsehen und Geburtstagstorte mit seinen guten, sinnvollen und vernünftigen Vorsätzen, die im Beratungszimmer aufgebaut werden konnten und nun im normalen Leben abgebaut werden müssen.

Was bleibt, das sind Übergewicht, Hochdruck, Verstopfung. Hinzu kommt schließlich noch ein schlechtes Gewissen (dem Berater gegenüber).

Beratung muß nicht so enden. Sie kann so enden. Möglichkeiten zu überlegen und zu erproben, wie Beratungsinhalte aus dem Sprechzimmer in das alltägliche Leben des Klienten hinaus erfolgreich umgesetzt werden können, diesem Ziel fühlt sich der Autor verpflichtet. Ich wünsche mir deshalb, diese schriftliche „Beratungsanleitung" für eine erfolgreiche Ernährungberatung so konzipiert zu haben, daß manches auch in die Praxis umgesetzt werden kann.

Dabei bedenken Sie bitte, daß dieses Buch kein Nachschlagewerk sein soll. Es ist eher eine „Philosophie" der Beratung, die von Kapitel zu Kapitel nach unterschiedlichen Gesichtspunkten entwickelt wird. Also eher ein Kurs in 6 Abschnitten mit praktischen Übungen, die aufeinander aufbauen.

V. PUDEL

Vorwort zur zweiten Auflage

Ernährungsberatung hat seit Erscheinen der 1. Auflage einen deutlich größeren Stellenwert erhalten. Krankenkassen haben viele hundert Ernährungsberater/innen eingestellt, Ärzte und Apotheker bemühen sich zunehmend um eine wirksame Veränderung des Ernährungsverhaltens ihrer Patienten. Mit der zweiten Auflage der „Praxis der Ernährungsberatung" möchte ich – ergänzt und erweitert durch eine kurze Einführung in die Ernährungspsychologie – allen Beratungsinteressierten zum „methodischen Handwerkszeug" für eine effekte Beratung verhelfen. Da ich viele Berufsgruppen ansprechen möchte, mögen Sie mir bitte nachsehen, daß ich schlicht vom „Berater" und vom „Klienten" spreche, ohne in jedem Falle explizit „Arzt/Ärztin", „Ernährungsberater/Ernährungsberaterin", „Apotheker/Apothekerin", „Patient/Patientin", „Kunde/Kundin" zu sagen.
   Ich wünsche allen meinen Leserinnen und Lesern, daß sie dieses Buch gerne lesen und gewinnbringend in der Praxis der Ernährungsberatung einsetzen werden.

Göttingen, im September 1990   V. PUDEL

Inhaltsverzeichnis

1 Stichwort „Beratung":
  Abgrenzung, Aufgaben, Selbstverständnis   1
1.1 Notwendigkeit der Ernährungsberatung   1
1.2 Was ist und was ist nicht Ernährungsberatung? . . 5
1.3 Die einfachen Ziele und die schwierigen Maßnahmen der Ernährungsberatung 11
1.4 Zum Selbstverständnis des Beraters 18

2 Einführung in die Ernährungspsychologie 27
2.1 Die Motivstruktur im Überfluß 28
2.2 Verhaltensökonomie 31
2.3 Ernährungsverhalten als Lernprozeß 32
2.4 Der ernährungspsychologische Ansatz 36
2.5 Biologische Grundlagen 47
2.6 Zwischenbilanz 53
2.7 Abschied von einer Hypothese 54

3 Subjektive Problemsicht und Problemverarbeitung 65
3.1 Die „Problemlandschaft" wird sortiert 65
3.2 Verhaltensproblem: Regelfall der Beratung . . . 73
3.3 Der „beratungsunwillige" Klient 82

4 Handikap in der Beratungspraxis:
  Die Wissenschaftsorientierung 87
4.1 Die Dolmetscherfunktion des Beraters 87
4.2 Wissenschaftlicher Beweis
  kontra naive Überzeugung oder:
  Berater gegen Klient 98

5 Gesprächsmöglichkeiten in der Beratung 113
5.1 Man kann nicht nicht kommunizieren! 113
5.2 Vor der Theorie: 3 Gespräche 117
5.3 Anmerkung: Diskussion, Diagnose, Gespräch .. 124
5.4 Das klientenbezogene Gespräch 133
5.5 Psychologische Bewertung 154
5.6 Verstehen, billigen, gutheißen 159

6 Konzeption einer Beratung 165
6.1 Ein grundsätzliches Hilfsmittel:
    Die Verhaltensdiagnose 166
6.2 Fallstudien zur Planung 174
6.3 Rückblick und Zusammenfassung 208

7 Protokollformulare und Tests 211
7.1 Protokollformulare mit Schlüssel 211
7.2 Präferenzliste 211
7.3 Ernährungswissen 211

Literatur zum Beratungsgespräch 227

Sachverzeichnis 229

1 Stichwort „Beratung": Abrenzung, Aufgaben, Selbstverständnis

1.1 Notwendigkeit der Ernährungsberatung

Professionelle Beratung ist in der modernen Industriegesellschaft mehr und mehr zu einer Notwendigkeit geworden, die in Anspruch genommen werden muß, um sich wirkungsvoller in der komplizierten Welt zurechtzufinden. Für nahezu alle Bereiche des Lebens wird daher auch Beratung angeboten und abgerufen, wie z.B.: Renten-, Verbraucher-, Reklamations-, Erziehungs-, Budget-, Steuer-, Rechts-, Reise-, Ehe- und Sexualberatung.

1.1.1 Ernährungsverhalten im Überfluß

Einen festen Platz in diesem Spektrum des Beratungsservices hat seit Jahrzehnten die Ernährungsberatung. Denn auch die „Ernährungsumwelt" ist komplizierter geworden, komplizierter auf eine recht paradoxe Weise: Die Schwierigkeit des Sichzurechtfindens wird ganz wesentlich durch Überfluß definiert, und zwar durch Überfluß, der neben Überernährung gleichzeitig auch Mangel- und Fehlernährung entstehen läßt.

Solange es Menschen gibt, kreisten ihr Denken, ihre Wünsche und ihr Verhalten immer auch um das tägliche Brot. Nahrung war jahrhundertelang nahezu ausschließlich das beherrschende Thema; für Nahrung wurde gearbeitet, Schlange gestanden, gestritten und nicht selten auch Krieg geführt. Mißernten und Hungersnöte belegen mit verheerender Todesstatistik, wie Menschen auf Essen und Trinken angewiesen sind. Die katastrophale Versorgungslage in vielen großen Gebieten der heutigen Zeit schreibt diese tödliche Statistik bis in die Gegenwart fort.

In scharfem Kontrast dazu erleben wir heute in den westlichen Industrienationen – wahrscheinlich zum ersten Mal seit Menschengedenken – einen so großen Überfluß an Nahrung, der für alle Bürger zur Verfügung steht, daß sich wiederum ernsthafte und schwer lösbare Probleme ergeben, die die Aufgaben der Ernährungsberatung definieren.

Allen Erfindergeist und Ideenreichtum haben die Menschen genutzt, um immer noch mehr, immer noch besser, immer noch schmackhafter, immer noch appetitlicher zu kochen und zu essen. Zuchtergebnisse der Landwirtschaft, transkontinentale Nahrungsmitteltransportsysteme, neue und verfeinerte Konservierungstechniken, der Kühlschrank und die Gefriertruhe zu Hause, alle diese Errungenschaften bieten heute ein Lebensmittelangebot, wie es vielgestaltiger, jahreszeitlich nahezu unabhängig und preislich verfügbar sicher einmalig ist. Und damit dies auch jeder weiß, bemüht sich die Nahrungsmittelwerbung intensiv, jedem einzelnen Bürger diese „frohe Botschaft" schmackhaft zu machen.

1.1.2 Alptraum der Sozialmedizin

Der Traum vom Schlaraffenland ist wahr geworden. Doch er entpuppt sich als Alptraum der Sozialmedizin. Ihre nüchterne Zahlenbilanz nach 40 Jahren satter Ernährung wird angeführt von ernährungsabhängigen Erkrankungen.

Über die Notwendigkeit einer wirksamen Ernährungsberatung für breite Schichten der Bevölkerung wird seit langem schon nicht mehr diskutiert. Überzeugende Argumente liefern die Statistiken der Epidemiologie, die Ausführungen in den Ernährungsberichten der Deutschen Gesellschaft für Ernährung und die tatsächlichen Erfahrungen der Ärzte in Kiniken und Praxen.

Diskutiert jedoch wird zusehends mehr darüber, aus welchen Gründen die bereits geleistete Ernährungsberatung nicht in der Weise effektiv ist, wie man es sich vorgestellt hat.

Mehr Information kann Desinformation sein

Die Informationsfülle über Ernährung, an der sich unterschiedlichste Institutionen, wie Ernährungsaufklärung, Medieninformation, Werbung etc. beteiligen, leistet insgesamt offensichtlich nicht die

Entscheidungshilfe, die der Verbraucher sich wünscht. Einer repräsentativen Erhebung nach wünschten sich bereits vor 10 Jahren, wie im Ernährungsbericht 1980 dargelegt, 40% der Bürger mehr Ernährungsaufklärung. 63% beklagten die Widersprüchlichkeit, 26% empfanden Ernährungsinformation zu einseitig und 38% hatten Verständnisschwierigkeiten mit der Ernährungsinformation.

Eine Wiederholung dieser Befragung zehn Jahre später ergab: 15% Zuwachs bei jener Gruppe, die *„mehr Aufklärung"* wünscht, also Anstieg auf 55%; 7% Zuwachs beim Urteil *„Widersprüchlichkeit"*, also Anstieg auf 70%; 10% Zuwachs bei *„Einseitigkeit"*, das macht 36% aus und 7% Zuwachs bei *„Verständnisschwierigkeiten"* auf 45%. Wenn ausgezählt wird, wieviele Verbraucher gegenwärtig mit der Ernährungsinformation zufrieden sind, also keinen der genannten Kritikpunkte beklagen, dann bleiben noch knapp 10%. 90% aller Bürger also kritisieren Art und Weise der Ernährungsinformation. Dies ist als *„Informationsnotstand"* zu bezeichnen. Das Mehr an Information in den 80er Jahren hat sich als Desinformation erwiesen, die dem Bürger keine für ihn anwendbaren Handlungsleitlinien vermittelt.

Die Aufgabe der Wissenschaft

Die Ernährungswissenschaft hat durch ihre Forschungsergebnisse Richtlinien und Grenzwerte einer "gesunden" Ernährung festgelegt[1], die zu einem großen Teil als unbestreitbare Tatsachen gelten und seit langem darum auch nicht mehr zur wissenschaftlichen Diskussion gestellt werden. Daneben gibt es natürlich auch eine Fülle von Spezialfragen, die bisher und sicher auch weiterhin kontrovers besprochen wurden und werden. Doch nicht einmal ein Bruchteil von jenen unbestreitbaren Richtlinien hat sich als wirksam für das Ernährungsverhalten der Bevölkerung erwiesen. Hier wird man nach den Gründen forschen müssen, und wahrscheinlich können Argumente eher von den Verhaltenswissenschaften als von der

---

[1] Deutsche Gesellschaft für Ernährung, Empfehlungen für die Nährstoffzufuhr, Umschau-Verlag, Frankfurt 1985.

Ernährungswissenschaft erwartet werden. Es ist darüber hinaus auch nicht die Aufgabe der Ernährungswissenschaft im engeren Sinne, den Bürger mit ihren Erkenntnissen vertraut zu machen, ebenso wie es nicht Aufgabe der Mathematik ist, Grundschülern das kleine Einmaleins beizubringen.

Dieser Gedanke führt aber direkt zu einer Begriffsbestimmung der Aufgaben der Ernährungsberatung und läßt die Frage entstehen, welche beruflichen Anforderungen eine Ernährungsberatung an den Berater stellt.

1.1.3 Der „gute" Ernährungsberater

Zumeist wird gegenwärtig die Beraterkompetenz über die ernährungswissenschaftliche bzw. ernährungsmedizinische Ausbildung definiert. Ein „guter" Berater ist eben ein gut ausgebildeter Kenner in der Ernährungswissenschaft oder Ernährungsmedizin.

Doch unabhängig von der eigentlichen Fachkompetenz verlangt Beratung in viel stärkerem Ausmaß — als bisher auch in den Ausbildungsgängen erkennbar ist — eine *pädagogisch-psychologische* Professionalisierung. So wie auch der Grundschullehrer Kenntnisse in Mathematik haben muß, braucht der Ernährungsberater Kenntnisse in der Ernährung. Aber er muß wie der Lehrer über Fertigkeiten verfügen, diese Kenntnisse so aufzubereiten und darzustellen, daß andere sie verstehen, sie in den eigenen Wissensbestand aufnehmen und schließlich auch für ihr konkretes Verhalten verwenden können.

Im breiten Spektrum aller Angebote, die *Beratung* genannt werden, hat die Ernährungsberatung sicher viel mehr mit Erziehungsberatung gemeinsam als etwa mit Renten- oder Reklamationsberatung.

Der Begriff *Beratung* wird zumeist für alle Formen der Kommunikation benutzt, bei denen der eine fragt und ein anderer antwortet. Das verwischt aber die Ziele und Aufgaben der Ernährungsberatung und macht es für einen Berater schwer erkennbar, wo er wirklich gebraucht wird.

1.2 Was ist und was ist nicht Ernährungsberatung?

Schaut man in die Praxis der Ernährungsberatung, so erkennt man unschwer, daß höchst unterschiedliche Anforderungen gestellt sind. Diese könnten eingeteilt werden in Ernährungs*aufklärung*, Ernährungs*information*, Ernährungs*beratung* im engeren Sinne, Ernährungs*therapie* und schließlich Ernährungs*erziehung*.

1.2.1. Ernährungsaufklärung

Unter Ernährungsaufklärung sind Maßnahmen zu verstehen, die den Bürger (ohne daß er selbst nachfragt) ansprechen und ihn anstoßen, über bestimmte Dinge nachzudenken. Ernährungsaufklärung kann somit das Ernährungs*bewußtsein* wecken und *Interesse* an Ernährungsfragen anregen.

Ernährungsaufklärung geschieht ausgerichtet auf diese Ziele – auch über Methoden der Massenkommunikation (Massenmedien), und sie richtet sich eben nur einseitig an den Bürger, denn dieser kann nicht zurückfragen und nicht in ein Gespräch über die Inhalte der Ernährungsaufklärung eintreten.

Ernährungsaufklärung ist der Grundstein für Ernährungsinformation, Aufklärung macht Fragen fragenswert. Denn wenn keine Fragen aufkommen, ergibt sich für den einzelnen keine Motivation, nach Antworten zu suchen.

1.2.2 Ernährungsinformation

In den Bereich der Ernährungsinformation fallen alle Angebote, die einem Bürger zu gezielten Fragen Antworten in Form weiterer ernährungswissenschaftlicher Information zur Verfügung stellen. Hierzu rechnen auch Broschüren und Faltblätter, die zu bestimmten Themen angefordert werden können. Aber hierzu zählen auch persönlich vorgetragene Fragen an eine Fachkraft, die diese allein durch ihr Fachwissen beantworten kann. Instrumente der Ernährungsinformation sind somit pädagogisch-didaktische Hilfsmittel, die geeignet sind, komplizierte Sachverhalte in den Erkenntnishorizont des Bürgers zu übersetzen, so daß Wissenslücken geschlossen oder falsche Inhalte korrigiert werden.

Von ihrer eigentlichen Aufgabenstellung her benötigt die Ernährungsinformation nicht notwendig den persönlichen Einsatz von Beratungskräften, denn didaktisch gut aufbereitete Information kann auf Nachfragen auch schriftlich (oder, wie in jüngster Zeit, auch elektronisch durch individualisierte Textaufbereitung) vermittelt werden. Selbst eine detaillierte, völlig auf die persönliche Ernährungsweise abgestellte Information läßt sich bereits durch Einsatz von Textverarbeitungssystemen vornehmen, wenn entsprechende individuelle Ausgangsdaten zur Verfügung gestellt werden[2].

Solche Angebote in der Ernährungsinformation haben den Vorteil, daß sie nicht nur kostengünstiger eingesetzt werden können, sondern sie lassen sich auch mit einem einmaligen Einsatz von einem Team von Fachkräften optimieren, so daß die nachgefragte Information nicht in jedem Einzelfall immer wieder neu didaktisch aufbereitet werden muß.

Ähnliches besteht für bestimmte Ernährungsthemen bereits in Form erprobter Unterrichts- oder Vortragsmaterialien (Folien, Konzepte, Anschauungsmittel etc.).

Immer also, wenn Fakten der Ernährungswissenschaft dargestellt werden, die von einzelnen oder Gruppen gewünscht werden, spricht man von Ernährungsinformation. Damit ist Ernährungsinformation wiederum der Grundstein für die eigentliche Ernährungsberatung.

1.2.3 Ernährungsberatung

Ernährungsberatung kann *nur* im persönlichen Kontakt zwischen Berater und Klient zustandekommen, sie gelingt nur durch kommunikatives Wechselspiel, weil es darum geht, Ernährungsinformation *und* Ernährungsverhalten in Übereinstimmung zu bringen. Dabei

---

[2] Ein Beispiel ist die „Vier-Jahreszeiten-Kur" der AOK mit 6 individuellen Informationsbriefen in 12 Monaten, die aufgrund von Fragebögen durch ein spezielles Textprogramm erstellt werden.

müssen die persönlichen Voraussetzungen des Klienten und seiner Umwelt ebenso abgeklärt werden wie die aus ernährungsphysiologischer Sicht unabdingbaren Forderungen an das Ernährungsverhalten im konkreten Fall.

Ernährungsberatung hat also mit *Ernährungsverhaltensproblemen* zu tun. Ihr Ziel besteht darin, die im Klienten vorhandenen Kräfte zu entdecken, zu wecken und zu mobilisieren, damit er *selbst* seine aktuellen Schwierigkeiten und Probleme lösen kann. Beratung bietet also Hilfe zur Selbsthilfe. Sie ist damit vergleichbar einem „Serviceangebot", das die Prinzipien der freiwilligen Inanspruchnahme, der Eigenverantwortlichkeit des Klienten und seiner kompetenten Selbstentscheidung in den Vordergrund stellt.

Ernährungsberatung hat außer mit Verhaltensproblemen auch mit Einstellungs- und Entscheidungskonflikten zu tun, die durch neue, zusätzliche oder andere Informationen nicht behoben werden können. In diesen Fällen muß Ernährungsberatung im Gespräch versuchen, diese Konflikte zu analysieren und durchschaubar zu machen, damit der Klient aus der von ihm empfundenen Sackgasse heraus einen Weg für seine eigene Zukunft findet.

Subjektive Umgewichtung löst ein Problem

Eine Klientin fragt – nachdem ihr selbst eigentlich klar geworden ist, daß sie abnehmen müßte – nach den möglichen Nachteilen einer Gewichtsreduktion. Sie *kennt* die Vorteile nur als Argumente, sie *empfindet* sie aber gegenwärtig noch nicht. Sie *befürchtet* gleichzeitig nicht wägbare Nachteile. Es besteht ein Entscheidungskonflikt im subjektiven Erleben der Klientin; sie wägt „Kosten" und „Nutzen" einer Gewichtsreduktion, ohne ihre Bilanz nach Pro oder Kontra abschließen zu können. Diese Abwägung nach Pro und Kontra ist notwendigerweise immer eine subjektive. Darum lösen neutrale, objektive und auch wissenschaftlich fundierte Argumente diesen Entscheidungskonflikt nicht. Sie können lediglich die subjektiven Einstellungen bereichern. Erst wenn es gelingt, die Befürchtung vor den unspezifisch empfundenen Nachteilen im Gespräch zu konkretisieren und einen emotionalen Bezug zu den Vorteilen der Gewichtsreduktion herzustellen, wird die subjektive Gewichtung der Argumentation verändert, was einer Lösung des Konfliktes gleichkommt. Darum sind in einem solchen Stadium einer Beratung die Hoffnungen, Erwartungen, Befürchtungen und Ängste, die an die Gewichtsreduktion geknüpft sind, die wichtigen Inhalte des Gesprächs, weil nur sie das eigentliche Problem darstellen. Die Klientin muß die Gewichtsreduktion als persönliche Zukunftsperspektive anders erleben und akzeptieren. Es muß zu einer subjektiv nachvollziehbaren Umgewichtung von gefühlsmäßigen Vorstellungsinhalten kommen. Eine solche klientenzentrierte Problemanalyse wird den Entscheidungskonflikt am ehesten lösen können. Ein Kurzvortrag des Beraters aber über die epidemiologischen Befunde zur Übergewichtigkeit und ihre Risikofaktoren, ein Verweis auf die „guten Erfahrungen" anderer Klienten, ein medizinisch fundierter Überzeugungsdruck zur Gewichtsreduktion oder auch der eindringliche Hinweis: „Ich an Ihrer Stelle würde aber sofort mit der Diät beginnen", alles das sind Argumente, die bestenfalls der Klientin unter dem sozialen Druck der Beratungssituation eine Entscheidung aufnötigen, die aber nicht überdauern wird. Der Entscheidungskonflikt, der im Beratungszimmer gelöst erscheint, muß nämlich auch gelöst bleiben, wenn der Klient in seine Umwelt zurückgekehrt ist, und sich dort noch einmal die Vor- und Nachteile des Abnehmens überlegt.

Die Gesprächsführung für eine klientenzentrierte Problemanalyse wird in Kap. 5 dargestellt.

Gleiches gilt für ein *Verhaltensproblem*, das dann vorliegt, wenn der Klient zwar schlüssige und widerspruchsfreie Einstellungen hat, er jedoch nicht in der Lage ist, nun sein *Verhalten* mit seinen *Einstellungen* zu koordinieren. Er will abnehmen und ist vom Wert dieser Maßnahme innerlich überzeugt, doch in seiner Verhaltensrealität erlebt er, daß „er das nicht schafft".

Hier ist unschwer zu erkennen, daß weitere ernährungsphysiologische Informationen nutzlos sind. Auch Argumente, die besprochen werden, führen bestenfalls dazu, den bereits gefaßten Vorsatz zu festigen und im Beratungsgespräch genau das eigentliche Problem *nicht* zu besprechen, nämlich die erlebte Unmöglichkeit, einen gefaßten Vorsatz im normalen Lebensbezug zu realisieren. Das aber definiert bei einem Verhaltensproblem die Aufgabe des Beratungsgesprächs.

Beratung im engeren Sinne

Damit ist der Rahmen für Ernährungsberatung eingegrenzt zwischen Information und Aufklärung auf der einen und Ernährungstherapie auf der anderen Seite. Damit ist der Anspruch an Beratungstätigkeit geklärt: Beratung muß mehr sein als Informationsvermittlung, sie muß nämlich helfen, daß Wissen und Kenntnisse vom Klienten widerspruchsfrei in seine Vorstellungen eingebaut und in seinem Alltag umgesetzt und angewendet werden können. Sie hat aber keinen therapeutischen Anspruch, im klinischen Sinne zu heilen oder grundlegende Persönlichkeitsmerkmale im psychotherapeutischen Kontext zu bearbeiten und zu verändern.

Sicher ist eine haarscharfe Abgrenzung gegenüber Informationsvermittlung einerseits und Behandlung andererseits im konkreten Fall nicht immer möglich. Dennoch sollte sich jeder Berater bei seiner Tätigkeit diese „Standortbestimmung" von Beratung vergegenwärtigen, allein schon deshalb, damit er entscheiden kann, ob er in der Funktion als Ernährungsberater für einen Klienten mit seiner Fragestellung überhaupt zuständig ist.

Als „Handwerkszeug" benötigt der Ernährungsberater neben dem Fachwissen, was zumeist ausreichend vorhanden ist, eine Fähigkeit, die als *soziales Management* zu bezeichnen wäre. Er muß die *psychologische Dimension* des Problems eines Klienten erkennen können, er muß mit geeigneter *Gesprächsführung* dem Klienten zur *Problemanalyse* verhelfen, dann individuell zugeschnittene *Maßnahmen* erarbeiten und *Hemmfaktoren* feststellen, um schließlich dem Klienten selbst eine realistische Umsetzung in seine Vorstellung und sein Verhalten zu ermöglichen.

1.2.4 Ernährungstherapie

Eine klare, trennscharfe Grenzziehung zur Ernährungsberatung ist kaum möglich und auch nicht nötig, zumal wenn darüber hinaus der eingeführte Begriff der Diätberatung mitgesehen wird. Ernährungstherapie und Diätberatung richten sich an die Zielgruppe kranker Personen, also an Patienten, während die allgemeine Ernährungsberatung gesunde Klienten zur Zielgruppe hat. Diese Abgrenzung allerdings hängt ihrerseits von einer Bestimmung dessen ab, wer als gesund oder krank bezeichnet werden sollte. Gerade die Einführung des Begriffs Risikofaktoren, die insbesondere durch ungünstige Ernährungsweise entstehen können, zeigt, daß eine Einteilung von Ratsuchenden in Klienten oder Patienten häufig nicht möglich ist. Gilt der Diabetiker sicher als Patient, so ist bei einem „leichten" Hypertoniker die Entscheidung schon schwieriger und bei einem „gesunden" Übergewichtigen kaum möglich.

Ziel und Aufgaben von Ernährungsberatung, Diättherapie und Ernährungstherapie sind sicher dem Grunde nach vergleichbar: Erreicht werden soll ein Klienten-/Patienten*verhalten,* welches krankheits- und/oder ernährungsbedingte Risiken durch eine Auswahl günstiger Nahrungsmittel mindert oder sogar ausschaltet.

In den Maßnahmen, die angewendet werden können und sollen, bestehen jedoch Unterschiede:

Der unterstützende Einsatz von Medikamenten, die Verordnung bestimmter Formuladiäten, der stationäre Aufenthalt unter kontrollierten Diätvorschriften sind ganz typische Elemente der Ernährungstherapie. Die Diätberatung basiert auf der ärztlichen Verordnung und ist ihrem Wesen nach mit mehr Verbindlichkeit dem Patienten gegenüber ausgestattet als die Ernährungsberatung, die ihrerseits auch im Gegensatz zur Diätberatung vornehmlich „normale" Nahrungs- und Lebensmittel in ihren Maßnahmenkatalog einbezieht, während Diätberatung auch spezielle, für ein bestimmtes Risikoprofil abgestimmte diätetische Lebensmittel zur Verfügung hat.

Auch eine Verhaltenstherapie bei Patienten mit ernährungsabhängigen Krankheiten geht über den offenen Charakter des Serviceangebotes einer Ernährungsberatung hinaus. Maßnahmen wie Therapieverträge, Vereinbarung von Kautionen, kontrollierte Übungen zusammen mit dem Therapeuten sind ebenfalls Elemente, die der Therapie vorbehalten bleiben. Denn diese mit mehr Verbindlichkeit für den Patienten eingesetzten Maßnahmen sprengen die Hilfe zur Selbsthilfe. Sie sind auch als direktes Fremdhilfeangebot zu sehen und haben darum keinen Raum in der Ernährungsberatung.

Gleichwohl gilt, daß ein ausschlaggebender Bereich der Ernährungstherapie und der Diätberatung mit den Maßnahmen der allgemeinen Ernährungsberatung zusammenfällt. Verhaltensprobleme, Einstellungs- und Entscheidungskonflikte bestimmen die praktische Arbeit in der Ernährungstherapie, in der Diätberatung ebenso wie in der Ernährungsberatung. Darum kann definiert werden, daß Ernährungstherapie und Diätberatung *weitergehende* Instanzen sind.

Ernährungstherapie und Diätberatung müssen – um es klar zu sagen – immer mindestens auch eine gute Ernährungsberatung sein, auch wenn im Einzelfall dies noch nicht immer ausreicht, um den Erfolg sicherzustellen (Tabelle 1).

1.3 Die einfachen Ziele und die schwierigen Maßnahmen der Ernährungsberatung

Auf den ersten Blick erscheint die Aufgabe der Ernährungsberatung recht einfach. Die für die Ernährung des Menschen in die Praxis umsetzbaren Empfehlungen sind an Umfang und Kompliziertheitsgrad geringer als all jene Vorschriften, Auslegungen, Gesetze und Kommentare, die z.B. bei einer Steuerberatung bedacht sein wollen.

Und auch eine Eheberatung läßt sofort an die Fülle möglicher Konfliktstoffe und sozialer Wechselwirkungen denken, die weit davon entfernt sind, als einfach bezeichnet zu werden.

1.3.1 Zunächst: Die einfachen Ziele

Im Vergleich dazu geht es doch in der Ernährungsberatung um wiederkehrende Themen und überschaubar viele wissenschaftlich längst abgesicherte, grundsätzliche Zielvorstellungen.

Der Übergewichtige muß normalgewichtig werden. Die einzige Maßnahme, die immer und allseits empfohlen zum Ziel führt, ist eine unter den individuellen Bedarf abgesenkte Energieaufnahme.

Der Diabetiker muß zumeist auch sein Gewicht reduzieren und darüber hinaus die Aufnahme der einfachen Kohlenhydrate kontrollieren. Der Normalgewichtige soll sich vollwertig ernähren, und das ist oft genug populär formuliert und gedruckt worden: wenig Fett, ausreichend Eiweiß, viel stärkehaltige Nahrungsmittel mit hohem

Tabelle 1. Die verschiedenen Formen der Ernährungsberatung

Anspracheform	Voraussetzungen	Methoden/Maßnahmen	Ziele
Ernährungsaufklärung	Vorliegen wissenschaftlich festgestellter Verhaltensfehler	Unspezifische Mitteilungen an „alle", zumeist über Massenmedien	Weckung eines größeren Ernährungsbewußtseins. Sensibilisierung für Ernährungsfragen
Ernährungsinformation	Ernährungsbewußtsein, Vorhandensein von subjektiv bewußten Ernährungsfragen in der Bevölkerung	Spezifische Mitteilungen aufgrund von Nachfragen an bestimmten Zielgruppen über schriftliche Informationsträger (Broschüren, Brief, elektronische Medien)	Erweiterung des Ernährungswissens und Klärung der günstigen Voraussetzungen für das Ernährungsverhalten
Ernährungsberatung	Persönliche Inanspruchnahme von Einzelpersonen bei subjektiv nicht lösbaren Verhaltens- oder Einstellungsproblemen sowie bei Entscheidungskonflikten	Klientenzentrierte Erarbeitung der individuellen Ernährungsprobleme im Gespräch. Klärung von Maßnahmen, die für die besondere Konstellation geeignet und realisierbar sind	Lösung des Ernährungsproblems unter Berücksichtigung der Persönlichkeit und der Lebenssituation des betreffenden Menschen
Ernährungstherapie	Ernährungsabhängige Erkrankungen	Grundsätzlich wie bei der Ernährungsberatung, ergänzt durch langfristige Verhaltenstherapie, durch unterstützende Diätetika (ggf. Medikamente), durch Einsatz ärztlicher Möglichkeiten	Heilung bzw. Besserung ernährungsabhängiger Erkrankungen
Ernährungserziehung	Pädagogisch sinnvolle Möglichkeiten für Erziehungsmaßnahmen (Familiensituation etc.)	Anleitung zu bestimmten Verhaltensweisen durch: Vorbildfunktion/Lob und Tadel/ argumentative Begründungen	Stabilisierung eines günstigen Ernährungsverhaltens „von Beginn an". Vermeidung von ungünstigen Verhaltensweisen

Ballaststoffanteil, wenig Salz, mäßiger Alkoholgenuß und insgesamt möglichst abwechslungsreich in der Zusammenstellung der verschiedensten Lebensmittel.

Der Hypertoniker „gewinnt" allein durch Verzicht auf Kochsalz, der Hypercholesterinämiker bessert seine Laborwerte durch Einschränkung von Fett, insbesondere von gesättigten Fettsäuren.

Das ist alles!

So gesehen erscheint Ernährungsberatung als wirklich einfache Aufgabe. Doch diese Aussage wird durch die Verhaltensrealität ganz offensichtlich widerlegt. So klar auch diese Zielvorstellungen formuliert sein mögen, so unklar bleibt ihre Umsetzbarkeit. Die Ernährungsberichte, die bundesdeutsches Ernährungsfehlverhalten statistisch summieren, zeigen zwar keinen realistischen Weg zur Veränderung auf, sie verweisen jedoch ständig auf die Dringlichkeit einer baldigen Änderung des Ernährungsverhaltens angesichts der Krankheiten- und Todesursachenstatistik.

Ist Ernährungsberatung gerade deshalb so schwierig, weil die klar vorgegebenen und einhelligen Zielvorstellungen dazu verleiten, auf die Kraft ihrer Überzeugungsstärke zu vertrauen und diese nur immer erneut zu wiederholen?

Hier scheint ein wichtiger Teilaspekt des Problems zu liegen. Denn die Ernährungswissenschaft als solche kann natürlich auch nur Zielvorgaben definieren und die empirische Absicherung dieser Zielvorgaben übernehmen.

1.3.2 Jetzt die schwierigen Maßnahmen

Der Klient jedoch braucht weniger *Zielvorgaben* als mehr konkrete *Maßnahmen*, mit Hilfe derer er diese Ziele realisieren kann. Aber was immer in der Ernährungsaufklärung seit Jahren formuliert wird, sind *Zielvorstellungen*, die – so richtig sie sind – jedoch kaum *Maßnahmen* konkretisieren, *wie* das Ziel erreicht werden kann.

Der sicher richtige Hinweis „*Essen Sie weniger Fett*" ist ebensowenig ins Verhalten zu übertragen wie der Hinweis „*Fahren Sie mit weniger Reifenabrieb*". Hier werden *Ziele* propagiert, aber keine *Maßnahmen*, die zur Zielerreichung führen. „*Essen Sie weniger Zucker*", so heißt es, und der Verbraucher stellt den Zuckertopf aus der

Hand und ißt ein Honigbrot, ähnlich dem Bürger, dem man sagt: *„Sparen Sie mit fossilen Brennstoffen wie Kohle"*, und der sich dann lieber einen elektrischen Heizlüfter zulegt.

„Essen Sie nichts Überflüssiges" ist ein ebenso richtiger, aber hohler Hinweis wie *"Unternehmen Sie keine unnötigen Autofahrten"*. Den Ratschlag, *die Fettaufnahme im Wochendurchschnitt unter 30 Energieprozent zu senken,* kann der Verbraucher genausogut verstehen wie den Tip: *„Fahren Sie im Auto so, daß Sie im Wochendurchschnitt einen Quotienten aus Sitzzeit zu durchschnittlichen Streckenkilometern von mindestens 50 erreichen".* Und schließlich klingt es überzeugend: *„Täglich mindestens 30 Gramm Ballaststoffe zur Förderung Ihrer Verdauung",* aber – wollte der Verbraucher ihn umsetzen – dann ist dieser Tip mit folgender Empfehlung vergleichbar: *„Zur Stabilisierung Ihrer Fernsehgebühren nur Sendungen anschauen, deren Netto-Produktionskosten unter 4000 Mark pro Minute liegen".* Solche „Empfehlungen" arbeiten nur oberflächlich mit klaren Worten, denn dahinter verstecken sich komplizierte Zusammenhänge.

Die Formulierung inhaltlich richtiger Ziele setzt voraus, daß *Zielkriterien* bekannt sind, an Hand derer schlüssig beurteilt werden kann, ob das Ziel auch erreicht worden ist. Dann allerdings sollten neben der Zielangabe auch konkrete Maßnahmen benannt werden, die geeignet sind, das vorgegebene Ernährungsziel zu erreichen. Fast alle Empfehlungen der verschiedenen Gesellschaften und Institutionen geben dem Bürger aber nur Empfehlungen im Sinne von Zieldefinitionen. „Halten Sie Normalgewicht", „Verwenden Sie wenig Salz", „Schränken Sie Ihre Fettzufuhr ein", so oder so ähnlich lauten die vielfältigen Empfehlungen, die doch nur vage angeben, welches Verhalten als günstig zu beurteilen ist. Sie sagen aber nicht, mit welchen Mitteln und Maßnahmen man ein solch günstiges Verhalten erreichen kann.

An konkreten Zieldefinitionen und umsetzbaren Verhaltensanweisungen, wie ein Ziel erreichbar wird, daran mangelt es sehr in der Ernährungsberatung. Hier fehlt das Handwerkszeug!

Allein die Aufforderung, sich „abwechslungsreich" zu ernähren, wirft doch größte Probleme auf, will man versuchen, diese „abwechslungsreiche Ernährung" einmal konkret zu beschreiben.

Welche Ernährung ist abwechslungsreich?

Wieviel unterschiedliche Nahrungsmittel ergeben eine abwechslungsreiche Ernährung? Welche Nahrungsmittel sollten unbedingt regelmäßig gegessen werden? Welche Nahrungsmittel sollten seltener verzehrt werden?

Ein Klient, der den Hinweis auf abwechslungsreiche Ernährung ernst nimmt, besorgt sich 3 verschiedene Brötchensorten zum Frühstück, streicht Nußnougatcreme, Marmelade und Honig darauf, ißt eine halbe Tafel Schokolade zum zweiten Frühstück, verspeist Currywurst mit Pommes frites und Mayonnaise zu Mittag, ein Stück Schwarzwälderkirschtorte am Nachmittag und schließlich am Abend bayrischen Wurstsalat mit Semmeln, dazu ein paar Glas Bier. Zum Fernsehen gibt es Kartoffelchips und Erdnüsse. Dies ist ein Tagesmenü, das von der Vielfalt her wahrlich abwechslungsreich ist, aber wohl kaum dem minimalen Anspruch der Ernährungswissenschaft entspricht. Aber wie soll der Klient verstehen, daß seine Wahl im Sinne der Ernährungswissenschaft nicht abwechslungsreich war?

Würde er morgens Vollkornbrot mit Käse und Quark, mittags viel Gemüse, zum Kaffee ein Stück Obst und abends dann wieder Vollkornbrot mit Käse essen, dazu morgens und abends ein Glas Milch trinken, so würde er sicher gelobt. Aber diese Ernährungsweise ist eher eintönig als abwechslungsreich. Sind nicht häufig auch die Diätvorschläge, die den Klienten ausgehändigt werden, gerade in diesem Sinne nicht abwechslungsreich?

Wenn die Ernährungswissenschaftler von „abwechslungsreich" sprechen, dann meinen sie damit offensichtlich die Nährstoffebene und nicht die Vielfalt aller verfügbaren Lebensmittel. Sie meinen, daß aus einem engen Kreis günstiger Nahrungsmittel abwechselnd ausgesucht werden sollte. Doch das kann kein Klient ohne weitere Information verstehen.

Nicht ziel-, sondern maßnahmenbezogen!

Auf diese und ähnliche Probleme kommen wir zurück, wenn es um die Planung einer konkreten Ernährungsberatung geht. Festgehalten werden sollte an dieser Stelle: Eine Empfehlung sollte so formuliert sein, daß der Klient

1. an überprüfbaren Kriterien feststellen kann, ob er die Empfehlung einhält oder nicht;
2. *Maßnahmen* kennt, die ihm erlauben, das *Ziel* der Empfehlung zu erreichen.

Erfüllen Empfehlungen diese beiden Kriterien nicht, dann wird keine wirkungsvolle Ernährungsberatung betrieben, denn der subjektive Spielraum bleibt zu groß, weil der Klient nicht erkennen kann, ob und wie er die Empfehlung im eigenen Verhalten realisiert.

Es ist daher verständlich, warum die öffentliche Aufklärung und Information über Ernährung so wenig wirkungsvoll war. Wie im Ernährungsbericht 1980 festgestellt wurde, sind zwar die „Botschaften" der Ernährungswissenschaft beim Bürger sehr wohl angekommen. Man weiß auf Befragen, daß die Deutschen zu fett, zu süß und zu viel essen. Aber im gleichen Atemzug wird die eigene Ernährung als fettarm, abwechslungsreich und nicht zu süß beschrieben.

Zutreffende Informationen werden fehlverarbeitet, wenn sie unscharf, pauschal und global dargeboten werden.

Zu häufig: Du darfst nicht!

Daneben wird aber auch ein zweiter wichtiger Grund noch zu besprechen sein. Die Ernährungsaufklärung benutzt in der Ansprache zu häufig negativ besetzte Begriffe. Da ist von Krankheit und Tod die Rede, von „weniger" und „Verzicht", von „Vernunft" und „Nahrungsaufnahme". Der Spaß am Essen, ein menschliches Grundbedürfnis, kommt dabei zu kurz. Solche, mit vernünftigen Argumenten zumeist negativ formulierte Empfehlungen stellen aktuell erlebbare, genüßliche Erfahrungen einem gegenwärtig nicht nachvollziehbaren, fern in der Zukunft liegenden Vorteil gegenüber. Es ist sicher nicht allzu schwierig, einem Klienten durch überzeugende Argumente und eine klare Verhaltensanweisung den Salzstreuer für einige Tage aus der Hand zu nehmen. Aber es ist unmöglich, ihm erlebnismäßig durch ebenso überzeugende Argumente den Ausgleich zu verschaffen, den er sich als Gegenwert für den faden Geschmack wünscht. Er wird den Streuer folglich wieder zur Hand nehmen.

Ernährungsempfehlungen schaffen also häufig – wie dieses vereinfachte Beispiel zeigt – lediglich einen Erlebnisnachteil. Der Vorteil ist nicht spürbar, sondern liegt bestenfalls als Denkinhalt vor. Und auch das schafft ein großes Problem in der Ernährungsberatung:

Sie offeriert eine schöne und vor allem „lange Zukunft". Als Kosten für diese „schöne, ferne Welt" fordert sie eine subjektiv erlebte „schlechte Gegenwart", eine Konstellation, in der – wird sie nicht anders vermittelt und vom Klienten nicht anders erlebt – zumeist gegen die Ziele der Ernährungsberatung entschieden wird. Der Sachverhalt ist sicher überspitzt formuliert. Doch wenn die deutsche Bevölkerung Nahrungsmittel nach Geschmack oder Gesundheit beurteilt, dann stellt sich zwischen diesen beiden Kriterien eine große Diskrepanz heraus. Hat nicht die Ernährungsaufklärung mit dazu beigetragen, daß *Diät* ein negatives Bild besitzt, daß *gesundes* Essen und *schmackhaftes* Essen immer noch für unvereinbar gehalten werden? Einen großen Anteil an diesem Negativbild haben die sicher jahrelang propagierten „Organ-Spezial-Diäten" für Niere, Leber, Magen, Galle etc, die inzwischen durch eine weniger strenge, individuell abgestellte „leichte Vollkost" abgelöst wurden. Die Motivation zu essen liegt für die weitaus überwiegende Mehrzahl aller Klienten im Geschmackserlebnis. Die Motivation des Ernährungswissenschaftlers für seine Empfehlungen aber gründet sich auf die Erforschung des Bedarfs des menschlichen Organismus. Klient und Ernährungsberater sind also – wenn darüber nicht nachgedacht und gesprochen wird – unterschiedlich orientiert. Versucht der Klient seine Bedürfnisse in der Beratung „zu retten", wird der Berater ihn vom Bedarf seines Körpers überzeugen wollen.

Eine solche „Beratungsdiskussion" steht natürlich auch unter dem Wunsch des Klienten, das Sprechzimmer „mit Anstand" wieder verlassen zu können. Er weiß, daß er gegen die gewichtigen Argumente des Beraters „schlechte Karten" hat. Jedes „Ja, aber . . ." würde ihn in die Defensive bringen. Darum fordert der soziale Situationsdruck des Sprechzimmers von ihm verbale Zugeständnisse, die außerhalb des Sprechzimmers für ihn keine Verpflichtung mehr haben.

Wir werden auf diesen Punkt zurückkommen, wenn es um die Planung der Beratungsinhalte geht. Grundsätzlich jedoch wird eine erfolgreiche Beratung diese Problemkonstellation nicht vernachlässigen dürfen. Vielleicht hilft allein schon, wenn sich Ernährungsberater an ihr eigenes Eßverhalten erinnern und sich mindestens der üblichen Sprache bedienen, mit der sie selbst auch in ihrem Privatleben die „Nahrungsaufnahme" benennen, denn sie werden wohl auch „essen und trinken" und sich nicht mit den Worten an den Tisch setzen: „Ich nehme jetzt Nahrung auf."

Zusammenfassung

Die Aufgabe der Ernährungsberatung besteht darin,

- das *eigentliche* Problem des Klienten zu erkennen und nicht nur das ernährungswissenschaftlich definierte Problem zu besprechen;
- mit geeigneter *Gesprächsführung* dem Klienten selbst neue, andere und zusätzliche Sichtweisen zu eröffnen;
- dem Klienten konkrete, *handlungsbezogene* Vorschläge vorzustellen;
- den *sozialpsychologischen* Hintergrund der Beratungssituation besser zu verstehen;
- auch die Grenzen der Wirksamkeit einer Beratung kennenzulernen, um realistische Ansprüche an das eigene Selbstverständnis zu stellen.

1.4 Zum Selbstverständnis des Beraters

Die vorangestellten Überlegungen, die nur in wenigen Ausschnitten einige Probleme der wirksamen Ernährungsberatung angesprochen haben, zeigen jedoch bereits die Anforderungen, mit denen sich der Ernährungsberater auseinandersetzen muß.

Die Ernährungsfachprobleme sind wohl noch am ehesten lösbar, weil sie in der Aus- und Fortbildung behandelt werden.

Fachwissen reicht nicht aus

Doch damit ist die Ernährungsberatung noch nicht geleistet. Der Berater wird aufgrund seines Fachwissens über die persönliche Situation und die Bedürfnisstruktur des Klienten spezifische Problemlösungen erarbeiten, die der Klient in sein Ernährungsverhalten umsetzen kann. Die Güte der Ernährungsberatung wird daran gemessen werden, in welchem Ausmaß dem Klienten dies gelingt. Damit ist ein bestimmtes Selbstverständnis des Beraters angesprochen. Mißlingt das Beratungsziel, dann wird vom Selbstverständnis her der Berater keine Schuldzuweisung an dem Klienten vornehmen dürfen. Uneinsichtige Klienten, willensschwache Personen oder beratungsresistente Patienten wird es also nicht geben. Ein Klient ist bestenfalls solange „uneinsichtig", wie ihm der Berater eine bestimmte Konstellation nicht einsichtig machen konnte. Denn darin gerade liegt die professionelle Aufgabe der Beratung. Vom Selbstverständnis des Beraters wird also verlangt, daß er sich nicht als „Informationsstelle" begreift, sondern als tätiger „Sozialingenieur", der zugeschnitten auf die Persönlichkeit des Klienten eine Konstruktion entwickelt, die ein günstiges Ernährungsverhalten machbar werden läßt.

Dumme Klienten gibt es nicht

Ein menschenfreundlicher Pädagoge, der ein Lernprogramm für Kinder entwickelt hat, soll gesagt haben: „Wenn die Kinder damit nicht lernen können, dann bin ich dumm." Das wäre auch ein ideales Selbstverständnis für den Berater. Ein solches Selbstverständnis entkrampft die Beratungssituation, entschärft manchen Konflikt zwischen Berater und Klient und läßt die so wichtige, vertrauensvolle Atmosphäre entstehen.

Allerdings – und das sollte ganz offen zugegeben werden – muß ein Berater mit dieser Einstellung sicher auch mehr Mißerfolge ertragen können. Das einfache Abschieben des Mißerfolgs auf die – wie es fachlich-vornehm heißt – mangelhafte Compliance (Therapiewilligkeit) des Klienten entfällt dann.

Es ist eigentlich doch gerade Aufgabe des professionellen Beratungsprozesses, die Compliance des Klienten aufzubauen und zu stabilisieren. Jeder Berater, der diese Ansicht teilt, wird dann einen Beratungsmißerfolg nicht mehr einfach auf die Non-Compliance des Klienten abschieben, sondern eher der Inkompetenz der Beratung zuschreiben müssen. Ein — zugegebenermaßen — idealistisches Selbstverständnis mit hohem Anspruch an die Beratung.

Ein „guter Berater" wird auch die Grenzen der Wirksamkeit seiner Beratung kennen müssen, um realistische Ansprüche an sich und seine Klienten anzulegen. Gerade dieser Gesichtspunkt des eigenen Anspruchsniveaus verdient eine kurze Erörterung. Denn die eigenen Einstellungen, Wünsche und persönlichen Möglichkeiten des Beraters gehen als wichtige Faktoren in jedes Beratungsgespräch ein. Sie bestimmen, wie der Berater auf den Klienten und seine Äußerungen reagiert. Sie veranlassen den Berater, auf bestimmte Klientenäußerungen intensiver zu reagieren, sie damit zu verstärken oder aber über andere Äußerungen einfach hinwegzugehen. Sie veranlassen durch ihre Rückwirkung, daß sich der Klient mehr vernunftbezogen und sachlich äußert (also mehr diskutiert) oder daß sich der Klient mehr mit seinen Gefühlsinhalten, Befürchtungen und Wünschen öffnet (also mehr ein Gespräch führt).

Klient und Berater im Gespräch

Zwei erste Gesprächsbeispiele sollen dieses Wechselspiel gegenseitiger Beeinflussung aufgrund unausgesprochener Einstellungen verdeutlichen.

Berater: Haben Sie sich in der letzten Woche an unseren Plan gehalten?

Klient: Leider nicht. Ich hab's nicht durchgehalten.

Berater: Können Sie Gründe angeben, die Ihren Mißerfolg erklären?

Klient: Ich weiß, die beiden Einladungen waren daran schuld.

Berater: Weil Sie sich bei diesen Gelegenheiten nicht zurückhalten konnten!

Klient: Ich konnte das den Bekannten einfach nicht antun. Die hatten so tolles Essen gemacht, extra für uns. Das geht doch nicht.

Berater:	Aber Sie sehen ja, wenn Sie die Kaloriengrenze nicht einhalten, dann geht nichts.
Klient:	Ich versuche in der nächsten Woche, mich ganz strikt an Ihre Anweisung zu halten.
Berater:	Das ist sicher das einzig Richtige. Nur dann haben Sie Erfolg. Sie haben bereits 3 Wochen lang nicht abgenommen.
Klient:	Ich weiß, daß der Fehler bei mir liegt. Aber das passiert mir jetzt nicht mehr.

In diesem Gespräch schafft der Berater eine Atmosphäre, die oberflächlich sachlich, im Grunde aber mit Aggressionen und Schuldzuweisung an den Klienten gefärbt ist. Der Klient fühlt sich in die Unterlegenheitsposition gedrängt, versucht eine Entschuldigung aus „sozialen Gründen" und übernimmt aber schnell freiwillig die Schuld. Zur „Rettung" seiner Situation bietet er „gute Vorsätze" an. Das Grundproblem (Umgang mit Mißerfolgen während einer Reduktionsdiät) bleibt unbesprochen. Unausgesprochen beeinflußt die Einstellung des Beraters zu diesem Klienten und seinen Anstrengungen das Gesprächsklima und seine Inhalte.

Ein anderer Gesprächsverlauf

Berater:	Und wie haben Sie denn die letzte Woche überstanden?
Klient:	Mehr schlecht als recht. Mit 2 Einladungen bei Freunden. Und einem so tollen Essen.
Berater:	Ja, die hatten wir beim letzten Gespräch gar nicht eingeplant. Die haben den Plan schlichtweg durchkreuzt. Hat Ihnen das tolle Essen denn wenigstens Spaß gemacht?
Klient:	Ja und nein. Also es schmeckte wirklich gut. Aber bei jedem Bissen hatte ich doch ein schlechtes Gewissen.
Berater:	Eigentlich schade, denn Einladungen zum Essen sind ja was Schönes. Sollten wir nicht gemeinsam überlegen, wie solche Einladungen ohne schlechtes Gewissen überstanden werden können?

Klient: Ich habe auch schon nachgedacht. Im Moment graut mir vor der nächsten Einladung.

Berater: Das ist nach dieser Woche verständlich. Haben Sie schon bestimmte Ideen, was Sie in einem ähnlichen Fall anders machen könnten?

In diesem Beispiel verfolgt der Berater eher die „Strategie", persönliche Risikosituationen des Klienten durch Erarbeitung weiterer Maßnahmen zu entschärfen. Er fragt nicht nach Argumenten für den Mißerfolg, sondern nimmt ihn zur Kenntnis. Er geht von der Einstellung aus, daß auch für diesen Klienten Möglichkeiten bestehen müssen, günstigere Verhaltensweisen zu entwickeln. So ergibt sich ein Gesprächsklima, das eher partnerschaftlich-kooperativ, nicht aber aggressiv-verteidigend ist, was für die Stabilisierung der Motivation (Compliance) des Klienten von entscheidendem Vorteil ist.

Ein Blick in die Beratungspraxis

Organisation und Tätigkeitsfelder der aktiven Ernährungsberatung sehen gegenwärtig allerdings noch etwas anders aus. Einer Umfrage zufolge steht vor allem für die Beratung nach Angaben der Beratungskräfte zu wenig Zeit zur Verfügung. Über 50% halten eine Beratungszeit von einer Stunde für notwendig, während sich 60% mit deutlich kürzeren Zeitspannen zufrieden geben müssen.

Nachdenklich stimmt, daß über 40% aller Beratungskontakte bei einem einzigen Termin bleiben. In nur 5% aller Beratungsfälle können grundsätzlich mehr als 3 Kontakte durchgeführt werden.

Zwischen den real zu leistenden und den erwünschten Beratungsinhalten klafft ebenfalls eine Lücke. Aus dem Blickwinkel der Beratungskräfte wird eine allgemeine Ernährungsaufklärung an erster Stelle gewünscht, Diätberatung und Beratung bei Übergewicht sind dagegen schon weitaus weniger die Themen, über die Beratung geleistet werden möchte. Die Realität allerdings stellt bei einem Viertel aller Beratungen das Problem des Übergewichts an die erste Stelle.

Über die wesentlichen Ziele der Ernährungsberatung gehen die Vorstellungen in der Praxis weit auseinander, was auch dahingehend zu interpretieren ist, daß kein allgemein verbindliches Selbstverständnis der Ernährungsberatung existiert.

Deutlich an erster Stelle, auch mit der geringsten Meinungsvariation, werden von jeweils über 80% der Fachkräfte genannt: Informationsvermittlung und der Versuch, den Klienten vom Wert einer richtigen Ernährung zu überzeugen. Nachdenkenswert erscheint, daß die subjektive Zufriedenheit des Klienten keinen sehr hohen Stellenwert unter den Beratungszielen einnimmt (halten nur 20% für wichtig). Dies ist insbesondere interessant, wenn über die Motivationslage des Klienten, die natürlich auch maßgeblich durch seine subjektive Zufriedenheit bestimmt wird, nachgedacht wird im Hinblick auf die von 60% der Fachkräfte geforderte „richtige Ernährung" als Ziel einer gewünschten Verhaltensumstellung.

Ein weiterer Punkt der Umfrage galt der subjektiven Zufriedenheit, wenn diese am Erfolg der Ernährungsberatung gemessen wird. Hier zeichnet sich ein eher positives Bild ab. Etwa 50% der Beratungskräfte sind eher zufrieden, 40% bewerten ihre Zufriedenheit als mittelmäßig und nur 10% sind eher unzufrieden mit ihrem Beratungserfolg.

Gründe, die den Erfolg beeinträchtigen, sind relativ gleichrangig der Zeitdruck, die Vorurteile der Klienten sowie die eigenen, zu hohen Erwartungen an die Möglichkeiten der Beratung. Im mangelnden Fachwissen wird kein Grund für unzureichende Beratung gesehen.

Die Praxis, wie sie ist oder sein könnte

Werden die Resultate dieses Praxistests über die Aufgaben der Ernährungsberatung in Beziehung gesetzt, dann ergibt sich ein in sich schlüssiges Bild. Primär steht die Informationsvermittlung im Vordergrund, man will den Klienten vom Wert einer richtigen Ernährung überzeugen. Gelingt dieses Beratungsziel nicht, dann hat entweder der Klient zuviele Vorurteile, die Zeit der Beratung reicht nicht aus, oder aber man hatte zuviel erwartet.

Eine kritische Analyse muß zu dem Schluß führen, daß manches in der Beratung anders gesehen werden könnte. Muß wirklich die Informationsübermittlung an erster Stelle stehen? Sollte sie überhaupt einen so wichtigen Stellenwert haben? Und vor allem: Muß nicht die Klientenzufriedenheit höher bewertet werden? Denn erst die Klientenzufriedenheit schafft die Motivation, sich mit den Inhalten der Beratung auseinanderzusetzen.

Ist es zwingend, Gründe für eine nicht zufriedenstellende Beratung in der Person des Klienten oder in äußeren Umständen (Zeitdruck) allein zu suchen? Denn auch die „zu hohen Erwartungen" des Beraters sind so zu interpretieren, daß sie bei diesen Klienten nicht realisiert werden können.

Wenn diese kurze Darstellung zum Nachdenken anregt, dann hat sie ihr Ziel erfüllt. Im großen und ganzen scheint das in diesem Kapitel angesprochene Selbstverständnis des Beraters, aber auch die wesentlichen Inhalte der Ernährungsberatung von weiten Teilen der aktiven Ernährungsberatung nicht geteilt zu werden. Noch ist es eigentlich der Berater, der aus seiner Sicht die Ziele und Methoden der Beratung, vornehmlich die Informationsvermittlung, festlegt. Zu einem etwas höheren Grad der Einbeziehung des Klienten in die Beratung und zu einer Relativierung des Stellenwerts der Informationsvermittlung sollen auch die nachfolgenden Kapitel beitragen.

Hinweis für besserwissende Berater

Wenn Sie nun mit den nachfolgenden Kapiteln beginnen, so lassen Sie sich dabei von der Auffassung „Beratung ist eine Kunst" leiten, doch da Kunst von „können" abgeleitet ist, kann man diese Kunst erlernen. Und so unterschiedlich die "Produkte" der bildenden Künste auch sind, so unterschiedlich wird jede Beratung auch immer sein. Es gibt nicht klar definierbare „falsche" und „richtige" Reaktionen. Es gibt aber „günstige" und „weniger günstige" Haltungen im Gespräch. Doch was günstig ist, richtet sich nach dem Ziel, das der Berater für sich und seine Auffassung von seinem Beruf definiert: Zufriedenheit beim Klienten, ihm die Möglichkeit zu eigener, zufriedenstellender Entscheidung zu eröffnen, die ein Verhalten hervorbringt, das objektiv als günstig und subjektiv als befriedigend empfunden wird. Das alles ohne pädagogischen Zeigefinger und ohne angstauslösende Argumente zu erreichen, das wäre die Auffassung, die in den folgenden Kapiteln vertreten wird. Methoden werden dargestellt, die sich aus dieser Auffassung ableiten.

Leser, die diesem Selbstverständnis von Beratung nicht beipflichten können und die mehr das erzieherische Modell befürworten, nach dem der unwissende Klient durch den wissenden Berater aufgeklärt und (wissend, was für den Klienten richtig ist) auf diesem Weg unter Einsatz aller Überzeugungsstrategien und rhetorischen Möglichkeiten geführt wird, diese Leser sollten eher *ihrem* Konzept treu bleiben, als „halbherzig" so manchen Vorschlag aus diesem Buch in die Praxis zu übernehmen, weil dann aus "Methoden für Menschen" leicht „Methoden gegen Klienten" werden können.

2 Einführung in die Ernährungspsychologie

Die zumeist ungünstige Ernährungssituation der vergangenen Jahrhunderte prägte nachhaltig das Ernährungsverhalten des Menschen. Der Freiheitsgrad, den die Menschen für die Gestaltung ihrer täglichen Ernährung hatten, war objektiv eng, gekennzeichnet durch Verknappung und Angebotsarmut. Nicht umsonst ist die Rezeptvielfalt für Kartoffel- oder Nudelgerichte ungleich größer als für Spargel oder Kaviar. Die unzähligen, sich aber auf wenige Grundlebensmittel beschränkenden Rezepturen belegen, daß geschmacklicher Anreiz vor allem auch hinsichtlich größtmöglicher Abwechslung im täglichen Speiseplan immer schon ein starkes hedonistisches (lustbetontes) Motiv der Menschen war.

Haushaltsanschreibungen des letzten Jahrhunderts und Zeugenberichte aus der Zeit um die Jahrhundertwende lassen trotz allen Bemühens der damaligen Küche erkennen, wie in nahezu allen Aspekten (Vielfalt, Qualität etc.) die Ernährung heute davon abweicht, obgleich – wie später gezeigt wird – die Grundmotivation erstaunlich ähnlich war. Fundamentale vorgefundene Gegebenheiten aber sind anders, und somit interessiert die Frage, wie die Menschen heute damit umgehen, wie sie heute ihr Essen erleben und wie sie essen.

Jugendliche von heute können nicht einmal mehr ihre Eltern authentisch befragen, wie früher die Ernährungssituation bestellt war, denn auch die Eltern der heutigen Kindergeneration haben schon nur die Zeit aktiv erlebt, in denen Nahrungsbeschaffung keine Frage der objektiven Verfügbarkeit von Lebensmitteln, sondern lediglich eine Frage der Ladenöffnungszeiten war. Zum ersten Mal seit Lebensmittelüberfluß besteht, leben Familien mit Kindern in der Bundesrepublik, denen diese heutige Ernährungssituation aus eigenem Erleben vom Handlungsspielraum her gemeinsam und auch selbstverständlich ist.

Die Ernährungspsychologie findet – vergleichbar zur Freizeitpsychologie – ihre Forschungsfelder dann, wenn die Lebensbedingungen den Spielraum stellen, um über die Notwendigkeit der Existenzsicherung hinaus weitere Bedürfnisse realisieren zu können.

2.1 Die Motivstruktur im Überfluß

Heute leben also Kinder, Jugendliche und Erwachsene in einer völlig veränderten Ernährungsumwelt, die durch große Wahlfreiheit gegenüber einem nahezu unübersehbaren Lebensmittelangebot gekennzeichnet ist. Diese Situation ist es, die ihrerseits einen grundsätzlich anderen Spielraum für die Differenzierung des Ernährungsverhaltens hergibt, was in Zeiten der Verknappung und Nahrungsmittelmonotonie überhaupt nicht möglich war.

2.1.1 Bessere Chancen für Bedürfnisse

Es sollte beachtet werden, daß sich nicht primär die Grundmotive des Ernährungsverhaltens geändert haben, sondern die Situationen, in denen sich diese Motive verwirklichen lassen.

Diese neue Ernährungsumwelt erlaubt es nämlich, eine differenzierte und von dem Grundbedürfnis nach Nahrungsaufnahme zur Stillung des Hungers nahezu unabhängige Bedürfnisstruktur für Eßmotive zu entwickeln. Aber bedarfsgerecht waren die Eßmotive zu anderen Zeiten auch nicht, wenn man sich an die Rezeptvariationen für Kartoffeln und Reis erinnert, die allein aus lustbetonten, also hedonistischen (und nicht etwa gesundheitsbezogenen) Bedürfnissen herrührten. Wenn sich – wie teilweise objektiv zu bestätigen ist – die Menschen früher eher in Übereinstimmung mit den Empfehlungen der Deutschen Gesellschaft für Ernährung ernährt haben (moderne Forderung der Ernährungsaufklärung: „Rückkehr zu Omas Küche"), so geschah dies nicht im wissenden Vorgriff auf die Erkenntnisse der Ernährungswissenschaft und auch nicht aus Vernunft, sondern allein, weil das Nahrungsangebot dieses Verhalten aufgezwungen hat. Die Urgroßmütter und Urgroßväter hätten damals sicherlich genauso gegessen, wie es ihre Großenkel heute tun. Innerhalb des Möglichen versuchten sie auch, die Küche in den Dienst hedonistischer Bedürfnisse zu stellen, so gut dies eben mit damaligen Rohwaren gelingen konnte, was Historiker den *„Notwendigkeitsgeschmack"* nennen.

Die relative Geschmacksoptimierung, die seinerzeit immer wieder versucht wurde, diente letztendlich dazu, die Menschen zum Essen zu motivieren. Wie wichtig die sensorische Komponente ist, wird überaus deutlich, wenn mit Menschen gesprochen wird, die Geschmacks- und Geruchssinn verloren haben. *„Essen ist eine Qual"*, sagte eine Patientin, und sie beschrieb damit eindrucksvoll, wie klug die Menschen unter Mangelbedingungen es verstanden haben, an die immer gleichen Rohwaren den *„Notwendigkeitsschmack"* durch kreative, abwechslungsreiche Rezepturen heranzubringen, damit sie überhaupt motiviert waren, genug zu essen.

Erst das überfließende, breite und Lebensmittelsortiment läßt ein breite Bedürfnisstruktur sichtbar werden. Nicht die menschlichen Bedürfnisse haben sich geändert, sondern lediglich die *Chancen zu ihrer Realisierung*. Somit ließe sich feststellen: Menschen von heute realisieren die Bedürfnisse ihrer Urgroßeltern.

2.1.2 Ergänzende Bedingungen

Nach wie vor ist menschlichen Eßbedürfnissen gemein, daß sie ernährungsphysiologische Kriterien kaum berücksichtigen. Eine Entwicklung von psychologischen Bedürfnisstrukturen ohne *„ernährungsphysiologische Rücksichtnahme"* wird heute insbesondere durch folgende, zusätzliche Bedingungen des Lebensmittelangebots im Überfluß stärker als früher gefördert:

Verlust der Wertschätzung

Heute fehlt die existentielle Erfahrung der Nahrungsmitteleinschränkung und -verknappung und das daraus resultierende emotionale Grunderlebnis, wie unmittelbar Nahrungsaufnahme und Leben zusammenhängen. Diese Erfahrung ist nur noch bei der älteren Bevölkerung vorhanden. Die hohe, besser: durch Hochachtung gekennzeichnete Wertschätzung des Lebensmittels ist damit auch weitgehend verloren gegangen.

Verlust der Lebensmittelidentität

Heute wird der Erwerb von Lebensmitteln nicht mehr anders erlebt als der Einkauf anderer Non-food-Konsumartikel auch. In Abpakkung, Preisauszeichnung, Angebotsform, Sortimentstiefe und -breite unterscheiden sich Drogeriemarkt, Lebensmittelmarkt oder Elektronikdiscounter nicht. Was also unterscheidet das Paket Mehl vom Paket Waschmittel, die Pralinenschachtel vom Blumenstrauß oder das Brot vom Beutel Holzkohle? Alles ist vorhanden, sogar im gleichen Geschäft; alles wird verbraucht, und alles kann ständig neu gekauft werden.

Verlust der originären Beziehung zur Herkunft

Der originäre Bezug zum Lebensmittel ist weitgehend verloren gegangen. Die quaderverpackte Milch erzeugt kaum Assoziationen an die Kuh, das Fischstäbchen läßt kaum an Kabeljau denken und der Hamburger zwischen dem Sesambrötchen weckt keinen Gedanken an einen Bullen. Diese heute fehlenden, früher erfahrungsmäßig aber nachvollziehbaren Verbindungen zur originären Quelle der Lebensmittel werden durch Convenience-Food noch weiter verdeckt und geben dem Lebensmittel einen emotional eher neutralen Stellenwert. Unterstrichen wird dadurch der Konsumartikelcharakter ähnlich anderer Non-food-Artikel, über die beliebig disponiert werden kann.

Verlust der emotionalen Beziehung

Die situative Erlebniszuweisung von Mahlzeiten oder bestimmten „privaten" Rezepturen schwindet durch Zunahme des Außer-Haus-Verzehrs und erhöhter Mobilität und die damit verbundene Auflösung der häuslichen Tischgemeinschaft. Die überlieferten Familienrezepte, das familientypische Gericht an einem Tag der Woche, das „Leibgericht" des Vaters, das gemeinsame Vorbereiten von z.B. Plätzchen und Stollen in der Weihnachtszeit waren ernährungspsychologische Faktoren, die bestimmten Speisen einen zusätzlichen emotionalen *„Überbau"* verschafften. Dieser emotionale *„Überbau"* wird heute noch bei Urlaubsreisenden sichtbar, denen durch deutsche Hausmannskost in Tunesien oder Thailand ein *„Stück Heimat"* serviert wird. Diese Erfahrungen werden bei der heutigen Generation seltener, da Marketingstrategien umgesetzt werden, bestimmte Rezepturen (z.B. Cola-Getränke, Ketch-up, Hamburger) weltweit geschmacklich zu standardisieren und auch situative Angebotsformen (wie in Kettenrestaurants, Schnellbuffets) international zu normieren. Damit ist die intime Funktion der familiär geprägten Speise zur Erfüllung psychischer Bedürfnisse aber nicht mehr gegeben.

Diese vier Positionen zusammengefaßt sprechen insgesamt für eine Neutralisierung und psychische Entfremdung sowohl für das Lebensmittel als auch für den Verhaltensbereich *essen*. Parallelen zur Sexualität werden sichtbar: Sexualität als Konsumartikel auf Videos konserviert zur beliebigen Disposition; weltweite Standardisierung der Inhalte bei Neutralisierung und Entfremdung des originären Handlungsbezuges.

2.2 Verhaltensökonomie

Verhaltensweisen mit großer Häufigkeit tendieren zu einer wiederholbaren Regelmäßigkeit, sie werden als Gewohnheiten ausgebildet. Damit unterliegen sie einem relativ starren Automatismus, der gleichzeitig durch eingeschränkte Variabilität ausgezeichnet ist. Dies hat – wie handwerkliche Fertigkeiten, die immer wieder gleich ausgeführt werden – einen gewissen Vorteil der Verhaltensökonomie (Verhaltenssparsamkeit); solche Verhaltensweisen sind praktisch vororganisiert und bedürfen nicht jedesmal erneut einer nachdenklichen Abstimmung. Man spricht auch von einem bestehenden Verhaltensmuster, das sich für jedes Individuum ausgeprägt hat. So läßt sich auch beim Menschen von einem bestimmten „Eßstil" sprechen, zu dem die Eßgeschwindigkeit, das Kaumuster, die Schluckfrequenz, aber auch Mahlzeitenfrequenz, Zubereitung der Speisen, Auswahl bestimmter Lebensmittel und die Darreichungsform zählen würden.

Die große Häufigkeit im Leben eines jeden Menschen, mit der Nahrung verzehrt wird, bedingt also eine gewisse Stabilität des

Eßverhaltens. Das gestrige Eßverhalten ist ein bestimmender Faktor für das Eßverhalten von heute und morgen.

Psychologisch gesehen bedeutet diese relative Gleichförmigkeit und Stabilität des Eßverhaltens subjektive Sicherheit. In der Vergangenheit wurde gelernt, welche Verhaltensweisen zweckmäßig sind und zur Befriedigung führen. Diese erfahrungsbedingten Verhaltensweisen können nun risikolos erneut aktualisiert werden, weil „man einfach weiß, daß sie zum gewünschten Erfolg führen". Das gibt die Sicherheit für das bestimmte Verhalten. Jedes neue Probieren, jede Veränderung, jede Abweichung vom Gewohnten birgt zunächst Unsicherheit in sich, da der eigene Erfahrungshorizont darüber keine Voraussage zuläßt. Unsicherheit wird allerdings zumeist vermieden (s. 3.3), Sicherheit zumeist erstrebt. Somit kann das individuelle Muster des Ernährungsverhaltens als sicherheitsgebender Lebensbereich angesehen werden, der sich eben darum durch relative Gleichförmigkeit und durch häufig erfahrene, vorhersagbare Erlebnisse als stabil erweist.

2.3 Ernährungsverhalten als Lernprozeß

Die Verhaltenswissenschaft geht davon aus, daß die ursprüngliche Motivation zur Nahrungsaufnahme beim Neugeborenen durch die intensiven Körpergefühle des Hungers und der Sättigung reguliert wird. So ist die grundsätzliche Kompetenz zur biologisch günstigen bedarfsgerechten Steuerung der Nahrungsaufnahme angeboren. Neugeborene und Säuglinge können z.B. sehr gut ihre Energieaufnahme regulieren, wenn die angebotene Milchnahrung z.B. verdünnt oder kalorisch angereichert wird. Nicht angeboren ist natürlich die Ausdifferenzierung des Ernährungsverhaltens, die spätestens nach dem Abstillen einsetzt. Jetzt beginnt ein soziokultureller Lernprozeß, der im Grunde dem Erlernen der Muttersprache sehr ähnlich ist. Auch bei der Sprachentwicklung ist die Kompetenz zum Spracherwerb angeboren, nicht aber die Spezialisierung auf eine konkrete Sprache hin.

2.3.1 Soziokulturelle Normierung

In der frühen Mutter-Kind-Interaktion werden auch grundlegende emotionale Erfahrungen mit der Nahrungsaufnahme verfestigt. Darüber hinaus entwickelt sich im täglichen Training ein dann in die Gewohnheit übergehendes hochspezialisiertes Ernährungsverhalten, das im Erwachsenenalter ganz selbstverständlich als das *normale deutsche Ernährungsverhalten* erlebt wird, ohne zu reflektieren, daß die Frühstücksbrötchen mit Konfitüre, aber auch die warme, dreigeteilte Mittagsmahlzeit sowie die drei Mahlzeiten am Tag und viele andere Elemente kulturell geprägt sind. Es sind im sozialpsychologischen Sinne „*Selbstverständlichkeiten*", die als solche nur im Falle ihrer Mißachtung auffallen, wenn also jemand zum Frühstück eine Gulaschsuppe, zum Mittagessen Bienenstich und zum Abendessen ein weichgekochtes Ei mit Toast essen sollte.

Dieser soziokulturelle Lernprozeß schließt auch die Bildung von Geschmackspräferenzen ein, die sich ohne Einfluß von außen bei Neugeborenen ausschließlich für die Geschmacksqualität „*süß*" nachweisen lassen. Die von Kindern spontan abgelehnten Geschmacksqualitäten (salzig, sauer, bitter, pikant) formen sich erst unter sozialem Druck und nach dem Erlernen des Bedürfnisses nach sozialer Anerkennung. Danach erst haben auch Hummer, Kaviar und Spargel die Chance, dem – auf den kulturellen Geschmack gekommenen – älteren Kind zu schmecken.

Bei Kindern läßt sich unschwer beobachten, daß auch sie das von deutschen Erwachsenen praktizierte *abwechslungsreiche Essen* zunächst – oft gegen den Widerstand ihrer Eltern – lernen müssen. Kinder möchten, wenn sie eine Speise entdeckt haben, die ihnen schmeckt, diese *(psycho-logischerweise)* immerzu essen. Ein Tage überdauernder Spaghettiwunsch kollidiert jedoch mit dem, was sich Erwachsene selbst unter abwechslungsreicher Kost vorstellen. So setzt ein Training ein, damit das Kind lernt, auf Lieblingsspeisen verzichten zu lernen. Auf diese Weise wird – lernpsychologisch betrachtet – der Wunsch nach Spaghetti dauerhaft „konserviert". Eine Erziehungsstrategie, die sich früher bei verknappter Versorgungslage gut bewährt hat, damit ein Leibgericht auch lebenslang begehrt wurde.

2.3.2 Verhaltenskontinuität über Generationen

Der hier skizzierte Lernprozeß dauert Jahre. Darin ist auch der wichtigste Grund zu sehen, daß sich Ernährungsverhalten nicht kurzer Zeit grundlegend verändern läßt. Dieser Lernprozeß sorgt für die *Verhaltenskontinuität* über die Generationen hinweg, da das Ziel des Training gerade darin besteht, die Muster des Ernährungsverhaltens der Eltern auf das Ernährungsverhalten der Kinder zu übertragen. Dieses (kulturelle, aber auch familiäre) Kontinuitätstraining hat unter gleichbleibenden Umweltbedingungen seine notwendige Berechtigung. Es wird jedoch problematisch, wenn sich drastische Veränderungen in der äußeren Ernährungssituation einstellen, weil dann das unter anderen Umständen erlernte Training zur Bewältigung der ursprünglichen Ernährungsituation jetzt ungünstige oder gar falsche Handlungsleitlinien setzt.

Dem Mangel angepaßte Strategien

Das *Leeressenkönnen* des Tellers ist unter chronischer Nahrungsverknappung sinnvoll. Darum ist es zweckmäßig, Kinder darauf zu trainieren, den Teller dann auch leer essen zu können, wenn gerade Nahrung verfügbar ist. Dies gilt aber nur solange, wie die knappe Ernährungssituation dies verlangt. Ein so trainiertes Kind hat als Erwachsener im Restaurant seine Probleme mit den Kalorien.

Gleiches gilt für feierliche und üppige Festmahlzeiten, aber auch dafür, besonders gute Nahrungsmittel als persönliche Geschenke anzubieten, wenn *gutes Essen* die seltene Ausnahme ist. Die Abwicklung sozialer Beziehungen und Zuwendungen zu anderen über Lebensmittel wird riskant, wenn diese Verhaltensstrategie plötzlich immerzu möglich ist.

Auf den zeitweisen Entzug des Leibgerichtes, damit seine Attraktivität möglichst lebenslang erhalten bleibt und einen Höhepunkt im ansonsten kulinarisch eher eintönigen Alltag ausmacht, wurde schon hingewiesen. Ob diese Strategie im Überfluß noch fruchtbar ist, könnte zumindest diskutiert werden.

Die alte Regel: *Morgens wie ein Kaiser, mittags wie ein König und abends wie ein Bettelmann* ist heute noch landläufig bekannt. Die grundsätzlich knappe Versorgungslage und intensive körperliche

Arbeit auf dem Feld oder in der Fabrik vor allem in der ersten Tageshälfte rechtfertigen diese Regel allein unter energetischen Gesichtspunkten. Ob sie ihre Berechtigung bei Büromenschen hat, die eher abends (wenn überhaupt) ins Fitness-Studio oder auf den Tennisplatz gehen, dürfte eher fraglich sein.

Es gibt darüber hinaus eine Fülle weiterer, von den Generationen der zurückliegenden Jahrzehnte erprobte Verhaltensweisen, um das zu leisten, was gefordert wurde und um mit dem *„durchzukommen"*, was verfügbar war, wie z.B. die angesprochene Geschmacksoptimierung (bei dürftigen Rohwaren) durch Rezepttraditionen oder auch die gemeinsamen Mahlzeiten (ob Hunger oder nicht) aus ablauforganisatorischen Gründen.

1. Komponente: Außenlenkung

Die Menschen haben also ein sinnvolles Repertoire an Ernährungsverhalten entwickelt, das klug und zweckmäßig an ihre Ernährungssituation angepaßt war. Das Ergebnis der Ernährungserziehung, deren Ziel also die Übernahme dieses erprobten Repertoires ist, kann als *Außenlenkung* oder Außensteuerung des Eßverhaltens, auch als kulturelle Normierung, bezeichnet werden.

Diese Außensteuerung ist – so gesehen – die konservative Komponente im Ernährungsverhalten über Generationen hin. So wie in Hungersnöten und Zeiten der Unterernährung der Organismus im Laufe der Evolution Mechanismen entwickelt hat, um auch bei verknappter Energieaufnahme das Überleben weitmöglichst zu sichern, sind auch erfolgreiche Verhaltensstrategien durch die Generationen weitergegeben worden.

2. Komponente: Innensteuerung

Die biologische Regulation der Nahrungsaufnahme (s. 2.5) – also die *Innensteuerung* – steht zur *kulturellen Normierung* in Konkurrenz und hat, je nach Strenge des Erziehungstrainings und des soziokulturellen Normendrucks, mit zunehmendem Lebensalter immer weniger regulierenden Einfluß, da Umfeld, Situation und soziale Faktoren immer stärker kontrollieren, *wann* und *was* gegessen wird.

3. Komponente: Kognitive Kontrolle

Zu erwähnen wäre jetzt noch der dritte Einflußbereich, der in das Ernährungsverhalten eingreift: die kognitive Kontrolle. Darunter sind alle *vom Individuum bewußt vorgenommenen Maßnahmen zur Steuerung des Eßverhaltens* zu sehen, beginnend bei der gezielten Auswahl ernährungsphysiologisch günstiger Lebensmittel bis hin zur Durchführung von Blitz- und Crash-Diäten über die bewußte Entscheidung für Rumkugeln oder gegen Frischkornbrei.

Diese kognitive Komponente unterliegt ihrerseits äußeren Einflüssen, wie individuellem Kenntnisstand über Ernährungswissen, gesellschaftlichen Normen, Einstellungen und allgemeinen Motivation. Diese äußeren Einflüsse wirken aber nicht direkt auf die Nahrungsaufnahme ein, sondern sie lassen Bedürfnisse entstehen, zu deren Erfüllung die Ernährung als *funktionelles Werkzeug* genutzt wird. Die kognitive Steuerung des Eßverhaltens kann daher durchaus in den Dienst von solchen Bedürfnissen gestellt werden, die im krassen Fall dem Energie- und Nährstoffbedarf des Organismus entgegenlaufen. Dies wird bei bestimmten Eßstörungen, auf die noch eingegangen wird, besonders kraß deutlich.

Über die kognitive Komponente ist prinzipiell noch am ehesten die Chance gegeben, auf das Ernährungsverhalten bestimmter Zielgruppen mit mittelfristigem Erfolg einzuwirken. Diese Aufgabe erfüllen aber nur solche Maßnahmen, die menschliche Bedürfnisse modifizieren. Das sind z.B. Strategien des sozialen Marketings, nicht aber sachrationale Argumente, die Informationen und Kenntnisse ohne emotionale Verankerung vermitteln. Genau hier hat auch die Ernährungsberatung ihr Aufgaben- und Methodengebiet.

2.4 Der ernährungspsychologische Ansatz

Ein rationaler Ansatz zur Erklärung des Ernährungsverhalten erscheint allein weder ausreichend noch sinnvoll. Denn wird versucht, das Ernährungsverhalten an Kriterien der Vernunft zu relativieren, so wird das Klientenverhalten notwenigerweise vorschnell als „Fehlverhalten" klassifiziert, weil es den rationalen Kriterien eines „vernünftigen Eßverhaltens" nicht genügt. Das Lebensmittelangebot wird der Lebensmittelauswahl durch den Klienten gegenübergestellt. Das Angebot als solches läßt durchaus eine so definierte „vernünftige Lebensmittelwahl" zu. Daraus folgt, daß jede andere Auswahl unvernünftig ist.

Dieser rationale Ansatz hat allerdings die Aufklärungskonzepte der vergangenen Jahrzehnte geprägt. „Fehlverhalten", auf diese Weise diagnostiziert, muß zum „richtigen Verhalten" umgeleitet werden. Somit liegt nahe, den Klienten mit vernünftigen Argumenten auszustatten, damit er sich wegen unzureichender Information nicht mehr „fehl"-, sondern „vernünftig verhält". Es erhebt sich sicher kein Widerspruch, wenn diese rationalen Strategien der informativen Aufklärung heute als wenig effizient bezeichnet werden.

2.4.1 Was ist „Fehlverhalten"?

Dieser Ansatz übersieht wesentliche Grundvoraussetzungen, und er kommt dadurch zur falschen Klassifikation des "Fehlverhaltens". Erstens muß gesehen werden, daß das, was ein „vernünftiges Verhalten" ausmacht, kulturell und gesellschaftlich geprägt ist, so daß kein objektiver, naturgesetzlicher Maßstab für vernünftiges Verhalten existieren kann. Auch in anderen Lebensbereichen wird häufig die „Vernunft" als argumentative Grundlage für eigenes Verhalten strapaziert, auch wenn Begriffe wie Zweckmäßigkeit, Vorliebe, Gefallen und emotionale Entscheidung angemessener wären.

Die Lebensmittelwahl unter dem Rationalitätsprinzip beeinflussen zu wollen, setzt voraus, daß Lebensmittelwahl überhaupt eine rationale Entscheidung ist. Dieses aber ist sie primär genausowenig wie jede andere Entscheidung für Konsumgüter aus dem Non-food-Bereich.

Ein anderer Ansatz muß gewählt werden, wenn allein rationale Argumente nicht klären können, warum jemand genau das ißt, was er ißt. Die nachfolgende Aufstellung läßt unschwer erkennen, wie vielgestaltig der motivationale Hintergrund einer Lebensmittelwahl sein kann.

Einige Motive für Lebensmittelwahl

- *Sensorische Qualität* (Erdbeeren mit Schlagsahne sind der höchste Genuß)
- *Hunger, Appetit* (ich habe einfach Hunger/ich muß das jetzt essen)
- *Ökonomische Bedingungen* (das ist im Sonderangebot, das kaufe ich)
- *Kulturelle Einflüsse* (morgens Brötchen mit Kaffee)
- *Traditionelle Einflüsse* (Oma's Plätzchen zu Weihnachten)
- *Habituelle Bedingungen* (ich esse immer eine Suppe vor der Mahlzeit)
- *Emotionale Wirkung* (ein Stück Kuchen in der Streßsituation)
- *Soziale Gründe* (bei Fondue läßt sich gut unterhalten)
- *Soziale Statusbedingung* (die Schulzes laden wir zu Hummer ein)
- *Angebotslage* (man ißt das Mensaessen, weil es dies gerade gibt)
- *Gesundheitsüberlegungen* (soll gesund sein, also esse ich das)
- *Fitneßüberlegungen* (soll gut für's Joggen sein)
- *Schönheitsansprüche* (halte Diät, um schlank zu bleiben)
- *Verträglichkeit* (Grünkohl esse ich nicht, vertrage ich nicht)
- *Neugierverhalten* (mal sehen, wie das schmeckt)
- *Angst vor Schaden* (esse ich nicht mehr, weil da Schadstoffe drin sind)
- *Pädagogische Gründe* (wenn Du Schularbeiten machst, bekommst Du ein Bonbon)
- *Krankheitserfordernisse* (Zucker darf ich nicht essen, wegen meines Diabetes)
- *Magische Zuweisungen* (Sellerie esse ich für die Potenz)
- *Pseudowissenschaftlich* (10 harte Eier zum Abnehmen)

Die Determinanten der Ernährungsentscheidung sind vielfach untersucht worden. Doch gibt es bislang keine einfachen Modelle, die gute Erklärungen oder gar treffsichere Prognosen für künftiges Ernährungsverhalten liefern. Mit Sicherheit aber kann aus der Auflistung geschlossen werden, wie unrealistisch der Anspruch wäre, alle Menschen sollten ihre Lebensmittelwahl ausschließlich nach gesundheitlichen Kriterien entscheiden.

Damit wird aber — mit Bezug auf die überflußbedingten Ernährungsprobleme — deutlich, daß sich die Motivation für eine bestimmte Ernährungsentscheidung generell nicht aus primär gesundheitlichen Kriterien erklärt, sondern in ein Bündel höchst unterschiedlicher Motivationen eingebunden ist. Nahrungsaufnahme ist also ebensowenig auf den Aspekt des „Einverleibens von Stoffwechselmaterial" zurückzuführen wie Sexualität auf den Aspekt der Arterhaltung.

Essen und Ernährung sind keine Synonyme

Einer repräsentativen Erhebung von 1989 nach spiegelt die Umgangssprache diese Zweiseitigkeit: werden auf die Begriffe "Essen" und „Ernährung" freie Assoziationen abgerufen, so weckt „Essen" mehr emotionale Beziehungen („schmeckt gut"; „angenehm"; „lecker"), während „Ernährung" mehr kognitive Beziehungen auslöst („Gesundheit"; „Chemie", „Biokost"). Die Ernährungsberatung sollte überlegen, welche Begriffe im Gespräch mit dem Klienten angebracht sind.

Angesichts der Ernährungsentscheidungen der Bevölkerung muß gefragt werden, ob die Diagnose „Fehlverhalten" überhaupt psychologisch sinnvoll und weiterführend ist, da sie sich ausschließlich am rational definierten Kriterium der Gesundheit orientiert, bei näherer Betrachtung aber vielfältigste Motivationskriterien an der Verhaltensentscheidung beteiligt sind.

2.4.2 Eine optimierte Entscheidung

Die ernährungspsychologische Betrachtung beschreibt die individuelle Ernährungsentscheidung als jeweils subjektiv *optimierte Entscheidung* unter Abwägung von Vor- und Nachteilen, wobei entsprechend der subjektiven Situation die einzelnen Entscheidungsfaktoren allerdings unterschiedlich gewichtet werden können.

Diese sozialpsychologische Betrachtungsweise akzeptiert also, daß jede Lebensmittelwahl (und damit das Ernährungsverhalten) eine multifunktionale Optimierungsentscheidung ist, in die unterschiedlichste Aspekte eingehen, die vom Indiviuum selbst bewertet, d.h. gewichtet werden. Damit also ist jedes Ernährungsverhalten unter Überflußbedingungen, die ihrerseits erst einen solchen Optimierungsprozeß ermöglichen, kein „Fehlverhalten", sondern eben *subjektiv optimiertes Verhalten.*

Der Begriff des „Fehlverhaltens" erhält unter dieser Sichtweise eine völlig andere Bedeutung. Er beschreibt nicht mehr, daß sich Menschen unvernünftig verhalten, sondern er beschreibt lediglich, daß die Menschen auch andere als gesundheitliche Erwägungen für ihre Lebensmittelentscheidung heranziehen, was unter gesundheitspolitischen Erwägungen nicht gerne gesehen wird (aber gesehen werden sollte, um unrealistischen Strategien vorzubeugen).

Die Ernährungsentscheidung (EE) ist also zunächst von den verschiedenen Faktoren abhängig, wie sie in der Liste der Motive angeführt wurden:

$$EE = f(F_1, F_2, F_3, F_4, \ldots, F_n).$$

Jeder dieser Faktoren hat zudem individuell eine bestimmte Gewichtung, mit der er in die Entscheidungsoptimierung einfließt. So ist der Faktor „Krankheit" für Gesunde sehr gering gewichtet und prägt kaum die Entscheidungsfindung. Die Funktionsgleichung wäre demnach mit individuellen Gewichtungsfaktoren zu vervollständigen:

$$EE = f(g_1 F_1, g_2 F_2, g_3 F_3, g_4 F_4, \ldots, g_n F_n).$$

2.4.3 Situationsgebundenheit

Essen und Trinken sind Verhaltensweisen, die bei unterschiedlichsten Gelegenheiten und in den unterschiedlichsten Situationen auftreten. So gesehen könnte man vermuten, daß Essen und Trinken situationsunabhängig sind, weil keine Zuordnung von Situationen zum Ernährungsverhalten stattfinden konnte.

In der Realität allerdings wird festgestellt, daß das Ernährungsverhalten außerordentlich stark situationsgebunden ist. Es wird nämlich nicht jede beliebige Verhaltensweise in jeder beliebigen Situation auftreten. Das Ernährungsverhalten ist aus sehr vielen und unterschiedlichen einzelnen Elementen zusammengesetzt. Und diese Einzelelemente nun sind als Verhaltensweisen sehr wohl an Situationen und Gelegenheiten gebunden.

Es wird nicht viele Menschen geben, die spontan den Lachs vom kalten Büfett mit den Fingern nehmen. Aber auch nicht sehr viele werden an der Imbißstube zum Verzehr der Bratwurst Messer und Gabel fordern. Viele essen im Urlaub an der Adria spontan Tintenfisch, den sie zu Hause am eigenen Familientisch weder bereits gegessen haben noch jemals essen werden. Kaum jemand kommt auf den Gedanken, Suppe als Nachtisch zu verspeisen, kaum jemand würde zum Frühstück Sauerbraten essen. Es ist unvorstellbar, zu Weihnachten hartgekochte, farbige Eier und zu Ostern Stollen zu essen. Als Mittagessen am Familientisch wird nicht eine Tafel Schokolade ausgeteilt, wenngleich dies zur Mittagszeit während einer Autoreise geschieht. Zur Kaffeezeit essen die wenigsten Knäckebrot mit Quark, wie auch kaum jemand zum Frühstück einen Windbeutel verzehrt. Mit diesen Beispielen werden „überindividuelle", kulturelle, situations- und gelegenheitsgebundene Verhaltensweisen beschrieben.

Darüber hinaus gibt es für jeden einzelnen Menschen eine Fülle von individuellen Festlegungen zwischen Essen und Situationen. Für den einen mag es unvorstellbar sein, auf der Straße zu essen. Der andere ißt gerade „so spontan aus dem Papier". Die schon sprichwörtliche Vorliebe für die untere bzw. obere Hälfte des Brötchens, die individuell genau festgelegte Menge Kondensmilch im Kaffee oder die Zuckermenge im Tee, die Anordnung von Gemüse, Fleisch und Kartoffeln auf dem Teller und die Reihenfolge, in der diese 3 Komponenten verzehrt werden, sind Beispiele für eine individuelle Situationsgebundenheit.

Veränderungen der Situation ergeben Möglichkeiten, das Ernährungsverhalten zu verändern. Nicht zuletzt erfährt das deutsche Ernährungsverhalten auch im Urlaub unter stark veränderten Situationen die relativ größten Variationen. Zu Hause allerdings tritt häufig die alterfahrene Situationsgebundenheit wieder ein. Daher gelangt auch „öffentliche Küche", dargestellt als Angebot der Gastronomie und Gemeinschaftsverpflegung, so schwer nur in die „private Küche". Benutzer der „öffentlichen Küche" mögen jahrelang in der Pizzeria „um die Ecke" zu Mittag essen, ohne daß sie jemals zu Hause auch nur den Versuch unternommen hätten, eine Pizza zuzubereiten. Zu Hause besteht eine Situationsgebundenheit, und daraus resultiert ein bestimmtes Ernährungsverhalten. Im Restaurant ist die Konstellation anders, da zeigt sich das Ernährungsverhalten von einer anderen, variablen Seite.

Auf die Wichtigkeit, diese Situationsgebundenheit des Ernährungsverhaltens im Einzelfall zu analysieren, wird in Kap. 6 weiter eingegangen. Die Kenntnis über die Einbindung des individuellen Ernährungsverhaltens ist eine ganz wesentliche Ausgangsbasis für die Beratung, die insbesondere bei der Veränderung des Ernährungsverhaltens in Rechnung gestellt werden muß.

2.4.4 Ergänzung des Modells

Da offensichtlich gerade beim Ernährungsverhalten auch situative Einflüsse eine entscheidende Rolle spielen, ist für die Vorhersage eines bestimmten Ernährungsverhaltens auch der situative Gewichtungsfaktor in die Funktionsgleichung einzubringen, um der Realität noch etwas näher zu kommen.

$$EE(s_1) = f[s_1(g_1F_1, g_2F_2, g_3F_3, g_4F_4, \ldots, g_nF_n)].$$

$$EE(s_2) = f[s_2(g_1F_1, g_2F_2, g_3F_3, g_4F_4, \ldots, g_nF_n)].$$

Diese beiden Funktionsgleichungen deuten an, daß ein Mensch in der Situation S_1 zu anderen Ernährungsentscheidungen kommen kann als in der Situation S_2. Dieses Modell zeigt weiter, daß jede subjektive Entscheidung bei der gegebenen Konstellation der Gewichte und in der entsprechenden Situation keine „Fehlentscheidung", sondern eine abgewogene, optimierte Entscheidung ist.

Werden Möglichkeiten gesucht, um auf die individuelle Ernährungsentscheidung einzuwirken, so zeigt dieser Denkansatz, daß vor allem Gewichte verändert und nicht nur Entscheidungsfaktoren betont werden müssen. Die traditionelle Ernährungsaufklärung (die „Fehlverhalten" beseitigen möchte) betont ausschließlich den gesundheitlichen Faktor der Ernährung. Dies führt bestenfalls dazu, daß auch die Bevölkerung den Entscheidungsfaktor Gesundheit, z.B. als F_x, in ihr Entscheidungssystem mit aufnimmt, was Untersuchungen nachweisen (über die gesundheitliche Bedeutung der Ernährung weiß die Bevölkerung Bescheid). Dennoch wird keine andere Ernährungsentscheidung resultieren, solange die habituelle (g_x) und situative (s_x) Gewichtung nicht verändert wird.

2.4.5 Praxistest des Modells

Diese Ausführungen klingen – zugegebenermaßen – etwas abstrakt, obschon sie eine Vereinfachung der Realität des Ernährungsverhaltens und seiner Determinanten darstellen.

In einer empirischen Erhebung an einer bevölkerungsrepräsentativen Stichprobe[1] wurde überprüft, wie die Motivstrukturen für das Ernährungsverhalten besetzt sind. Dazu mußten 12 Entscheidungsgründe von jedem Befragten in einer Rangreihe nach Wichtigkeit geordnet werden.

Diese Einstufungen wurden dann (über eine Clusteranalyse) so gruppiert, daß möglichst relativ gleichartige Einstufungen in einer Gruppe zusammengefaßt wurden, wobei sich die Gruppen untereinander aber möglichst stark unterschieden (Bildung einer Typologie).

Vier „Typen" wurden auf diese Weise klassifiziert. Die Tabelle 2 nennt für die vier Gruppen die Rangplätze für jeden der 12 Bestimmungsgründe.

Tabelle 2. Motive des Ernährungsverhaltens (*1* wichtigster, *12* unwichtigster Grund)

Typ	1	2	3	4
Der insgesamt gute Geschmack...	1	4	1	9
Der hohe Vitamingehalt...	7	3	2	1
Der niedrige Fettgehalt...	12	5	3	3,5
Das appetitliche Aussehen...	3	7,5	4	7
Der süße Geschmack...	10	12	11	10
Die gute Haltbarkeit...	4	10	8	6
Der gesundheitliche Wert...	8	1	6	2
Der angemessene Preis...	2	7,5	5	11
Der niedrige Kaloriengehalt...	11	6	7	3,5
Die einfache Zubereitung...	5	9	9,5	8
Die richtige Verpackung...	9	11	12	12
Die frische Natürlichkeit...	6	2	9,5	5

---

[1] Mit Unterstützung des Iglo-Forums Hamburg.

Die großen Unterschiede zwischen den Gruppen in der Bewertung der Bestimmungsgründe zeigen, wie unzutreffend die Annahme ist, die von „dem Verbraucher" ausgeht. Gravierende Motivationsunterschiede und Gewichtungen der einzelnen Bedürfnisse machen es notwendig, von 4 verschiedenen Motiv-Vergesellschaftungen zu sprechen, die in ihrer differenzierten Weise die Gesamtheit der Verbraucher (und damit auch der Klienten in der Ernährungsberatung) repräsentieren:

Typ 1, als „preisbewußter Eßpraktiker" definiert, repräsentiert 20% der Bevölkerung. Er ist nicht sehr differenziert in der Abstufung seiner Gründe für die Lebensmittelwahl, alles ist ihm mittelwichtig. Doch wenn er etwas hervorhebt, dann kommt es ihm schon eher auf den Geschmack, den Preis, die Haltbarkeit und das Aussehen der Lebensmittel an. Uninteressant findet er Aspekte wie Fettgehalt und Kalorien. Kurz: Erstens lecker und zweitens preiswert.

Typ 2, als „Vollwertprofi" definiert, repräsentiert 30% der Bevölkerung. Er hat seine dezidierten und sorgsam gewichteten Gründe, wobei natürlich der Gesundheitswert dominiert, rasch gefolgt von der frischen Natürlichkeit der Lebensmittel. Schmecken muß es ihm auch, und der Vitamingehalt ist ebenso wichtig. Dafür achtet der „Vollwertprofi" so profane Dinge wie Süßgeschmack, Haltbarkeit, Zubereitungsaufwand und Verpackung sehr gering. Kurz: Erstens gesund, zweitens naturbelassen natürlich.

Typ 3, als „moderner Gourmet" definiert, repräsentiert 25% der Bevölkerung. Er stellt den Geschmack und das appetitliche Aussehen für seine Lebensmittelwahl über alles. Allerdings achtet er im Sinne moderner Ernährung auch darauf, daß Vitamin- und Fettgehalt stimmen. Zubereitungsaufwand, Verpackung und eine natürliche Frische spielen bei ihm keine Rolle. Kurz: Erstens lecker, zweitens gesund!

Typ 4, als „ständig Diätbewußter" definiert, repräsentiert ebenfalls 25% der Bevölkerung. Gesundheit und Kalorien, niedriger Fettgehalt und viel Vitamine sind sein wichtiger Maßstab, den er an seine Lebensmittelwahl anlegt. Dabei kommt es ihm dann überhaupt nicht mehr darauf an, wie es schmeckt. Geschmack ist ihm ebenso unwichtig wie Preis, Verpackung und Süßgeschmack. Kurz: Erstens Kalorien, zweitens Kalorien.

Diese vier „Typen" lassen sich also aufgrund der Ergebnisse der Clusteranalyse feststellen und unschwer inhaltlich gegeneinander absetzen. Bei der Ansprache des Klienten/Verbrauchers sollte darauf Rücksicht genommen werden. Die oben angegebene Kurzcharakteristik beschreibt die Zielansprache über die beiden dominanten Motive. Es wird deutlich, daß Ernährungsverhalten im subjektiven Erleben der Menschen in sehr unterschiedliche Motivstrukturen eingebettet ist.

2.4.6 Aufgabe der Ernährungsberatung

Aus dieser ernährungspsychologischen Betrachtungsweise resultieren gewisse Anforderungen an die Aufgaben und Ziele der Ernährungsberatung. Es ist die Diskrepanz zwischen den ernährungsphysiologischen Bedarfsparametern einerseits und den bedürfnisgesteuerten Ernährungsentscheidungen andererseits, die erst die Notwendigkeit der Ernährungsberatung bedingt. Ziel der Ernährungsberatung muß es daher sein, diese Diskrepanz zu verringern, die eben dadurch entsteht, daß Motive ein Eßverhalten steuern, welches von der Nährstoffzufuhr her dem Bedarf des Organismus nicht mehr gerecht wird.

Die Diskrepanz zwischen dem

Bedarf des Organismus

definiert über ernährungsphysiologische Parameter
(Ziel: bedarfsgerechte Ernährung)

und den

Bedürfnissen des Menschen

definiert über ernährungspsychologische Motive
(Ziel: bedürfnisgerechtes Essen)

ergibt die Notwendigkeit für Ernährungsberatung

Die Bedarfsparameter des Organismus allerdings sind naturwissenschaftlich erforscht und können nicht geändert werden. Somit bleibt als einziger methodischer Weg der Ernährungsberatung, die Motive, d.h. die Bedürfnisstrukturen des Klienten zu verändern, damit von dieser Seite aus die Diskrepanz kleiner wird. Wirksame Ernährungsberatung zielt somit auf eine Modifikation der Eßbedürfnisse. Dies kann kaum gelingen, wenn z.B. beim „preisbewußten Eßpraktiker" geschmackliche Aspekte hochpreisiger Produkte angeführt werden, um das Ernährungsverhalten zu beeinflussen. Umgekehrt wird der „moderne Gourmet" kaum nachhaltig anzusprechen sein, wenn man ihm über den gesundheitsförderlichen Wert eines besonders preiswerten Lebensmittels motivieren wollte.

Der zusammengesetzte Begriff „Ernährungsberatung" betont (nach den Prinzipien der deutschen Sprache) bereits, daß das nachgesetzte Substantiv die eigentliche Bedeutung des Gesamtbegriffes ausmacht. Ernährungsberatung ist damit ihrem Wesen nach primär *Beratung* und erfordert professionelle Beratungskompetenz, die über eine Kompetenz in Ernährungsfragen hinausgeht.

2.4.7 Zusammenfassung

Die Ernährungssituation hat sich seit zwei Generationen radikal verändert. Motivationsstrukturen, die immer bestanden, aber in Zeiten der Nahrungsverknappung nicht realisiert werden konnten, haben jetzt ihre Chance. Zudem werden weiterhin im Sinne der kulturellen Normierung durch den Erziehungsprozeß Verhaltensmuster eingeübt, die nicht überflußgerecht sind, sondern im Nahrungsmangel entstanden und erprobt wurden.

Moderne Tendenzen des Lebensmittelangebots führen zu einer zunehmenden Entfremdung in der emotionalen Bewertung der Nahrung als Lebensmittel. Auf Lebensmittel als Konsumartikel werden damit Entscheidungskriterien anwendbar, die in früherer Zeit nicht einsetzbar waren. Da nicht mehr die Beschaffung von Nahrung, sondern die Auswahl zwischen „eßbaren Artikeln" gefordert ist, kommt dieser Auswahl die entscheidende Bedeutung für die Ernährung zu.

Im psychoökonomischen Sinne unterliegt diese Auswahl einem Optimierungsprozeß, d.h. die Lebensmittelwahl unterliegt der subjektiven Bedürfnismaximierung, wobei zunehmend beobachtet wird, wie auch ernährungsfremde Bedürfnisse (z.B. soziale Anerkennung, attraktive Figur) als Entscheidungskriterien an Bedeutung gewinnen. Die Herausforderung unserer Zeit besteht also auch darin, neue, dem Überfluß angepaßte Verhaltensmuster zu erproben, da das tradierte Ernährungsverhalten unter der Forderung „Mach' das Beste aus dem, was Du bekommst" heute keine Orientierungshilfe bietet, da angepriesen wird: „Kauf' Dir vom Guten das Beste!"

Im Überfluß versagen die konservativ-kulturell geprägten Optimierungsstrategien; es kommt zu Gesundheitsstörungen und Schwierigkeiten im Eßverhalten. Die Sicherung der *Nahrungsmittelquantität* mit dem fortwährenden, anstrengenden Bestreben, *„auf seinen Geschmack zu kommen"*, ist heute ein untaugliches, aber immer noch genutztes Entscheidungskriterium, weil dieses Ziel ohne Anstrengung übererfüllt wird.

Neue Verhaltenstrategien müssen die Sicherung der *Ernährungsqualität* leisten. Dabei wird gelernt werden müssen, wie ernährungsphysiologische Erfordernisse auch unter zeitweiser Nichtbeachtung hedonistischer Bedürfnisse realisiert werden können. Zu denken wäre an eine neue kulturelle Normierung, die *Ernährung* unter dem *Versorgungsaspekt* und *Essen* unter dem *Erlebnisaspekt* wechselseitig betont.

In diesem Spannungsfeld arbeitet die Ernährungsberatung, deren Ziel darin bestehen muß, Eßbedürfnisse so zu modifizieren, daß die Diskrepanz zu einer bedarfsgerechten Ernährungsweise geringer wird.

2.5 Biologische Grundlagen

Ernährungsverhalten ist die notwendige Voraussetzung der biologischen Existenz. Daher ist davon auszugehen, daß zur Absicherung dieser wichtigen Lebensfunktion Steuerungs- und Regulationsmechanismen vorhanden sind, die auch mehrfach untereinander abgesichert nachhaltig dafür sorgen, daß der Organismus ausreichend mit „Betriebsstoffen" versorgt wird.

Die physiologisch-biochemische Forschung ist diesen Regulationsmechanismen seit Jahren auf der Spur, doch die Komplexität dieser verschiedenen, miteinander „vermaschten" Regelsysteme macht ihre Erforschung sehr schwierig. Zahlreiche Theorien sind aufgestellt, verworfen oder revidiert worden. Fest steht heute, daß sicher nicht ein Faktor, ein einfaches Regelsystem zu finden ist, das für die Regulation der Nahrungsaufnahme verantwortlich zeichnet.

Fest steht außerdem, daß es nicht ein Inhaltsstoff oder ausschließlich der Energiegehalt der zugeführten Nahrung ist, die als Kenngrößen für diese Regulation dienen.

2.5.1 Zu den Hunger- und Sättigungstheorien

Vier verschiedene Prinzipien werden seit Jahren immer wieder diskutiert. Vor allem tierexperimentelle Befunde dienen zur Untermauerung, wenngleich bis heute unklar bleibt, in welcher Weise diese 4 Regulationsmechanismen miteinander verschaltet sind und wie sie im Detail funktionieren.

Thermostatische Theorie

Die älteste Theorie ist jene, die davon ausgeht, daß die Energieaufnahme des Organismus vom Wärmebedarf bestimmt wird. Diese „thermostatische Theorie" besagt nach der prägnanten Feststellung ihres Urhebers Brobeck, daß „Tiere fressen, um warm zu bleiben, und aufhören zu fressen, um Überhitzung zu vermeiden".

Ganz anschaulich aus alltäglicher Erfahrung weiß auch jeder, daß Temperaturunterschiede der Umgebung direkt Einfluß auf die Nahrungsaufnahme haben. An heißen Sommertagen essen wir weniger als im kalten Winter.

Doch für den Menschen des 20. Jahrhunderts ist dieser Einfluß im Zeitalter von Wohnungsheizung, vielschichtiger Kleidung etc. sicher nicht sehr ausschlaggebend.

Befunde, nach denen sich schon während der Nahrungsaufnahme die innere Wärmeentwicklung im Körper zeitlich unterschiedlich entwickelt (z.B. verspätet bei Übergewichtigen), sind nicht sicher bewiesen worden. Allerdings ist gerade in jüngster Zeit unter dem Begriff der „Thermogenese" ein anderer Aspekt in die wissenschaftliche Diskussion gerückt worden, ohne daß man aber auch hier schon sichere, für die Praxis ableitbare Hinweise in der Hand hat. Das Prinzip der „Thermogenese" bezieht sich auf die Beobachtung, daß manche Menschen mehr Nahrungsenergie aufnehmen können, ohne ihr Gewicht zu steigern. Hier wird vermutet, daß die „Überschußenergie" nicht zwangsläufig in Fettdepots abgelagert werden muß, sondern daß dem Organismus Möglichkeiten zur Verfügung stehen, z.B. über intensivierte Wärmeabgabe durch Steigerung der Hautoberflächentemperatur diese Energie „loszuwerden".

Glukostatische Theorie

Das zweite, zumeist bereits bekannte Regulationsprinzip wird durch die „glukostatische Theorie" erfaßt. Ihr Urheber, Mayer, konnte in Experimenten aufzeigen, daß die Kurzzeitregulation der Nahrungsaufnahme durch den Kohlenhydratstoffwechsel erfolgt. Insbesondere die Schwankungen im Blutzuckerspiegel sind danach die entscheidenden Kenngrößen für die Regulation von Hunger und Sättigung, wobei als eigentliche Kriteriumsgröße der Unterschied zwischen dem Blutzuckerspiegel des venösen und arteriellen Blutes dienen soll. Eine große arteriovenöse Blutzuckerdifferenz geht mit dem Gefühl der Sättigung einher.

Es wird davon ausgegangen – ähnlich wie bei der thermostatischen Theorie, daß sich in zentralen Schaltbereichen des Gehirns (vornehmlich im Hypothalamus) entsprechende Meßfühler, also temperatur- bzw. glukoseempfindliche Rezeptoren befinden, die dann zentralnervös die Körpergefühle von Hunger bzw. Sättigung auslösen.

Lipostatische Theorie

Als dritter Regelmechanismus wurde schon vor Jahren von Kennedy die „lipostatische Theorie" vorgestellt. Dieser Regulationsmechanismus dient eher zur Erklärung einer langfristigen Regulation der Nahrungsaufnahme und geht auf das immer wieder zu beobachtende

Phänomen ein, daß viele Menschen über Jahrzehnte ohne weitere bewußte Kontrolle ihr Gewicht halten können. Die in dieser Theorie erfaßte Kenngröße ist der Energievorrat, also hauptsächlich das Fettdepot, über dessen Erfassung langfristig Hunger und Sättigung reguliert werden.

Aminostatische Theorie und andere

Eine vierte, nämlich die „aminostatische Theorie" geht schließlich darauf ein, daß neben Temperatur, Glukose und Fett auch der Proteingehalt und die Aminosäurenzusammensetzung der Nahrung Einfluß auf das Eßverhalten haben. Experimente zeigen, daß gezielte Veränderungen in der Aminosäurenzusammensetzung der Nahrung mit Veränderungen der Nahrungsaufnahmemenge einhergehen.

Diese Theorie wird ergänzt durch eine Reihe neuerer Befunde, die zeigen, daß neben den seit Jahren angenommenen Regulationszentren im Gehirn auch nichtzentralen, also peripheren „Steuerungsorganen" eine wichtige Rolle bei der Regulation zukommt. So ist die Bedeutung der Leber, die Rolle von gastrointestinalen Hormonen, aber auch die Bedeutung der verschiedenen, mit der Nahrung zugeführten Inhaltsstoffe (wie z.B. Ballaststoffe, Vitamine, Mineralstoffe etc.), weiterhin der Einfluß des Kauprozesses, die Magenentleerungsrate und vieles mehr in den letzten Jahren untersucht worden. Auch hier sind immer Beziehungen entdeckt worden zur Nahrungsaufnahme und auch verschiedentlich zur Nahrungsauswahl.

2.5.2 Die Set-point-Theorie

Der französische Physiologe M. Cabanac hat in diesem Zusammenhang auch den Begriff eines Ponderostaten eingeführt. Darunter versteht er (allerdings hypothetisch) eine körpereigene Schaltzentrale, die in der Lage ist, das Körpergewicht langfristig konstant zu halten, also auf einen „Soll-Wert" hin zu regulieren, wie es z.B. beim Thermostaten in der Wohnung mit der Raumtemperatur geschieht.

Für den „Soll-Wert", an dem sich dieser Ponderostat orientiert, ist der Begriff des „Set-point-Gewichts" 1972 von R. Nisbett eingeführt worden. Darunter kann ein biologisches Gleichgewicht verstanden werden, also der für einen bestimmten Organismus spezifische Gleichgewichtszustand. Tierexperimente zeigen, daß durch Verletzungen in Bereichen des Hypothalamus im Gehirn offensichtlich dieses biologische Gleichgewicht „verstellt" werden kann. Je nach Ausmaß und vor allem der Stelle dieser Verletzungen im Hypothalamus steigt oder sinkt danach das Körpergewicht, um sich auf ein neues „Soll-Gewicht" einzupegeln.

Für die Erklärung des Übergewichts ist nun diese Theorie ungemein interessant. Denn die Denkmöglichkeit besteht, daß bei übergewichtigen Menschen dieses biologische Gleichgewicht zu hoch „eingepegelt" ist. Dies würde auch die Bemühungen erklären, die erforderlich sind, von diesem Gleichgewicht herunterzukommen, und Mißerfolge verständlich machen, die zumeist eintreten, wenn jemand nach erfolgter Abmagerung sein Gewicht unterhalb des biologischen Gleichgewichts gegen alle Gegenregulationen des Körpers verteidigen will.

Doch so einleuchtend diese Gedanken auch sind und so zwingend sie sich mit klinischer Erfahrung decken, sie sind bisher noch nicht ausreichend abgesichert. Das *biologische Gleichgewicht* ist eine fiktive Annahme, der „Ponderostat" bleibt die Umschreibung einer Beobachtung, ohne daß es gelungen ist, physiologische oder biochemische Größen zu messen, die die Existenz solcher körpereigenen Regulationsinstanzen belegen würden.

Nicht einmal geklärt werden konnte, ob es ein solches „biologisches Gleichgewicht" überhaupt gibt, auch wenn alle Erfahrungstatsachen dafür sprechen, daß es dieses geben könnte. Es ist daher auch unklar, welche Bedingungen dieses „biologische Gleichgewicht" festlegen. Es ist offen, ob und wie dieses körpereigene Soll-Gewicht verändert wird oder gar gezielt verändert werden kann (von Hirnverletzungen im Tierexperiment einmal abgesehen).

Allerdings hat die Forschung gerade in den letzten Jahren belegen können, daß bei Reduktionsdiäten der Grundumsatz als Reaktion auf die verknappte Energiezufuhr abgesenkt wird. Dies ist inzwischen unter dem Begriff „Dieters Dilemma" bekannt, denn je krasser die Kalorienrestriktion durchgeführt wird, um so nachhaltig schwieriger wird in deren Folge das Abnehmen. Bis etwa 1% Reduktion des Grundumsatzes pro Tag können diese „Sparmechanismen" ausmachen. In diesem Anpassungsmechanismus des Körpers an unzureichende Energiezufuhr ist ein indirekter Beweis zu sehen, daß der Organismus auf ein bestehendes Gewicht "programmiert" ist.

2.5.3 Nutzen für die Beratung?

Damit sollen die Ausführungen zu den „inneren" Regulationsmechanismen im Organismus beendet werden. So spannend auch Theorien und Befunde sein mögen, im gegenwärtigen Zeitpunkt der Forschung bringen sie kaum verwertbare Hinweise für die Praxis. Sie zeigen die Komplexität der Regulation der Nahrungsaufnahme. Sie deuten für die praktische Beratungstätigkeit an, daß ein Abwarten bis zur Klärung aller dieser hochgradig komplizierten Mechanismen sicher sehr lange dauern würde. Ernährungsberatung muß dennoch sofort stattfinden, da aktuelle Probleme zu lösen sind.

Außerdem scheint es für die Beratungstätigkeit auch nicht unbedingt notwendig, nun das exakte Zusammenwirken dieser physiologisch-biochemischen Regelsysteme zu kennen. Erstens sind die verschiedenen Faktoren, aufgrund derer „intern" im Organismus die Nahrungsaufnahme reguliert wird, mit einfachen Mitteln nicht meßbar, und zweitens sind sie – jedenfalls beim gegenwärtigen Stand der Forschung – auch nicht in der Weise beeinflußbar, daß eine praktische Anwendung in Frage käme.

Bei Beratung zur Gewichtsreduktion sollte allerdings in Rechnung gestellt werden, daß in Folge der Diät mit einer Verminderung des Energiebedarfs zu rechnen ist. Diese Erkenntnis macht die Beratung übergewichtiger Klienten nicht gerade leichter!

Bleibt festzuhalten ...

Wie auch immer die „inneren" Regulationsmechanismen verschaltet sein mögen, es bleibt festzuhalten:

- Es gibt mit Sicherheit biologische Regulationssysteme für die Nahrungsaufnahme.
- Diese Regulationssysteme sind beim Menschen wahrscheinlich auf den Aspekt der Energiezufuhr ausgerichtet und passen sich

Veränderungen der Energieaufnahme in einem beschränkten Rahmen an.
- Diese Regulationssysteme sind beim Menschen nicht so durchgreifend und wirkungsvoll, daß jede Fehlregulation unterbleibt.
- Die Regulationssysteme sind in ihrer Arbeitsweise nicht erlebbar und (noch nicht) vollständig meßbar.
- Das Resultat dieser „inneren" Regulationsvorgänge verspürt jeder Mensch eindeutig als Hunger, Appetit oder Sättigung.

Der letzte Punkt gerade bringt wieder den Bezug zum Ernährungsverhalten. Die subjektiv verspürbaren Körpergefühle des Hungers, des Appetits und der Sättigung sind also die von der Erlebensseite ausgehend, entscheidenden Faktoren, die zunächst die Nahrungsaufnahme des Menschen steuern. Über die Auslösung von Hungergefühlen sorgt der Körper intensiv dafür, daß Energie zugeführt wird, über das Sättigungsgefühl signalisiert er den Aufnahmestopp. Hunger und Sättigung sind also die von allen Menschen vielfach erlebten Repräsentanten einer bis heute noch nicht vollständig erforschten biologischen Regulation. Mit diesen Repräsentanten hat sich die Verhaltensforschung nun intensiv beschäftigt. Dazu mehr in Abschnitt 2.7.

2.6 Zwischenbilanz

Vereinfacht und unvollständig, aber in seinen wesentlichen Blickrichtungen ist bisher das Eßverhalten betrachtet worden. Dabei ist im Hinblick auf die Beratung besonders der psychosoziale Aspekt des menschlichen Eßverhaltens herausgestellt worden. Natürlich sind zahlreiche andere Bezugsetzungen ebenfalls möglich, scheinen jedoch insgesamt für die Ernährungsberatung weniger Bedeutung zu haben. Die soziologischen Gesichtspunkte sind sicherlich höchst interessant, kulturelle Verschiedenheiten und die Kulturgeschichte des Essens überhaupt sind faszinierende Themen. Doch in der Beratung des Klienten kommt es doch eher auf das „Hier und Jetzt" an, auf die konkrete Situation und die persönlichen Gegebenheiten. Dafür spielen auch in kurzfristigen Zeiträumen soziale und psychologische Faktoren sicher die entscheidenden Rollen. An dritter

Stelle wären ökonomische Faktoren zu setzen, die aber in der gegenwärtigen Situation der Gesellschaft keine sehr entscheidende Rolle für das Eßverhalten übernehmen dürften. Auch das Angebot am Markt und das Nichtangebot bestimmter Nahrungsmittel, die Gesetzgebung im Lebensmittelrecht und die Einkaufs- und Distributionsmöglichkeiten haben beträchtlichen Einfluß auf das Ernährungsverhalten. Doch auch diese Bedingungen müssen in der Beratung als Gegebenheiten einkalkuliert werden, denn eine Ernährungsberatung für den einzelnen kann sich nicht in Erörterungen über die Vor- und Nachteile des bundesdeutschen Lebensmittelmarktes verlieren.

Kurzfassung für die Beratung

- Eßverhalten stabilisiert sich durch wiederkehrendes Auftreten.
- Eßverhalten ist individuell hochgradig situationsgebunden.
- Eßverhalten wird sicher durch innere Regulationsvorgänge mitgesteuert.
- Eßverhalten ist aber mehr als Nahrungsaufnahme, es ist ein ganz wichtiger Teil des menschlichen Sozialverhaltens, es ist darüber hinaus − identifizierbar an Geschmackserfahrungen − eine wiederkehrende Möglichkeit, positive Erinnerungen „zu schmekken".
- Der „gute Geschmack" kann zum vorherrschenden Motiv werden, wenngleich er in seiner Qualität kaum neutral im Sinne sensorischer Kriterien gefaßt werden kann.
- Eßverhalten ist psychosoziales Verhalten. Daher hat die Ernährungsberatung nicht nur die Nahrungsaufnahme des Menschen zum Gegenstand der Beratung, sondern sie muß das individuelle psychosoziale Geschehen um das Essen herum mit ins Auge fassen.

2.7 Abschied von einer Hypothese

Seit Jahren versucht die Verhaltenswissenschaft ein Problem unter der Lupe zu betrachten, das mit dem Übergewicht zu tun hatte, ein auch heute in der Beratungswirklichkeit deutlich vorherrschendes Problem. Doch aus der ursprünglichen, übergewichtsorientierten ist eine mehr allgemein auf das Eßverhalten ausgerichtete Forschung geworden. Und das geschah so:

Die Verhaltensforschung hatte Ende der 60er Jahre die Hypothese übernommen, die die Entstehung des Übergewichts als „einfaches Bilanzproblem" beschreibt. Danach ist eine überhöhte Energieaufnahme die Ursache der Gewichtszunahme, die logisch folgerichtig durch eine reduzierte Energieaufnahme zureichend behandelt werden kann. Von diesem sicher plausiblen, aber seinerzeit nicht ausreichend empirisch abgesichertem Denkmodell ist die Verhaltensforschung ausgegangen und hat versucht festzustellen, ob in der Persönlichkeitsstruktur oder im Eßverhalten der Übergewichtigen Hinweise entdeckt werden können, die zu einer überhöhten Energieaufnahme beitragen. Die vor allem testpsychologisch fundierten Ansätze zur Abgrenzung einer „Fettsuchtspersönlichkeit" blieben ohne verwertbare Resultate.

2.7.1 Konzept: Außenreizabhängigkeit

Die experimentellen und klinischen Studien dagegen ergaben eine Fülle von Resultaten, die seinerzeit zur Formulierung der „Externalitätshypothese" führten. Danach kann das Eßverhalten der Adipösen als „außenreizgesteuert" beschrieben werden. Umweltsignale beeinflussen deren Erleben von Appetit, Hunger und Sättigung. Umgekehrt sind ihre Körperwahrnehmungen weniger intensiv durch „Innenreize" gesteuert. Weitere Experimente zeigten eine gestörte Sättigungswahrnehmung bei Übergewichtigen; wiesen nach, daß bei ihnen der Appetenzverlust im Verlauf einer Mahlzeit zeitlich stark verzögert auftritt und daß Streß zu einem gesteigerten Eßbedürfnis führen kann. Diese Befunde wurden als die typische Verhaltensdisposition des Übergewichtigen interpretiert und als *Ursache* der überhöhten Nahrungsaufnahme betrachtet.

Theoretisch war es unschwer möglich, Denkmodelle zu finden, die verstehen lassen, wie durch Lern- und Erziehungsprozesse die Grundlagen zu diesen Verhaltensdispositionen gelegt werden. So kann z.B. der Zwang zum Tellerleeressen als Konditionierungsprozeß beschrieben werden, der den Außenreiz „leerer Teller" zum entscheidenen Signal für die Sättigung werden läßt. Das „Abspeisen" der Kinder bei allen Mißempfindungen – so schrieb seinerzeit Hilde Bruch – erschwere den Lernprozeß einer Diskriminierung verschiedener Körperwahrnehmungen. So werde die Disposition zum Eßbedürfnis als Reaktion auf Streß gefestigt, die sich im umgangssprachlichen „Kummerspeck" manifestieren könne.

Grundsätzlich also wurde die für Übergewichtige als charakteristisch beschriebene Verhaltensdisposition auf inadäquat verlaufene Lernvorgänge zurückgeführt. Damit war die Idee für verhaltenstherapeutische Konzepte nahegelegt. Es wurden im angloamerikanischen wie im deutschen Sprachraum Trainingsprogramme entwickelt, deren Ziel es war, die inadäquat erlernten Verhaltensweisen des Übergewichtigen zu modifizieren oder sie durch adäquates Neulernen zu ersetzen. Entsprechend der Grundannahme vom Bilanzprinzip waren auch diese verhaltenstherapeutischen Maßnahmen immer von diätetischen Empfehlungen begleitet. Der Erfolg verhaltenstherapeutischer Konzepte wurde grundsätzlich an der erzielten Gewichtsabnahme gemessen, obschon dieser Parameter nicht die primäre Zielgröße der Verhaltenstherapie war.

Nach Durchsicht der Literatur konnte seinerzeit festgestellt werden, daß die Erfolgsquote im Vergleich zu einer ausschließlichen diätetischen Behandlung gebessert wurde. Doch die Langzeitergebnisse blieben weiter bescheiden und hingen mehr vom Engagement des Forschers und der Intensität der Nachkontrolle ab als von den unterschiedlichen Therapiekonzepten. Mit der typischen ⅓-Psychotherapiequote sind die Ergebnisse sicher nicht unzutreffend beschrieben: ein Drittel nimmt wirkungsvoll ab, ein Drittel nimmt weniger ab oder nimmt wieder etwas zu und ein Drittel hat keinen nennenswerten Erfolg.

2.7.2 Das „gezügelte Eßverhalten"

Mitte der 70er Jahre wurde aufgrund weiterer Studien die Gültigkeit der Externalitätshypothese dann erheblich eingeschränkt. Von der ernährungspsychologischen Forschungsstelle der Universität Göttingen wurde der Typus des „latent Übergewichtigen" beschrieben.

So wurden normalgewichtige Menschen klassifiziert, deren Eßverhalten genau die von manifest Übergewichtigen her bekannte Disposition aufwies (Außenreizabhängigkeit etc.). Ihr Gewicht halten diese „latent übergewichtigen" Personen durch unterschiedlichste Kontrollmaßnahmen.

Psychologen in Toronto, Peter Herman und seine Gruppe, publizierten zur gleichen Zeit ihr Konzept vom „gezügelten Esser". Damit werden Menschen beschrieben, die mit großem Verhaltensaufwand ihre Nahrungsaufnahme kontrollieren, um einer Gewichtszunahme vorzubeugen oder um ihr Gewicht zu stabilisieren.

Für beide Konzepte wurde seinerzeit ein Fragebogentest entwickelt, der eine Klassifikation von Personen im Einzelfall erlaubte. Da die beiden Konzepte konvergierten, hat vor wenigen Jahren Albert Stunkard in Philadelphia die beiden Fragebogentests zusammengefaßt und leicht modifiziert. Inzwischen steht auch eine deutsche Fassung als „Fragebogen zum Eßverhalten"[2] mit Normwerten zur Verfügung.

Die weitere Forschung zeigte bald, daß z.B. die "Außenreizabhängigkeit" kein notwendiges Kriterium für Übergewichtigkeit ist. Die gestörte Disposition, eine vermindert intensive Wahrnehmung der Körpergefühle sowie die durch Streß ausgelöste Nahrungsaufnahme konnte jetzt − unabhängig vom aktuellen Körpergewicht − jenen Menschen zugeordnet werden, die als „gezügelte Esser" oder „latent Übergewichtige" klassifiziert wurden. Inzwischen hat sich der Terminus des „restrained eating", aber auch der Begriff des „Dieter" international durchgesetzt.

Wenn also diese seinerzeit für typisch gehaltene Disposition nicht an ein überhöhtes Körpergewicht gebunden ist, dann fällt es schwer, in dieser Disposition die Ursache der Übergewichtigkeit zu sehen. Eine gründliche Revision der bestehenden Hypothesen also war angesagt.

Zunächst sollte noch der Versuch unternommen werden, eine nachträgliche Erklärung zu liefern, warum überhaupt die Externali-

---

[2] Pudel/Westenhöfer, Fragebogen zum Eßverhalten (F-E-V). Hogrefe, Göttingen 1990.

tätshypothese als Ursachenerklärung für die Genese des Übergewichts angenommen werden konnte. Diese Erklärung reflektiert eine „schwache Seite" des klinisch-experimentellen Vorgehens. Für Untersuchungen werden zumeist freiwillige Versuchspersonen gesucht. Damit wird eine gewisse Selektion vorgenommen, ohne daß die Kriterien bekannt sind. Heute ist zu erklären, warum sich zur Teilnahme an Studien über Diäten oder über das Eßverhalten weitgehend nur solche Übergewichtigen melden, die ein Problembewußtsein haben und gerne abnehmen möchten. Im modernen Verständnis sind es gerade die „gezügelten Esser", die sich von solchen Studien eine Hilfe erwarten. Übergewichtige, die ihr Gewicht stabil halten und eher spontan essen, melden sich kaum für solche Studien. Sie kann man z.B. gewinnen, wenn eine Anzeige geschaltet wird mit der Aufforderung, an einem „Geschmackstest für Puddings" teilzunehmen. Hier wiederum melden sich nicht die gezügelt essenden Übergewichtigen, da sie von einem solchen Test Nachteile für ihr Gewicht erwarten.

Die Experimente der 70er Jahre haben somit explizit zwar das Eßverhalten von Normalgewichtigen mit dem Übergewichtiger verglichen, doch implizit wurden eigentlich spontane Esser mit gezügelten Essern verglichen. Das erklärt, warum es zu der falschen Hypothese kam.

2.7.3 Neue Sicht durch bulimische Patientinnen

Die weitere Forschung wurde ab 1980 zügig vorangetrieben, als sich durch das Bekanntwerden der Bulimia nervosa (Eß-Brech-Sucht) das Forschungsinteresse besonders dieser Patientengruppe zuwendete. Gegenwärtig schätzt man die Prävalenz der Bulimie in der weiblichen deutschen Bevölkerung zwischen 15 und 35 Jahren auf 3% bis 5%. Charakteristische Kennzeichen dieser schweren Eßstörung sind die überwertige Bedeutung der schlanken Figur bzw. ein hohes Angstpotential vor der Gewichtszunahme, immer wiederkehrende Heißhungerattacken mit einer unkontrollierten, überschießenden Nahrungsaufnahme, auf die in aller Regel ein selbstinduziertes Erbrechen erfolgt, um die gefürchtete Gewichtszunahme zu vermeiden.

Diese Patienten haben, von den Heißhungerattacken abgesehen, ein scheinbar hochkontrolliertes, nahezu rigides Eßverhalten, das strengsten selbstauferlegten diätetischen Richtlinien folgt. Nahrungsmittel werden in „gute" und „böse" eingeteilt. Zuckerhaltige oder fettreiche Lebensmittel werden strikt gemieden, um allerdings während der Heißhungerattacken besonders bevorzugt zu sein. Mit diesen Maßnahmen wird das Gewicht zeitweise erfolgreich im wünschenswerten Bereich stabilisiert. Starke Gewichtsschwankungen, auf die mit diätetischen Gegenmaßnahmen reagiert wird, sind allerdings auch zu beobachten. Die Untersuchung solcher Patienten ließ eine Fülle von Verhaltensweisen erkennen, die aus der frühen Übergewichtsforschung ansatzweise bekannt waren. Die Phänomene wie Süßhunger, Heißhunger und ausbleibender Appetenzverlust sowie streßbedingtes Eßbedürfnis sind typisch für Bulimie und existieren bei diesen Patienten in sehr intensiver Ausprägung.

Im Umgang mit dieser Patientengruppe mußte die Idee wachsen, daß solche Eßprobleme entstehen, wenn die Nahrungsaufnahme so rigide und so einschränkend gestaltet wird. Die Erkenntnisse über die Bulimie trugen in ihrer Rückwirkung dazu bei, über die Vorstellungen zur Adipositas erneut nachzudenken. In gewisser Weise verlangen die Hinweise für die Gewichtsabnahme bei Übergewicht, und hier insbesondere die Blitz- und Crashdiäten, ein ähnliches Verhaltensmuster, wie es sich die Bulimiepatienten selbst auferlegt haben.

Befragungsergebnisse der deutschen Bevölkerung lassen ebenfalls vermuten, daß die Häufigkeit, mit der Diäten versucht wurden, mit Schwierigkeiten im Eßverhalten in Beziehung steht. Über 50% aller deutschen Frauen haben 1990 mindestens eine Diät durchgeführt. Waren es mehr als 3 Diäten, dann berichten über 90% dieser Frauen auch von Schwierigkeiten beim Essen: Süßhunger, Heißhunger und streßbedingtes Essen führen die Rangreihe an.

2.7.4 Reduktionsdiät hat Konsequenzen

Etwas unerklärbar bleibt die Tatsache, daß der detaillierte und gut dokumentierte Bericht der amerikanischen Arbeitsgruppe um A. Keys auch in der Wissenschaft weitgehend unbeachtet blieb. In zwei umfangreichen Bänden zum Thema „The Biology of Human Starvation" belegt Keys die Auswirkungen einer 6monatigen Ernährung bei 36 jungen, gesunden Männern, die nach einer Baseline-Erhebung nur noch 50% ihrer individuell gewohnten Nahrungsmenge erhielten (bekannt als „FdH"). Bulimische Symptome, Wahrnehmungsveränderungen, Störungen im kognitiven, aber auch sozialen Bereich und eine Reihe physiologischer Veränderungen, wie Absenkung des Grundumsatzes um 40%, werden dort detailliert berichtet. Dennoch gingen Lehrbücher in den Folgejahren immer von der Richtigkeit des „einfachen Bilanzprinzips" aus und empfahlen eine energiereduzierte Diät als Grundlage jeder Gewichtsreduktion. Die Symptomliste im Forschungsbericht von Keys allerdings liest sich heute wie die Krankengeschichte von Bulimiepatienten.

Energiereduzierte Diäten haben offensichtlich ihre Verhaltenskonsequenzen. So gesehen muß die Ausgangshypothese umgedreht werden: Die als typisch beschriebene Disposition ist nicht die Ursache für die Übergewichtigkeit, sondern sie folgt als Resultat auf

Tabelle 3. Folgen der Reduktionsdiät

Psychologische Ebene	Physiologische Ebene	Somatische Ebene
1. Ungezügeltes, spontanes Eßverhalten (Non-Dieter)	Energieaufnahme entspricht Energiebedarf: ausgeglichene Energiebilanz	Körpergewicht stabil: Set-point-Gewicht
2. Gezügeltes Eßverhalten (Diät, FdH, Fastentage etc.)	Energieaufnahme geringer als Energieverbrauch: negative Energiebilanz	Initiale Gewichtsabnahme unter das Set-point-Gewicht
3. Zunehmende Schwierigkeiten im Eßverhalten (Anstieg der „Störbarkeit" im FEV): Außenreizabhängigkeit, Streßessen, Heiß- und Süßhunger, verzögerte Sättigung	Adaptation des Energieverbrauchs an Energiezufuhr: ausgeglichene Energiebilanz auf reduziertem Niveau	Stabilisierung des Gewichts unterhalb des Set-points im neuen Steady state
4. Abbruch der „Diätmaßnahme". Rückkehr zum spontanen Eßverhalten	Energieaufnahme übersteigt (reduzierten) Energieverbrauch: positive Energiebilanz	Gewichtszunahme bis zum Set-point-Gewicht oder

eine rigide Beschränkung der Nahrungsaufnahme. Erste Beobachtungen stützen diese Vermutung. Freiwillige Versuchspersonen, die eine Diät durchführen, lassen danach mehr Anzeichen für diese Verhaltensdisposition erkennen als zum Beginn ihrer Diät. Dieser Ablauf ist in Tabelle 3 dargestellt.

2.7.5 Kontrolle des Eßverhalten

Der Test „Fragebogen zum Eßverhalten" läßt zwei Parameter gut erkennen: nämlich wie stark eine Person ihr Eßverhalten kontrolliert und wie sehr ihr Eßverhalten gestört wird. Für beide Bereiche stellt der Test eine Punktzahl fest. Danach lassen sich die vier Personengruppen abgrenzen: Personen mit hoher Kontrolle und hoher bzw. niedriger Störbarkeit sowie Personen mit niedriger Kontrolle und hoher bzw. niedriger Störbarkeit.

Diese Klassifikation ist, was sicherlich überraschend klingt, geeignet, um das Gewicht von Gruppen vorherzusagen. Personen mit hoher Kontrolle und geringer Störbarkeit haben mit großer Wahrscheinlich ein niedrigeres Gewicht als Personen mit geringer Kontrolle und großer Störbarkeit. Eine Untersuchung belegte auch, daß die Kontrolle des Eßverhaltens die wesentliche Variable ist, die mit einem niedrigeren Gewicht einhergeht. In einer weiteren Untersuchung zeigte sich, daß Kontrolle und Störbarkeit auch gute Prädiktoren für eine langfristige Gewichtsnormalisierung nach einem Therapieprogramm sind.

Es kann also durchaus sinnvoll sein, diesen Test „Fragebogen zum Eßverhalten" in der Beratungspraxis einzusetzen, um die Ausgangssituation eines Patienten zu klären. Zudem kann der Text in der Mitte oder am Ende der Therapie eingesetzt werden, um Veränderungen in der Verhaltenssteuerung zu belegen. Eine Erklärung zur Interpretation der Testwerte ist Bestandteil des Testhandbuches.

Auf diesen psychologischen Überlegungen basieren die neueren Konzepte für die Behandlung der Übergewichtigen. Grundsätzlich geht es darum, die Kontrolle des Eßverhaltens stärker auszuprägen. Damit sind die Inhalte der Programme zum Teil recht ähnlich wie die Inhalte jener Verhaltenstherapiekonzepte aus den 70er Jahren. Nur ihre Begründung ist eine grundsätzlich andere.

2.7.6 Pseudokontrolle

Eine Ergänzung und Klarstellung zum Begriff der „Kontrolle des Eßverhaltens" muß noch nachgeholt werden. Wie bereits im Ernährungsbericht 1988 ausgeführt wurde, ist nicht jede Maßnahme, die zu einer Einschränkung der Nahrungsaufnahme führt, als eine sinnvolle und effektive Selbstkontrollmaßnahme zu definieren. Unterschieden werden sollte zwischen einer „adäquaten" und einer „Pseudokontrolle", die nur scheinbar kontrolliert aussieht. Die Pseudokontrolle ist typisch für Bulimiepatienten. Es sind jene unflexiblen Maßnahmen nach dem „Alles-oder-nichts-Prinzip", die mit starker Einschränkung des Verhaltensspielraumes einhergehen. Intermittierendes Fasten, totaler Verzicht auf Süßigkeiten sind solche Pseudokontrollen, die gerade benutzt werden, weil eine adäquate Selbstkontrolle nicht möglich ist.

Die adäquate Kontrolle beschreibt den dosierten, bedürfnisgerechten Umgang mit der Vielfalt aller Lebensmittel, der den Verhaltensspielraum nicht einschränkt. In wenigen Worten: pseudokontrolliert ist jemand, der für eine Gewichtsabnahme nichts ißt oder nur Lebensmittel wählt, die er eigentlich nicht richtig mag und auf Lieblingsspeisen gänzlich verzichtet. Adäquat kontrolliert ist jemand, der bedürfnisgerecht ißt und die Mengen begrenzen kann. Die Pseudokontrolle kann auch wegen ihrer starken Einschränkung des Verhaltensspielraumes und wegen ihrer nicht bedürfnisgerechten Lebensmittelwahl nicht lange durchgehalten werden. Die Eßattacken bei der Bulimie veranschaulichen, wie nachhaltig diese Kontrolle zusammenbricht. Darum ist — wie bei der modernen Übergewichtstherapie — auch bei der Behandlung der Bulimie ein erstes Therapieziel, den dosierten Umgang mit *allen* Lebensmittel zu trainieren.

Die neueren Behandlungskonzepte müssen natürlich auch auf Erkenntnisse Rücksicht nehmen, die von anderen Disziplinen inzwischen erarbeitet wurden: so auf die Überlegungen, die im Rahmen der Set-point-Theorie angestellt werden, aber auch auf die Befunde, die zeigen, daß der Energiebedarf bei Kalorienrestriktion absinkt, und auf die besondere Rolle der körperlichen Aktivität, die zunehmend auch im Hinblick auf die Gewichtsregulation (Änderung des Set points) Beachtung findet.

Die ersten Berichte über die Effizienz von Behandlungsprogramm für Übergewichtige, die an den neueren Konzepten orientiert sind, lassen erkennen, das diese Programme für viele Patienten eine bessere Hilfe sind, daß aber nach wie vor die letzten Geheimnisse um die biologische Regulation des Körpergewichts noch nicht geklärt sind. Soll die Nahrungsaufnahme den vorgegebenen ernährungsphysiologischen Parametern hinsichtlich der Makro- und Mikronährstoffe genügen, dann bietet sie jedenfalls für viele Menschen nicht den Spielraum, ein beliebig niedriges Gewicht zu erreichen.

2.7.7 Konsequenzen für die Ernährungsberatung

Für die Praxis bleibt festzustellen, daß Verhaltensprobleme auch nach erfolgreicher Gewichtsnormalisierung bestehen bleiben. Das war ohnehin aufgrund klinischer Erfahrung nie bestritten worden. Ernährungsberatung darf also nicht dort aufhören, wo scheinbar das vordringliche Beratungsziel schon erreicht ist: Normalgewichtigkeit.

Unter dem Eindruck dieser neuen Interpretationsweise sollte intensiver als bislang geklärt werden:

- Wann eine Gewichtsreduktion wirklich unabdingbar angezeigt ist.
- Welches Ausmaß eine Gewichtsverminderung notwendigerweise erreichen soll.
- Welche Beratungsintensität langfristig bereitgestellt werden muß, um kurzfristig erreichte Erfolge zu sichern.
- Ob jedem Wunsch eines Klienten nach Gewichtsminderung ohne weiteres im Gespräch nachgegangen werden soll, auch wenn erkennbar nicht medizinisch begründete Motivationen vorliegen.

Der subjektive Leidensdruck jener Klienten, die sich als Außenseiter der geltenden kosmetischen Idealnorm empfinden, ist sicher ernst zu nehmen. Aber auch die Probleme, die nach "Anpassen des Gewichts an die Idealnorm" auftreten, müssen sicher im vorhinein Gegenstand des Beratungsgesprächs sein. Es muß mit dem Klienten besprochen werden, in welche Verhaltensschwierigkeiten (und mitunter auch in welche Stoffwechselsituation) er durch eine Reduktion der Nahrungsenergie kommt – Schwierigkeiten, die gekennzeichnet sind durch ständige und immer fortwährende bewußte Kontrolle seines Ernährungsverhaltens (und durch zunehmend geringeren Energiebedarf).

3 Subjektive Problemsicht und Problemverarbeitung

In der Ernährungsberatung geht es um Ernährungsprobleme aus der Beratersicht und um Eßprobleme aus der Klientensicht. Das Ziel ist vorgegeben: Modifikation der Eßbedürfnisse. Änderung der Motive, die zu Ernährungsentscheidungen führen. Doch mit dieser kurzen Zielanalyse das gesamte Problem abzutun, hieße, der Vielgestaltigkeit der Ernährungsprobleme nicht gerecht zu werden.

3.1 Die „Problemlandschaft" wird sortiert

Das eine, typische Ernährungsproblem gibt es nicht. Es gibt genaugenommen sicher so viele verschiedene Problemkonstellationen, wie es Klienten gibt, die zur Beratung kommen. Daher soll versucht werden, ein wenig Ordnung und Überblick in die „Problemlandschaft" zu bringen, denn es hat sich gezeigt, daß verschiedene Problemarten mit unterschiedlichen Gesprächsformen und unterschiedlichen Beratungsmethoden besser anzugehen sind. Die *Problemanalyse* stellt daher einen wichtigen Schritt in jeder Beratungssituation dar.

Was macht überhaupt ein Problem aus?

Ein Problem ist mehr als nur eine Frage. Denn die kann beantwortet werden, während ein Problem bearbeitet werden muß. Das zeigt bereits, daß ein Problem etwas sein muß, das komplizierter, verquickter und vielschichtiger ist. Ein Problem wiegt um so schwerer, je entfernter sich jemand eine Lösung vorstellen kann, selbst wenn Lösungsmöglichkeiten bekannt sind.

Konkret: Herr A. beschließt, ein neues Auto zu kaufen. Die Geldausgabe von DM 25 000 ist offensichtlich für ihn kein „Problem", denn er hat bereits bestellt. Als der Verkäufer ihm jedoch die Farbkarte vorlegt, entsteht ein großes Problem für Herrn A.: silbermetallic oder bronzemetallic? Die Problemlösung ist nicht einmal mit finanziellen Kosten verbunden, jeder Außenstehende würde behaupten: „Das ist doch kein Problem!" Und doch grübelt Herr A., zusammen mit seiner Frau, fragt Kollegen, Bekannte und kann sich letztlich nicht entscheiden. Er schläft schlecht ein und träumt von Farben und Metallic.

Erste Feststellung: Ein Problem ergibt sich nicht allein durch die „Gewichtigkeit" einer Entscheidung, sondern durchaus bei "Kleinigkeiten", die weder etwas kosten noch von anderen überhaupt für wichtig erachtet werden. Ein Entscheidungsproblem wird am besten durch den sprichwörtlichen Esel charakterisiert, der genau auf der Mitte zwischen 2 Heuhaufen steht, sich nicht entscheiden kann, zu welchem er gehen will, und verhungert.

Die psychologische Grundstruktur sieht so aus, daß problematisch doch nur das wird, was sich gegenseitig ausschließt, aber dennoch subjektiv in Entscheidungskonkurrenz gerät.

Dies nennt man einen Appetenz-Appetenz-Konflikt, das heißt: „Ich möchte 2 sich gegenseitig ausschließende Alternativen gleichzeitig und gleichrangig realisieren." Das ist das Muster eines Entscheidungskonfliktes positiver Art. Leicht vorzustellen ist aber auch, daß Probleme dadurch entstehen, daß man (leider) gezwungen ist, zwischen 2 subjektiv gleichrangig nachteiligen Bedingungen, die sich nicht vermeiden lassen, zu entscheiden. Dies ist der Aversions-Aversions-Konflikt: „Entweder verzichte ich auf meinen Urlaub und gehe zur Kur oder riskiere eine weitere Verschlechterung der Gesundheit." Doch auch ein Aversions-Aversions-Konflikt muß nicht derart gewichtig sein, wenngleich das Problemempfinden dennoch belastend ist: „Esse ich nun Magerquark oder Eiweißpräparat? Beides mag ich gleich ungern!"

Dies soll nur als kurze Einführung dienen, die jedoch zeigen sollte, daß nicht der lebensbedeutende Stellenwert einer Frage, sondern die Ähnlichkeit der zur Verfügung stehenden Möglichkeiten den Schweregrad des subjektiven Problemempfindens bestimmt.

In der Ernährungsberatung hat man in dieser Beziehung zumeist weder mit dem Appetenz-Appetenz-Konflikt noch mit dem Aversions-Aversions-Konflikt zu tun. Hier geht es um „Appetenz-Aversions-Konflikte" als typische Situationen der Beratung in Entscheidungskonflikten: „Ich möchte noch viel mehr essen, weil es so gut schmeckt (Appetenz), aber dann nehme ich zu! (Aversion)." Für diesen Konflikt allerdings gilt genau die gleiche psychologische Analyse:

- Das Problem wird subjektiv „vermessen", und
- problematisch daran ist, daß beide Verhaltenskonsequenzen, die positive wie die negative, sich subjektiv in ihrer Bedeutung für das Individuum die Waage halten.

Beratung heißt: Die Waage aus dem Gleichgewicht bringen

Bei Entscheidungskonflikten ist es das Gleichgewicht zwischen 2 Möglichkeiten, das blockiert, da Entscheidungen nicht getroffen werden können, und das zumeist unabhängig ist vom „Gesamtwert" dessen, was auf dem Spiel steht.

Festgefahren, sagt man in der Umgangssprache; und das ist typisch für einen Entscheidungskonflikt. Man kann wägen und abwägen, wie man will, „Für und Wider", „Pro und Kontra" halten sich die Waage. Diese Waage aus dem Gleichgewicht zu bringen, das ist eine Leistung der Beratung zur Lösung solcher Entscheidungskonflikte. Nach welcher Seite allerdings die Waage letztlich ausschlägt, das muß der Klient (unter Mitwirkung, aber nicht unter „Führung" des Beraters) entscheiden, und das Problem ist dann gelöst, wenn die blockierte Entscheidung zugunsten einer Möglichkeit wieder freigeworden ist.

Entscheidungskonflikt: Appetenz – Aversion

Das gut schmeckende Essen spielt in der Ernährungsberatung als „Appetenzsignal" eine entscheidende Rolle. Und Folgen zu reichlichen Essens oder ungünstig zusammengestellter Ernährung sind die Konsequenzen, die als „aversiv" empfunden werden. Erlebt nun ein Klient einen Entscheidungskonflikt, dann gilt, daß sich Appetenz und Aversion die Waage halten.

Wer bereits eine Entscheidung zugunsten der Appetenz, aber auch zugunsten der Aversion getroffen hat, der kommt nicht mehr in die Beratung. Dieser Mensch erlebt keinen Problemdruck mehr, jedenfalls keinen im Sinne eines Entscheidungskonfliktes.

Der Berater kann bei solchen Appetenz-Aversions-Konflikten im verstehenden Gespräch erreichen, daß der Klient für sich eine Umgewichtung vornimmt. Er kann davon ausgehen, daß eben der Entscheidungskonflikt nur deshalb vorliegt, weil aus der Sicht des Klienten alle Handlungsalternativen gleichgewichtig erlebt werden. Aus der Sicht des Beraters sieht die Problemkonstellation natürlich ganz anders aus.

Diese Umgewichtung ist aber nicht primär mit vernünftigen Argumenten zu erreichen, wenngleich sie zur Unterstützung herangezogen werden können.

Aus dem Blickwinkel des Beraters ist der Entschluß zu einer Diät (im Falle ernährungsabhängiger Erkrankungen) natürlich immer sinnvoll und richtig. Doch der Klient erlebt bisweilen eben darum eine Entscheidungsblockierung, weil für ihn selbst der „Nutzen" der Diät bezogen auf die „Kosten" (gemeint sind damit natürlich der Verhaltensaufwand, der Verzicht, die Einschränkung) als gleichgewichtig erscheinen.

Diese Konstellation muß der Berater sehen, damit er nicht mit objektiven Argumenten den Klienten „erschlägt", so daß dieser nur in die Enge gedrängt wird und Zugeständnisse an den Berater macht. Es muß klar gesehen werden, daß jeder Klient die Beratungssituation mit Anstand und unter Wahrung seines Gesichtes verlassen will. Darum stimmt der Klient Problemlösungen um so eher zu, je stärker der soziale Druck auf ihm lastet. Auf sich allein gestellt aber besteht die Entscheidungsblockierung weiter, weil der Berater ihm nicht wirklich geholfen hat, seinen eigenen Weg zu finden und zu gehen.

Einstellungsproblem: Nur subjektiv existent

Neben den Entscheidungskonflikten hat die Ernährungsberatung auch häufig mit sog. „Einstellungsproblemen" zu tun. Darunter wird eine subjektive Problemsicht des Klienten verstanden, die sich eigentlich nur dadurch ergibt, daß der Klient bestimmte Auffassungen hat — die für ihn subjektive Wahrheit bedeuten —, die objektiv aber nicht wichtig sind oder auch sogar falsch sein können.

Eine junge, durchschnittlich große Frau mit 61 kg Körpergewicht erbittet vom Berater Hilfe zur Behandlung „ihres Übergewichts".

Eine Mutter beklagt, daß ihr Sohn „so schlecht ißt", obgleich der Berater per Augenschein den Sohn als leicht übergewichtig einschätzen kann.

Ein Diabetiker beharrt darauf, daß alle Diät und alle Tabletten bei ihm nicht helfen können, da er familiär erheblich vorbelastet ist.

Ein Hypertoniker lehnt salzarme Kost ab, da „Salz als natürliche Substanz doch biologisch nicht schädlich sein kann".

Eine Ehefrau erbittet Ratschläge zur Zubereitung vitaminreichen Essens für ihren Mann, da dieser immer „schlechte Laune" hat und dies ganz offensichtlich auf Vitaminmangel zurückführbar ist.

Für alle Problemsituationen gilt, daß das „Problem" nur wegen der Einstellung des Klienten zu einem Problem wird. Umgangssprachlich wird in solchen Fällen auch von Vorurteilen gesprochen, die ein subjektives Problemerleben verursachen. Es ist sicher jedem Berater aus Erfahrung klar, daß die direkte Ansprache nach dem Muster: „Das sehen Sie aber nicht richtig!" wenig zu einer Klärung beitragen kann. Erstens fühlt sich der Klient nicht verstanden, und zweitens sinkt bei ihm dadurch die Motivation, den Berater als glaubwürdige Instanz anzuerkennen und ihn als Gesprächspartner zu akzeptieren.

Individuelle Einstellungen werden zum Problem

Berater müssen sich immer vergegenwärtigen, daß die meisten Probleme in der Sprechstunde nicht nur objektiv existent sind, sondern daß sie häufiger eben erst durch individuelle Einstellungen zustande kommen. Gleichwohl besitzen sie eine psychologische Realität, sie sind wirklich vorhanden, und sie sind nicht einfach dadurch zu lösen, daß man das subjektiv empfundene Problem als objektiv „unnötig" bezeichnet.

Greifen wir den Fall der Mutter wieder auf:

Klientin: Es ist ein Kampf bei jeder Mahlzeit. Tim stochert im Essen, nast herum, kleckert über den Rand. Sie glauben es nicht! Ständig läßt er Reste. Da kann doch nichts aus ihm werden. Ich bin richtig beunruhigt, wie das weitergehen soll.

Berater: Also, da kann ich Sie aber beruhigen. Wenn ich mir Tim so ansehe, dann kann ich einfach nicht glauben, daß er zu wenig ißt.

Klientin: Das sagt meine Freundin auch. Aber sie sind ja nicht beim Essen dabei. Der ißt wie ein Spatz. Das sollten Sie sich mal ansehen. Mein anderer Sohn, der Sven, der haut so richtig rein. Der kann auch Fußball spielen. Der ist kräftig, das wird mal so ein richtiger Kerl. Aber Tim, nein, was soll ich da nur machen.

Berater: (hat Tim inzwischen gewogen und gemessen): Also, nach meiner Tabelle hat Ihr Tim sogar 10% Übergewicht. Da kann wirklich keine Rede sein von Ernährungsmangel. Glauben Sie mir das!

Klientin: Sehen Sie ihn doch mal richtig an. Wie blaß er aussieht. Die dünnen Ärmchen. Zum Sport will er auch nicht. Der verkriecht sich lieber hinter seinen Büchern. So ein richtiger Stubenhocker. Wenn er richtig essen würde, dann käme er auch richtig in Schwung. Was der Sven alles verdrücken kann, der schafft 2 Koteletts und nimmt 3mal Kartoffeln nach. Da macht es auch Spaß zu kochen. Verstehen Sie das?

Berater: Ich kann Ihnen in diesem Fall wirklich nicht zustimmen. Ihr Kind ist nicht zu mager, und ich gehe davon aus, daß Tim auch wirklich genug ißt. Sonst sähe er nicht so aus. Vielleicht ißt er die falschen Sachen, das könnte sein.

Klientin: Was heißt hier falsche Sachen. Bei uns wird gegessen, was auf den Tisch kommt. Die ganze Familie ißt das, und allen geht es gut, bis eben auf Tim. Der schneidet jedes bißchen Fett vom Fleisch, das ist doch nicht normal. Wenn ich ihm ein paar Löffel kräftige Soße über die Kartoffeln mache, dann ißt er gar nichts mehr. Es ist ein ständiger Kampf.

Der „Kampf" kann in dieser Weise auch im Sprechzimmer beliebig fortgesetzt werden. Es ist ein „Einstellungsproblem", daß objektiv zu Unrecht besteht, für die Mutter aber unumstößliche Realität besitzt. Die Beratungsaufgabe besteht aber genau darin, dieses subjektive Problem zu lösen, zumindest es zu entschärfen. Das aber kann überhaupt nicht geschehen, wenn der Berater Front gegen die Mutter macht. Diese wird sich dann verteidigen, da sie spürt, daß der Berater ihr Problem nicht ernst nimmt, sondern es in ihren Augen herunterspielt und es ihr „ausreden" will.

Ein anderer Verlauf des Gesprächs

Klientin: Es ist ein Kampf bei jeder Mahlzeit. Tim stochert im Essen, nast herum, kleckert über den Rand. Sie glauben es nicht! Ständig läßt er Reste. Da kann doch nichts aus ihm werden. Ich bin richtig beunruhigt, wie das weitergehen soll.

Berater: Sie stellen sich vor, daß Tim krank wird, weil er zu wenig Essen bekommt?

Klientin: Krank nicht direkt, er ist einfach anders als mein anderer Sohn. Der spielt Fußball, ist immer an der frischen Luft, und der ißt so richtig durch. Tim hockt zu Hause, liest seine Bücher, er ist eher still, gar kein richtiger Junge, verstehen Sie ...

Berater: Kein Draufgänger also, wie sein älterer Bruder, er ist zarter; obwohl er für mich gar nicht so aussieht.

Klientin: Zart ist auch nicht richtig, aber er ist auch nicht so stark. Ruhiger ist er, ja, er beschäftigt sich lieber allein. Ich glaube, er ist auch schlapp, er hat nicht die Kräfte, darum meine ich ja, er muß besser essen.

Berater: Ihre beiden Söhne sollten möglichst gleich sein, wünschen Sie sich das? Und Sie glauben, daß das Essen daran schuld ist, daß Tim nun mal anders ist als Ihr älterer Sohn?

Klientin: Ja, das glaube ich, das heißt, ich sehe einfach, daß Sven, also der braucht sein Essen, der verarbeitet das. Aber bei Tim, der ist eben anders. Und das bereitet mir Sorgen.

Berater: Die beiden unterscheiden sich also sehr. Vor allem im Essen und so in dem, was sie in der Freizeit unternehmen. Sie sehen da eine Verbindung, gut essen und Fußball spielen, und na ja, schlecht essen und Bücher lesen ...

Klientin: So ist das, ich meine, kann auch sein, daß Tim ein anderes Wesen hat. Aber sehen Sie, mein Mann, der ist genau wie Sven. Das muß doch bei uns in der Familie liegen.

Berater: Daß der Tim also anders ist, das muß Ihrer Meinung nach nur an der Ernährung liegen. Davon sind Sie überzeugt?

Klientin: Also, wo ich mir das so, wie Sie das sagen, überlege, ich meine, es könnte natürlich, ich glaube, ja, das kann sein. Sie meinen, der ißt genug, und der ist einfach so, wie er ist. Ich verstehe das noch nicht so ganz. Da sollte ich nichts tun, also, äh, aber ich dachte doch, der muß kräftig werden, genau wie der Sven auch.

Berater: Vielleicht liegt das alles wirklich nicht an der Ernährung. Ihr Tim ist ruhig, besonnen, eine Leseratte! Nicht jeder Junge tobt auf dem Fußballplatz. Ich finde Tim sogar etwas zu dick. Mager ist er bestimmt nicht.

Klientin: Wirklich, meinen Sie? Ich meine, da muß ich nochmal mit meinem Mann drüber sprechen. Ich sehe immer die beiden im Vergleich, da ist der Tim aber wirklich schmal gegen. Und Sie meinen, wenn er immer so Reste macht, nicht richtig durchißt, ich soll das besser durchgehen lassen?

Berater: Ich möchte Ihnen gerne einen Notizzettel mitgeben, auf dem Sie oder Tim alles eintragen, was er ißt. In einer Woche setzen wir uns dann zusammen und besprechen einmal, ob Sie bei Tim in der Ernährung etwas verändern können oder ob alles so bleiben kann. Würden Sie das mitmachen?

Klientin: Ja, das leuchtet mir ein. Sie möchten das also ganz genau wissen. Gut, wir können das machen.

Ein Beispiel, wie Ernährungsberatung auch durchgeführt werden kann.

Schließlich sollte dieser Gesprächsansatz nur zeigen, daß es verheißungsvoller ist, solche Einstellungsprobleme aus der Sicht des Klienten anzugehen. Je mehr Verständnis geschaffen wird in der Beratungssituation, um so mehr muß der Klient sein Einstellungsproblem detailliert darstellen und sich selbst darüber Klarheit verschaffen. Das ist eine gute Situation, dann vorsichtig korrigierend einzugreifen, um schließlich den Klienten zu einer anderen „Sichtweise" zu motivieren. Damit ist dann das Problem gelöst, denn die problemauslösende Einstellung hat sich geändert.

3.2 Verhaltensproblem: Regelfall der Beratung

Verhaltensprobleme sind der Regelfall der Beratung. Darunter sollen die psychologischen Rahmenbedingungen verstanden werden, die einen Klienten betreffen, der die Ratschläge und Hinweise des Beraters nicht nur verstanden hat, sondern sogar von ihnen überzeugt ist, aber in seinem alltäglichen Leben Schwierigkeiten hat, seine Zielvorstellungen (seine „Vorsätze") in die Tat umzusetzen.

„Ich schaffe es einfach nicht", „ich habe schon wieder gesündigt", „ich konnte nicht widerstehen", „mir ist das einfach so passiert", „ich habe das gar nicht bemerkt", „ich war wie von Sinnen": das sind typische Selbstbeschreibungen für den Fall eines ungelösten Verhaltensproblems.

Der Klient registriert selbst, daß er seine Vorsätze nicht realisieren kann, er selbst leidet darunter, entwickelt nicht selten Schuldgefühle, fühlt sich minderwertig, zweifelt an seiner Willenskraft, wird mißerfolgsempfindlich, bricht daher auch aus Schamgefühl und Selbstwertzweifel manchmal die Beratungskontakte ab.

Verhaltensprobleme werden zuweilen sogar in der Beratung vorprogrammiert. Immer dann, wenn die Zielvorstellungen zu hoch angesiedelt werden, besteht ein beträchtliches Risiko, daß sie nicht erfüllt werden können. Damit ist auch der Berater in gewisser Weise für Mißerfolge verantwortlich. Er darf nicht zulassen, daß der Klient

Vorsätze faßt und hochfliegende Pläne für die nächste Zukunft schmiedet, die für ihn selbst eine erkennbare Überforderung darstellen. Denn dann entläßt der Berater seinen Klienten, dem er doch Hilfe zur Selbsthilfe geben wollte, mit einem „Verhaltensprogramm" nach Hause, das ungeeignet zur Selbsthilfe ist und unweigerlich zum Mißerfolg führt.

Der einsichtige Klient verführt den Berater

Eine Beratungssituation, in der sich der Berater und Klient gegenseitig in ihrem Bemühen, nun endlich alles richtig zu machen, hochschaukeln, ist psychologisch verständlich. Der Berater freut sich, einen so einsichtigen und willigen Klienten zu haben, der seine Vorschläge ohne Murren akzeptiert und in sein „Vorsatzrepertoire" übernimmt.

Dies strahlt auf den Klienten aus, der bemerkt, wie freundlich ihm der Berater gesonnen ist. Er selbst will natürlich auch, daß seine Erkrankung, sein Übergewicht, sein Ernährungsproblem gelöst wird, und so zimmert man gemeinsam, allerdings am „grünen Tisch in der Sprechstunde", ein Programm zusammen, das nur optimal scheint.

Doch in der Beratungssituation besprechen diese beiden Personen nur Verhaltensweisen, es ist bestenfalls ein „denkerisches Probehandeln", nicht aber konkretes Verhalten. In der Vorstellung kann der Klient sich gut vor seinem Kühlschrank sehen, die verlockenden Nahrungsmittel anschauen und dennoch die Türe wieder dicht verschließen. Solche Vorstellungen verstärken, d.h. belohnen also die Auffassung des Klienten, er fühlt sich in der Beratungssituation bereits so, als habe er sein Ernährungsproblem im Griff.

Der Berater wiederum geht auf ihn ein, bestärkt ihn und fühlt sich selbst in seiner Beraterrolle sehr wohl, hat er doch endlich einen Klienten getroffen, der „vernünftig" ist.

Solche Strategie ist prinzipiell ungünstig, denn sie gewährleistet in gar keiner Weise, daß das besprochene Verhalten zu einem handelnden Verhalten gedeiht. Vielmehr werden Mißerfolge programmiert, weil im gemeinsamen Gespräch nicht angetastet wird, warum und in welchen Situationen es wahrscheinlich „doch schiefgehen muß". Die Gesprächssituation darf die „Verhaltenslösung" nicht idealisieren, sie muß realistisch mehr über die Schwierigkeiten herausarbeiten, als daß sich Berater und Klient gegenseitig vergewissern, daß „ab morgen alles planmäßig läuft".

Die Methode der „kleinen Schritte"

Dazu zählt vor allem eine realistische Einstellung auf der Seite des Beraters. Und realistisch ist, daß Ernährungsprobleme „im Wort" leicht lösbar; im Verhalten ungemein schwierig realisierbar sind. Und realistisch ist weiter, daß kaum ein Beratungsziel auf Anhieb verwirklicht werden kann. Jedes Beratungsziel muß unterteilt werden in kleine Schritte, die in nächster Zukunft allmählich erreicht werden können.

Minimale Ziele müssen also zunächst festgelegt werden, und diese wiederum müssen in kleine maßnahmenbezogene Schritte aufgeteilt werden.

Solche Überlegungen stoßen allerdings häufig auf den Widerspruch des Klienten. Er möchte viel mehr auf einmal, er traut sich (in der Beratungssituation) viel mehr zu. Hier hat der Berater mehr die Aufgabe, verständnisvoll zu bremsen und dem Klienten vor Augen zu führen, daß kleine Ziele, die erreicht werden, doch die ersten Stationen sind, um das große Ziel auch sicher zu erlangen.

Solche Gespräche werden notwendig, wenn Klienten selbst „sofort mindestens 20 kg abnehmen wollen", „ab morgen überhaupt keine Süßigkeiten mehr essen werden", „ganz auf Alkohol verzichten wollen", „ohne weiteres kein Fett mehr in der Küche verwenden" etc.

„Nullösungen" programmieren Mißerfolge

Solche „Nullösungen" können bestenfalls ein Maximalziel sein. Wer sie vorschnell als realistische Zielvorstellung für die nächsten Tage mit dem Klienten vereinbart, müßte sich vorwerfen lassen, die Beharrlichkeit und Stabilität des menschlichen Ernährungsverhaltens rigoros zu verkennen.

Was resultiert bei überschießenden Zielvorstellungen und unrealistischen Vorsätzen? Es tritt in aller Regel die ungünstigste Konsequenz ein, mit der überhaupt zu rechnen ist: Der Klient kann die Zielvorstellung nicht durchhalten, er muß ausbrechen und kann dann aber nach dem Motto reagieren: „Und nun ist es auch egal." Dies ist eine Erfahrung, die jeder Klient bereits gemacht hat, darum läßt sich darüber sprechen.

Der Zusammenbruch der gesamten Zielvorstellungen und damit der geplanten Beratungsinhalte kann aber nur geschehen, wenn solche Nullösungen fixiert wurden: „Ab morgen esse ich keine Schokolade." Das unausweichlich im Mund landende Stückchen Schokolade demonstriert den sofortigen Mißerfolg des Vorsatzes, und damit ist „nun alles egal".

Untersuchungen haben genau diesen psychologischen Mechanismus belegen können. Wird freiwilligen Versuchspersonen im Experiment ein Drink verabreicht, der angeblich viel Kalorien hat, dann essen gerade solche Testpersonen, die selbst mit Gewichtsproblemen zu kämpfen haben, bei der anschließenden Hauptmahlzeit mehr als sonst. Die eingehende Befragung zeigt deutlich, daß hier exakt der Mechanismus „Jetzt ist es auch egal" die Entschuldigung und damit die Motivation lieferte, den eigentlichen Vorsatz aufzugeben. Die Psychologen sprechen hier von „Gegenregulation" (counterregulation), was z.B. ein typisches Verhaltenskennzeichen des gezügelten Essers ist. Wenn die rigide Verhaltenskontrolle zusammenbricht, kommt es zur Gegenregulation.

Aus diesen Überlegungen kann nun sehr wohl eine Empfehlung abgeleitet werden:

Erstens erscheint es zwingend, Zielvorstellungen in kleine Portionen zu zerlegen, damit sie überschaubar bleiben und sich an der Verhaltensrealität orientieren.

Zweitens ist es notwendig, auf „Nullösungen" zu verzichten, da deren Nichteinhaltung zum Zusammenbruch des Gesamtsystems führt. Daher hieße die Empfehlung: Keine rigorose Ernährungsvorschrift hinsichtlich bestimmter Lebensmittel oder Nährstoffe (Einüben einer flexiblen Selbstkontrolle).

- Nicht: Nun überhaupt keine Schokolade mehr!
- Besser: In der nächsten Woche ist insgesamt eine Tafel Schokolade im Ernährungsplan berücksichtigt.

Eine solche Zielvorstellung bricht eben nicht zusammen, wenn ein Riegel Schokolade verzehrt wird, denn genau dieses Verhalten ist von vornherein eingeplant.

Anders gesagt: Empfehlungen, die problematische Nahrungsmittel graduell verringern, beinhalten schon die wahrscheinliche Möglichkeit des Nichteinhaltens. Dafür schalten sie aber die Möglichkeit aus, nach dem Grundsatz der Gegenregulation („Jetzt ist alles egal") reagieren zu können. Genaugenommen zwingen sie so den Klienten, viel dauerhafter seinen eigenen Vorsätzen treu bleiben zu müssen, da sie kein Alibi bei einem einzigen „Fehlverhalten" bereitstellen.

Klienten arbeiten spontan mit Nullösungen

Der Umgang mit übergewichtigen Klienten zeigt eindrucksvoll, daß nicht nur Berater vorschnell zum totalen Verbot bestimmter Nahrungsmittel neigen, sondern daß in der Tat Klienten selbst spontan ähnliche Verhaltensvorschriften für sich selbst entwickeln. Beschließt eine Klientin abzunehmen und fragt man sie nach Ideen, die sie selbst für diesen Zweck bereits erdacht hat, dann berichtet sie zumeist von einer „Gift-" und einer „Magerliste". Die „Giftliste" enthält alle Lebensmittel, die die Klientin ab sofort nicht mehr essen will, wie Süßigkeiten, Kuchen, Nüsse, Wurst, Streichfett etc.

Während diese „Giftliste" (man braucht nur nachzufragen) Nahrungsmittel enthält, die gerne gegessen werden, führt die „Magerliste" nur Lebensmittel minderer Präferenz auf, die aber ab sofort nur noch verzehrt werden sollen (Magerquark, Knäckebrot, Tomaten, Gurke etc.).

Damit ist der Mißerfolg vorprogrammiert, und zur persönlichen Rechtfertigung kann man erfahren, daß „das doch sowieso kein Mensch durchhalten kann". Hier bietet sich also für die Ernährungsberatung eine sinnvolle Möglichkeit, anscheinend großzügig die „Giftliste" zu lockern, um damit dann eine Verhaltensplanung in die

Wege zu leiten, die dauerhaft eine viel größere *Verhaltensverbindlichkeit* besitzt, weil sie eben die Realität des Ernährungsverhaltens berücksichtigt und nicht nur wünschenswerte Möglichkeiten ersinnt, die „wirklich kein Mensch durchhalten kann".

Einstellungsprobleme als Verhaltensprobleme

Starre und total an der „Du-darfst-überhaupt-nicht-Lösung" orientierte Vorsätze, die als Einstellungen zu bezeichnen sind, schaffen so mitunter ein belastendes Verhaltensproblem. Eine Klientin, die regelmäßig nachts erwachte und ein unangenehmes Hungergefühl verspürte, schlich zum Kühlschrank, sah hinein, erinnerte sich: „Du darfst nicht", legte sich wieder zu Bett, verspürte erneut den Hunger, ihre Gedanken kreisten um den Inhalt des Kühlschranks, sie stand auf legte sich wieder hin, stand wieder auf ... und irgendwann, aber mit Bestimmtheit in jeder Nacht, hat sie schließlich wahllos und unkontrolliert gegessen, was sie im Kühlschrank vorfand (ein Beispiel für Gegenregulation aufgrund rigider Verhaltensvorschriften).

Der eigentliche „Pferdefuß" in diesem Teufelskreis zwischen Aufstehen und Hinlegen, Gedanken ums Essen und Verboten zu essen, ist doch die Einstellung: „Ich darf überhaupt nicht." Deshalb aber eskaliert in jeder Nacht der Gedanke ans Essen so unbändig, daß schließlich („Jetzt ist es auch egal") unter enormem psychischen Druck und anschließenden Schuldgefühlen eine riesige Kalorienmenge konsumiert wird.

Ein Tip an diese Klientin, daß ihr Körper offensichtlich nachts etwas Nahrung brauche, die sie ihm nicht vorenthalten dürfte, beendete den nächtlichen Teufelskreis. Sie stellte sich abends bereits eine Scheibe Brot mit Marmelade auf den Nachttisch (ohne schlechtes Gewissen!) und konnte nach Verzehr in der Nacht sofort wieder einschlafen. Sie erwachte nach einigen Tagen nicht einmal mehr, weil ihre Einstellung: „Ich darf nicht" geändert war und sie beim Schlafengehen nicht schon wieder Angstgefühle vor dem nächtlichen Kampf vor dem Kühlschrank hatte.

Verhaltensproblem zwischen „Hier und Demnächst"

Ein ganz anderer Aspekt, der in der Beratungssituation häufig nicht beachtet wird, kommt im alltäglichen Leben bei der Umsetzung von Empfehlungen den Klienten aber oft als Störgröße dazwischen.

Es ist die unterschiedliche Wirkung, die Bedingungen auf das Verhalten haben, die sofort verspürbar sind oder aber erst in Zukunft erlebbar werden.

Die Orientierung des menschlichen Verhaltens an dem „Hier und Jetzt", ein biologisches Phänomen aller lebender Organismen, kontrastiert mit den Zielen der Ernährungsberatung, die sich vornehmlich an der „gesunden Zukunft" ausrichten.

Verständlich, daß die Lottospieler lieber wöchentlich 4 Mark aufs Spiel setzen, um vielleicht sofort eine Traumreise buchen zu können, als daß sie 40 Jahre lang nicht spielen und den Beitrag sparen, um dann allerdings mit Sicherheit 8000 Mark für eine Karibikreise ausgeben zu können.

Ähnlich reagiert auch der Klient in der Ernährungsberatung, dem düstere Todesstatistiken vorgehalten werden und dem von Krankheit und leid in der Zukunft referiert wird, wo er doch heute lebt, gut lebt und Einbußen in seiner gewohnten, liebgewonnenen Ernährung hinnehmen müßte für Aussichten, die heute nur in Gedanken vorstellbar, jedenfalls nicht erlebbar sind.

Einem vereinfachten Verhaltensmodell zufolge beeinflußt das menschliche Verhalten nicht nur, was grundsätzlich mit dem Verhalten bewirkt wird, sondern es spielen auch die Erwartungshorizonte eine Rolle, also die subjektiv erfaßte Distanz, in der mit den Verhaltensfolgen zu rechnen ist. Beide Größen gehen in diese subjektive „Rechnung" ein und wirken so verhaltensbestimmend.

Abbildung 1 zeigt dieses vereinfachte Schema, das nun aber auch praktische Konsequenzen für die Beratung bei Verhaltensproblemen erkennen läßt.

Als Argument zur Beeinflussung des Klienten in der Beratung mag der Hinweis auf die Todesursachenstatistik sogar noch wirksam sein, so daß es gewisse Einflüsse auf die Einstellung des Klienten ausübt. Er willigt „in Gedanken" ein, doch dann in der Realität seines Verhaltens erlebt er den „butterzarten Spargel" als sofortiges Erleb-

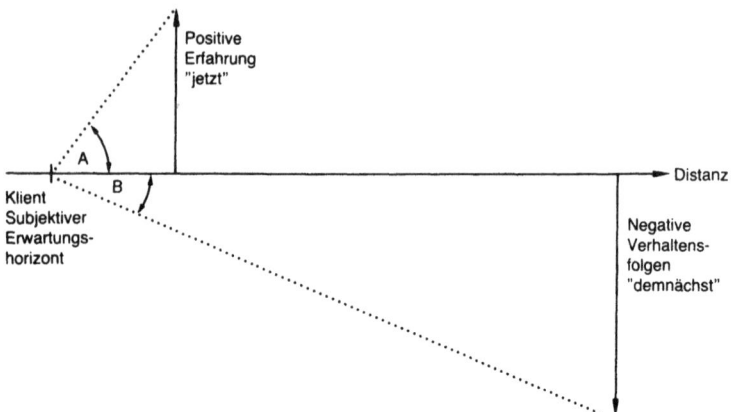

Abb. 1. Schematische Darstellung über die verhaltenssteuernde Wirkung von positiven und negativen Verhaltensfolgen in Abhängigkeit der subjektiv erlebten Distanz ihres Eintretens. Nicht die Verhaltensfolge als solche *(Bedeutung = Länge des Pfeils)* wirkt allein, sondern ebenfalls die Nähe bzw. Ferne in der subjektiven Erwartung. Der aus beiden Größen festgelegte Winkel (*A* bzw. *B*) wirkt auf das Verhalten, in diesem Falle *A*, obschon dem Ausmaß nach die negative, aber ferne Verhaltensfolge die positive Wirkung überwiegt

nis zu den lediglich unangenehmen Gedanken an eine weit entfernt liegende Zukunft.

In der Verhaltensrealität obsiegt hier der Spargel, er hat die günstigeren Voraussetzungen gegenüber der Gicht, die den Klienten mit jahrelanger Verspätung heute nicht beeindrucken kann.

Diese Konstellation ist typisch für Probleme der Ernährungsberatung. Die Einsicht aus der Analyse solcher Bedingungen muß den Berater dahingehend motivieren, auf fernliegende Argumente weitgehend zu verzichten.

Beratung erfordert Kreativität

So schwer es auch ist, der Berater muß für den individuellen Fall analog zum Verhaltensschema Bedingungen festmachen, an denen günstiges Ernährungsverhalten sofort erlebbar überprüft werden kann.

Das erfordert sicher Kreativität, denn allgemein anwendbare Rezepte lassen sich hier nicht geben, da als angenehm und positiv im Einzelfall natürlich immer andere Bedingungen erlebt werden. Beispielsweise soll nur kurz angeführt werden, daß eine in kurzen Zeitabständen vorgenommene Bestimmung der Laborparameter und deren gemeinsam besprochene Veränderungen viel günstigere Wirkungsmöglickeiten haben als der Hinweis auf eine Krankheit per se.

Auch eine durch den Klienten selbst regelmäßig vorgenommene Urinüberprüfung mit Sticks kann hier wirkungsvoll eingesetzt werden.

Es sind die „Belohnungsprogramme" zu erwähnen, die mit dem Klienten erarbeitet werden, so daß er für sich kleine Geschenke vereinbart, die er sich bei günstigem Ernährungsverhalten (und damit bei Verzicht auf kulinarischen Lustgewinn) als Ausgleich zukommen lassen kann.

Zu erinnern ist an die Möglichkeit, daß der Klient sich einen „Diätbegleiter" auswählt (Freundin/Partner), der häufig beim Essen anwesend ist und sofort lobend ein günstiges Verhalten verstärken kann.

An die besondere Rolle der Selbsthilfegruppen ist hier in diesem Zusammenhang ebenfalls zu denken, die immerhin im zeitlich noch kurzfristigen Abstand von einer Woche Rückkopplung zum Verhalten der Gruppenmitglieder geben können. Es ist nicht zufällig, daß Mitglieder dieser Gruppen am Tag nach dem Treffen eher großzügiger mit ihrer Diät umgehen, um von Tag zu Tag, bei Näherrücken des Treffpunkts, strenger Diät zu halten. Dies ist eine Frage der Distanz, mit der Verhaltensfolgen erlebbar werden.

Dieser grundsätzliche Gesichtspunkt jedenfalls sollte vom Berater gesehen und, so gut es geht, bei der Erarbeitung von Verhaltensempfehlungen mitberücksichtigt werden. Vielleicht aber dient die Kenntnis dieses Verhaltensmodells dem Berater noch mehr, wenn es gilt, Mißerfolge nach einer Beratung mit dem Klienten zu bearbeiten.

Es kann und sollte nicht einmal Ziel der Ernährungsberatung sein, hier Behandlungskonzepte nach dem Muster der Verhaltenstherapie zu entwickeln. Damit ist Beratung überfordert, und über diese Aufgaben ist Beratung auch nicht definiert.

3.3 Der „beratungsunwillige" Klient

Das Wort „Compliance", was halbwegs zutreffend vielleicht mit „Beratungswilligkeit" umschrieben werden könnte, muß noch kurz erwähnt werden, nicht nur, weil es inzwischen zu einem modernen Schlagwort geworden ist, sondern weil es auch häufig dazu mißbraucht wird, eine mangelnde Effektivität von Beratung (aber auch von Behandlung) einfach dadurch zu erklären, indem alles auf die „Non-Compliance" des Klienten oder Patienten abgeschoben wird.

Es ist ein offenes Geheimnis, daß viele Patienten die verordneten Medikamente nicht oder in anderer Dosierung schlucken; es ahnt jeder Berater, daß seine gutgemeinten und für den Klienten sicher notwendigen Empfehlungen ohne geringste Anwendung im Klientenverhalten lediglich im Sprechzimmer verklingen.

Die Complianceforschung ging psychologisch zunächst so vor, daß im wesentlichen über Persönlichkeitsbestimmungen versucht wurde, den „typischen Klienten" zu beschreiben, der sich nicht oder unzureichend an Empfehlungen hält. Man hatte also die Hypothese, daß beratungsunwilliges Verhalten „die Sache der Klienten" sei, daß es also schlechthin, von ihrer Persönlichkeit her, unkooperative Klienten gibt.

Diese Forschung mußte jedoch nach einiger Zeit ergebnislos eingestellt werden. Untersuchungen, die keine klientenspezifischen Faktoren entdecken konnten, sind mittlerweile 3mal häufiger als solche Studien, die Anhaltspunkte für den „typischen, beratungsunwilligen Klienten" glauben ermittelt zu haben. Selbst diese Resultate geben keine wirkliche Einsicht, wenn sie zum Beispiel feststellen lassen, daß Raucher, Übergewichtige, Trinker etc. häufiger „non-compliant" sind.

Forschungsergebnisse der letzten Zeit lassen das Problem in einem anderen Licht erkennen. Nicht die Persönlichkeitsstruktur, sondern die Einstellungen der Klienten in Wechselwirkung mit dem Geschehen in der Beratung sind der Schlüssel zu dem Phänomen der Compliance.

Der Klient als „neutraler Ratschlagempfänger"

Es kommt kein Klient ohne jede Vorerwartung und ohne jede Voreinstellung in die Beratung. Sie alle haben – zwar unterschiedlich – bereits Gedanken über ihr Ernährungsproblem, über ihre ernährungsabhängige Krankheit, über Ursachen und Besserungsmöglichkeiten.

Der Klient kommt also nicht als „neutraler Ratschlagempfänger", sondern als Mensch mit gezielten, aber auch vagen Vorstellungen, Vermutungen und Hoffnungen, die er sich aufgrund von Vorerfahrungen, eigenen Kenntnissen und durch „Geschichten anderer Leute" gefertigt hat.

Diese „Vorbereitungskonstellation", die jeder Klient unsichtbar mitbringt, prallt nun, kaum merkbar für den Berater, mit seinen eigenen Empfehlungen, Sichtweisen und Erklärungsmodellen zusammen.

Was jetzt passiert, ist ein normalerweise unsichtbarer Prozeß des Verunsichertwerdens, des Sichversicherns, des Bewahrenwollens gewohnter Einstellungen, der Aufrechterhaltung von Hoffnungen etc.

Wie dieser Prozeß ablaufen wird, das beschreibt eine seit 1957 bereits bekannte Theorie des amerikanischen Sozialpsychologen L. Festinger.

Die Theorie von der „kognitiven Dissonanz"

Es ist eine Theorie, die „gedankliche Ungereimtheiten" als unerträglich für den Menschen darstellt, insbesondere wenn diese gedanklichen Widersprüche auf Sachverhalte treffen, denen sich der Mensch selbst gefühlsmäßig verpflichtet fühlt.

Da also diese Widersprüche unerträglich sind, werden Möglichkeiten ausgenutzt, um aus diesen dissonanten Gedanken wieder konsonante, also übereinstimmende Inhalte zu gestalten.

Das klingt noch theoretisch und abstrakt, gleichwohl ist das praktische menschliche Tun in vielfältigster Hinsicht ein gut einsichtiger Beleg für diese Auffassung.

So wurde festgestellt, daß Menschen, die sich einen Neuwagen zugelegt haben, sich in der Zeit nach dem Kauf besonders intensiv den Werbeanzeigen „ihres Autos" zuwandten und die Anzeigen für ähnliche Modelle (die sie in die engere Wahl gezogen hatten) kaum eines Blickes würdigten.

Wer möchte sich eben auch schon nach Kaufabschluß durch die klugen Werbesprüche der Konkurrenz verunsichern lassen? Wie angenehm dagegen ist es, den Werbestrategen des eigenen Modells glauben zu dürfen, wie überlegt und richtig die eigene Kaufentscheidung war. Hier zeigt sich die Dissonanzminderung durch psychologisch feinfühlige Auswahl von Anzeigetexten.

Wer abonniert freiwillig eine Tageszeitung oder ein Magazin, das von der Grundtendenz her eher dem anderen „politischen Lager" zuzurechnen ist. Vernünftig wäre es schon, sich ständig mit den Gegenargumenten vertraut zu machen: doch das würde auf die Dauer unerträglich, die Dissonanz steigerte sich. Daher abonniert jeder die Zeitung, die ihm gefällt, und das heißt die Zeitung, die ihm stimmige Informationen liefert, ihn also bestärkt in seiner Meinung, ihn also sicher macht.

Dies sind zwei einfache Beispiele; die psychologische Forschung hat Hunderte von ähnlichen Befunden absichern können. Was aber besagt dies für die Beratung, für das Phänomen des „Non-compliant-Klienten"?

Beratungsgehorsam verringert Dissonanz

In aller Kürze kann hier nur auf den wesentlichen Gesichtspunkt eingegangen werden, der erklären kann, daß Klientenverhalten entgegen den Beraterempfehlungen durch den Wunsch nach Vermeidung von Unsicherheit nahegelegt wird. Klienten kommen eben nicht als „neutrale" Ratschlagempfänger. Hat ein Klient die subjektive Überzeugung (und die bringt er in die Beratung mit), daß er wenig krankheitsanfällig ist und zudem über große Selbstheilungskräfte seines Körpers verfügt, so möchte er vielleicht diese Auffassung in der Beratung bestätigt wissen.

Zwingt ihn der Berater nun wegen seiner Fettstoffwechselstörung in eine strenge Diät, so tritt Dissonanz auf. Hält sich gar der Klient an diese Diät, so erhöht er damit nochmals seine eigene Unsicherheit, denn in diesem Fall kann er nicht gleichzeitig seine alte Einstellung „Mir passiert nichts, das gibt sich von alleine" aufrechterhalten. Dieser Zustand entspricht einer Dissonanz, die ausgeschaltet werden muß, damit ein erträglicher Zustand des Gleichgewichts wiedergefunden wird. Beratungsunwilligkeit also ist im Falle dieses Klienten eine psychologisch folgerichtige Entscheidung zur Wiedergewinnung gefühlsmäßiger Sicherheit.

An diesem Beispiel läßt sich unschwer erkennen, daß jeder verstärkte Druck von Seiten des Beraters die Dissonanz erhöht, womit die inneren Kräfte zur Verringerung der Unsicherheit nur verstärkt mobilisiert würden.

Mit solchen Dissonanzen muß der Berater „dosiert" umgehen. Nur dosierte Verunsicherungen können besprochen werden, weil sie nicht gleich als „Feuerwehrfunktion" alle möglichen Abwehrmechanismen auf den Plan rufen, damit die „alte" Sicherheit wieder zurückgewonnen wird.

Es bleibt hier festzuhalten, daß immer ein Gespräch lohnend sein wird, in dem der Berater Verständnis für die Erwartungen, Hoffnungen und Befürchtungen des Klienten ausdrücken kann. Der Berater muß also erfahren, was der Klient „mit in die Beratung hineinbringt". Das kann er dem Klienten nicht ansehen, und in aller Regel plaudert der Klient auch dieses nicht spontan aus, nicht einmal, weil er es geheimhalten will, sondern eher, weil es ihm selbst so offensichtlich bewußt auch nicht ist. Es ist für ihn eher eine nicht auszusprechende Selbstverständlichkeit.

Die unerträglichen Dissonanzen

„Ich bin zu dick" – „Ich esse gerne". Das sind 2 unverträgliche Gedanken, die nicht lange Zeit gemeinsam gedacht werden können. Es gibt verschiedene Möglichkeiten: „Ich finde mich nicht zu dick" – „Ich kann daher gerne essen"; „Ich finde mich zu dick" – „Ich werde Diät machen"; „Ich finde mich zu dick, aber daran kann ich selbst nichts ändern" – „Ich kann essen, was ich will, daher auch, was mir schmeckt".

So gesehen ist der spontane Entschluß zu einer Diät eben auch eine Möglichkeit, erlebte Dissonanzen aufzulösen. Selbst Mißerfolge taugen dazu, bestehende Widersprüche zu entschärfen, weil sie z.b. eine Einstellung „Ich bin zu dick" als unveränderbar belegen.

Gerade im Bereich Ernährung wird häufig mit Statistiken (zu) viel argumentiert (vgl. Kap.4), denn ein häufig beschrittener Weg des Widerspruchabbaus ist die Bejahung des grundsätzlichen Tatbestandes, aber unter Nichteinbeziehung der eigenen Person: „Das mit dem höheren Risiko bei Übergewicht ist zwar richtig, aber es kommt immer auf die persönlichen Umstände an."

Ebenfalls willkommen zur Ausschaltung erspürter Unsicherheit sind andere Quellen, die stimmige Informationen beisteuern. Aus diesem Grunde ist das beruhigende Wort der Freundin, sie habe sich auch nicht an die Diät gehalten, weil der Berater alles zu wissenschaftlich sieht, eine gern gehörte, dissonanzreduzierende Nachricht.

Auf keinen Fall aber ist es angezeigt, sich mit dem Klienten in eine direkte Diskussion über Abwehrmechanismen oder die Theorie der „kognitiven Dissonanz" einzulassen. Ein solches Gespräch muß das Problem eskalieren lassen, obgleich es eigentlich zu seiner Lösung geführt wird. Gesprächsformen, wie die des klientenbezogenen Eingehens (Kap.6), sind besser geeignet, einen Verarbeitungsprozeß der „neuen" Informationen zu gewährleisten, während Disput und Diskussion genau das Gegenteil erreichen werden, denn sie verunsichern, und genau das mögen nicht einmal ratsuchende Klienten.

Möglicherweise sind auch manche Äußerungen in diesem Buch „dissonanzerzeugende" Informationen. Der Leser mag selbst erleben, wie er damit umgeht, denn Autor und Leser können darüber leider nicht ins Gespräch kommen.

4 Handikap in der Beratungspraxis: Die Wissenschaftsorientierung

4.1 Die Dolmetscherfunktion des Beraters

In der Beratung sollte — natürlich — verständlich gesprochen werden. Diese Forderung ist sicher selbstverständlich, wenngleich sie bei genauerer Betrachtung sehr hohe Anforderungen an den Berater stellt, der wahrlich Dolmetscherfunktion zwischen Wissenschaft und Praxis zu leisten hat.

Kein Klient weiß nichts

Für einen Klienten verständlich zu sprechen heißt, daß dieser Klient die mitgeteilte Information für sich selbst als zutreffend entschlüsseln und damit in bereits bestehende Kenntnisstrukturen richtig einordnen kann.

Jeder Klient besitzt ja bereits ein vorgefertigtes „Mosaik" aus Wissens-, Kenntnis- und Erfahrungsinhalten, bei dem vielleicht an bestimmten Stellen einige Mosaiksteinchen fehlen oder auch falsch eingesetzt sind. Es besteht also eine Struktur, und diese Struktur ist immer eine ganz individuelle. Versucht der Berater nun ohne Wissen um diese individuelle Struktur einfach Wissenselemente zuzufügen oder auszutauschen, dann kann er das ganze Gefüge in Unordnung bringen. Die „neuen" Elemente passen einfach nicht in die bestehende Struktur hinein. In diesem Fall versteht der Klient den Berater nicht, oder aber er macht sich selbst die neuen Elemente passend, woraus ein scheinbares Verstehen resultiert: Der Klient versteht etwas anderes, als der Berater gemeint hat.

Das klingt abstrakt und übertrieben, als sei die sprachliche Kommunikation etwas so Kompliziertes im Beratungsprozeß. Sie ist in der Tat kompliziert, doch zumeist fällt das gar nicht auf, weil nicht kontrolliert wird, ob ein ausreichender Verständigungsgrad überhaupt erzielt werden konnte.

Ein Beispiel

Berater: Während dieser Reduktionsdiät müssen Sie auf ausreichende Vitaminzufuhr achten.

Klient: Das habe ich schon häufig gehört. Das leuchtet mir auch ein, weil man ja weniger ißt als sonst. Ich werde darauf achten.

Es scheint, als sei der sprachliche „Informationstransport" gelungen. Es findet keine Nachfrage mehr statt, die Beraterempfehlung scheint daher verstanden zu sein.

Der Klient setzt nun die Beraterempfehlung verhaltenswirksam um und verzehrt neben dem Diätplan täglich Äpfel und Apfelsinen, um für den Vitaminausgleich zu sorgen.

Der Begriff „Vitamin" war in diesem Beispiel die Schwachstelle, weil beide unter „Vitamin" etwas anderes erfassen, sich selbst aber jeweils sicher sind, es richtig zu verstehen.

Fachbegriffe in der Umgangssprache

Die Analyse des Ernährungswissens der deutschen Bevölkerung, auszugsweise dargestellt im Ernährungsbericht 1980, hat ergeben, daß eine Fülle ernährungswissenschaftlicher Begriffe in der Umgangssprache einen allgemein gültigen Bekanntheitsgrad haben, wenngleich sie nicht oder kaum in der Weise verstanden werden, wie sie von der Fachwissenschaft definiert werden.

Unter „Vitamin" versteht der Laie in aller Regel eine sehr positive, gesundheitlich bedeutsame Substanz, die Aktivität und Spannkraft hervorbringt. Dieser „gesunde Stoff" ist in Obst und vor allem in Südfrüchten enthalten.

Eine Differenzierung nach verschiedenen Vitaminen und nach verschiedenen Vitaminträgern kann detailliert nicht vorgenommen werden. Vitamin C steht schlechthin für Vitamin. Brot oder Schweinefleisch werden mit anderen Inhaltsstoffen in gedankliche Verbindung gebracht, nicht aber mit Vitaminen.

Diese Beispiele lassen sich nahezu beliebig fortsetzen. Auch der Begriff „Kalorie" wird umgangssprachlich häufig in einem abweichenden Zusammenhang verwendet. Sagt der Berater: „Sie essen zu viele Kalorien", so versteht der Klient: „Ich esse zu viele Dickmacher." Kalorien werden nicht als neutrale Maßeinheit für den Energiegehalt gedeutet, sondern sie erwecken eher die Gedankenverbindung des „Überflüssigen", des „Zuvielen". Denn „Kalorien" werden nicht mit Untergewicht, sondern mit Übergewicht in Zusammenhang gebracht. Kalorien fördern Krankheit, nicht aber Gesundheit. Kalorien sind insgesamt etwas, was „negativ" ist. Für den Berater allerdings sind Kalorien schlichtweg neutrale Maßeinheiten.

„Sie essen zuviele Kalorien" wird daher verstanden als: „Sie essen zuviel Schokolade, Süßigkeiten, Kuchen", denn diese Nahrungsmittel gelten als Musterbeispiele für Kalorien.

„Sie essen zuviel", eine sicher häufige Feststellung in der Praxis. Natürlich meint der Ernährungsberater damit „zuviel Energie", während der Klient, die Mengen auf seinem Teller überdenkend, zutreffend dagegenhält: „Aber ich esse nicht viel!" Er – im Gegensatz zum Berater – verwendet das Wörtchen „viel", um das Nahrungsvolumen zu bezeichnen. Insbesondere bei Kindern ist davon auszugehen, daß sie unter „viel" ausschließlich das Volumen, also die sichtbare Menge, verstehen. Daher sind für sie auch 10 Bonbons „nicht viel", weil diese ja so klein sind.

Ungesättigte Fette sind bekannt, der Berater spricht ebenso wie der Klient von ihnen. Doch während sie für den Berater im biochemischen Sinn definiert sind, denkt der Klient mitunter an Fette, deren Fettgehalt gering ist, eben weil sie „ungesättigt" sind. Daraus resultiert die von der Mehrheit der Bevölkerung geteilte Auffassung, in Margarine sei viel weniger Fett enthalten als in Butter.

Auch der Begriff der Nahrungsenergie kann kommunikative Probleme aufwerfen. Denkt der Berater bei Energie an Kilokalorien und Kilojoule, so assoziiert der Klient mit Energie durchaus Vitalität, Fitness und Aktivität.

In der Ernährungsberatung muß also bedacht werden, daß viele in der Wissenschaftssprache exakt definierte Begriffe durch die – sicher wünschenswerte – Vermittlung der Medien in die Umgangssprache transportiert worden sind. Das hat die Ernährungswissenschaft im übrigen mit anderen Wissenschaften gemeinsam. Auch die Begriffe Atom und Kernkraft (aus der Physik), Frustration und Motivation (aus der Psychologie) und Lombard- und Diskontsatz (aus der Volkswirtschaftslehre) sind vielen Personen vom Namen her ebenso bekannt wie die Ausdrücke Kohlenhydrate und Spurenelemente. Aber ebenso, wie es einen Physiker verstören würde, müßte er einem Stammtischgespräch über die Funktionsweise der Atomspaltung im Kernkraftwerk zuhören, würde sich der Ernährungswissenschaftler wundern, in welcher Weise „seine" Begriffe in einer umgangssprachlichen Diskussion verwendet werden.

Da aber diese ehemals nur wissenschaftlich definierten Begriffe heute in der Umgangssprache bekannt sind, wenngleich mit abweichenden Bedeutungsinhalten, stellt sich das Bedürfnis zur Nachfrage nicht ein. Darin liegt das Problem!

Ein Berater, der aus Versehen einmal von der Hyperlipoproteinämie spricht, kann wahrscheinlich darauf rechnen, daß sein Klient zumindest die Stirn fragend runzelt oder (wenn er mutig genug ist) auch laut nachfragt, was „das denn ist".

Die Verwendung eines unbekannten Fachausdrucks ist somit nicht so gefährlich wie die Anwendung bekannter, aber eben abweichend definierter Begriffe, die eben darum nicht zur Nachfrage herausfordern.

Die Verständniskontrolle

Ein gutes Informationsverständnis ist also nicht sicher dann schon gegeben, wenn zustimmendes Nicken oder ausbleibende Fragen als Kriterium dafür genommen werden. Das Verständnis muß in der Beratung überprüft werden. Dazu allein eignet sich die Methode des „Feedbacks", der sprachlichen Rückkopplung. Der Berater läßt sich vom Klienten wiedergeben, wie die Informationen bei ihm angekommen und aufgenommen worden sind. Dazu soll das kurze Beispiel wieder aufgenommen werden, das an folgender Stelle endet:

Klient: ... weil man ja weniger ißt als sonst. Ich werde darauf achten.

Berater: Genau das ist der Grund. Sie essen weniger, und damit essen Sie auch weniger Vitamine. Wissen Sie schon, wie Sie Ihre Vitaminaufnahme erhöhen können?

Klient: Ja, ich denke mir, wenn ich 2, 3 Äpfel und vielleicht noch eine Apfelsine esse, dann wird das reichen, oder muß ich noch mehr essen?

Berater: Sie gehen davon aus, daß vor allem im Obst die Vitamine enthalten sind, die wichtig sind. Das ist zu einem Teil auch zutreffend. Doch es gibt eine ganze Reihe verschiedenartiger Vitamine, die völlig unterschiedliche Aufgaben im Körper erfüllen. Eines der wichtigen Vitamine, das Vitamin C, ist wirklich im Obst enthalten. Aber ...

Durch die Rückkopplung hat der Berater die Möglichkeit, das zunächst unbemerkte Mißverständnis auszuräumen. Er kann noch weitere notwendige Informationen nachschieben, damit seine Empfehlung „erhöhte Vitaminaufnahme" tatsächlich in die Praxis umgesetzt werden kann.

Pädagogisch perfekt oder wissenschaftlich exakt?

Zuweilen kann der Ernährungsberater in eine Sackgasse geraten. Ihm fehlen einfach die Worte, um einen komplizierten Sachverhalt verständlich darzulegen. Einerseits möchte er dem Klienten Einblick in die wahren Zusammenhänge vermitteln, andererseits aber scheut er davor zurück, zu einfach und damit vielleicht „unwissenschaftlich" zu sein.

Wenn man bedenkt, was das eigentliche Ziel in solchen Situationen ist, dann müßte man zugeben, daß es doch nur darauf ankommt, anhand eines bekannten Modells dem Klienten Zugang zu einem Problem zu ermöglichen, nicht aber, ihn auf eine Prüfung in Ernährungsphysiologie vorzubereiten. Um falsch oder richtig geht es in Wirklichkeit doch nicht, sondern lediglich darum, ob es gelingt, einen pädagogisch fruchtbaren Ansatz zu finden, der das Verstehen erleichtert.

Da beklagte eine Patientin, daß sie bereits nach Verzehr von 2 Scheiben Brot regelmäßig über 1 Pfund zunehmen würde. Sie revidierte ihre Erfahrung in keiner Weise nach einem Kurzvortrag über naturwissenschaftliche Grundprinzipien, die eine solche Gewichtszunahme von über 500 g durch 200 g Brot als unmöglich darstellten.

Dieses Modell war zu weit vom persönlichen Erfahrungshorizont der Klientin entfernt. Ein anderes Gedankenmodell erwies sich dagegen als nützlich: Sie solle sich vorstellen, auf einer Waage zu stehen und dann die beiden Scheiben Brot allmählich zu essen, und jetzt überlegen, was wohl mit dem Zeiger der Waage passieren wird. Dieses nachvollziehbare Beispiel — was im Grunde die These der Energiekonstanz gar nicht berührt — erzeugte subjektiv eine Einsicht, die durch korrekte Argumentation nicht erreicht werden konnte.

Manche Klienten befürchten, daß zuviel Trinken ihre Nieren unnütz belaste, was sie — für sich subjektiv sinnvoll — aus der Alltagserfahrung ableiten: Autos, die viel fahren, verschleißen auch schneller.

Auch hier richtet ein nephrologisch exakter Vortrag wenig aus. Im Rahmen der vorliegenden Alltagserfahrungen des Klienten wäre es aber nachvollziehbarer, die Nieren nicht mit Autos, sondern mit einem Entwässerungssystem, wie z.B. die Abflüsse im Haushalt, zu vergleichen. Er wird jetzt überlegen können, daß Rohre, die immer gefüllt sind und in denen viel Flüssigkeit fließt, nicht so leicht verstopfen. Diese aus alltäglicher Erfahrung abgeleiteten Beispiele sind zwar häufig wissenschaftlich nicht haltbar, aber es kommt nicht auf eine objektiv richtige, sondern auf eine subjektiv ansprechende Erklärung an, die doch im Grunde zu einem besseren und richtigen Verständnis eines komplizierten Sachverhalts führt. Warum sollte also keine pädagogische Methode benutzt werden, um einen ernährungswissenschaftlichen Tatbestand richtig zu verstehen? Im übrigen erheben auch die „Modelle" der Wissenschaft selbst keinen Realitätsanspruch!

Zusammenfassend kann festgestellt werden

Fachbegriffe, die bereits in die Umgangssprache Eingang gefunden haben, müssen mit Vorsicht angewendet werden. Empfehlenswert ist es, nicht auf die Verständlichkeit dieser Begriffe zu vertrauen, sondern durch Rückkopplung beim Klienten zu überprüfen, ob das erwünschte Verständnis auch tatsächlich erzielt werden konnte.

Möglichst korrekte, wissenschaftlich fundierte Beschreibungen von Funktionszusammenhängen sind weniger geeignet, das Verständnis zu vertiefen. Besser sind pädagogisch sinnvoll ausgewählte Beispiele aus dem Alltagsleben, die den grundsätzlichen Sachverhalt verdeutlichen, auch wenn diese Beispiele aus wissenschaftlicher Sicht bedenklich erscheinen. Solche Analogieschlüsse (vgl. 4.2) werden im breiten Umfang auch bei der Propagierung von Außenseiterdiäten angewendet. Jedoch werden sie hier benutzt, um im Grunde nicht korrekte Tatbestände pseudologisch zu belegen.

Abstrakte Inhaltsstoffe – konkretes Essen

Doch auch damit sind die „Sprachprobleme" der Ernährungsberatung noch nicht vollständig gelöst. Ein zweiter Punkt bereitet mitunter noch mehr Schwierigkeiten, weil er einen grundsätzlichen Sachverhalt betrifft, der bisher noch keine optimale Lösung gefunden hat.

Die Ernährungswissenschaft, an der sich der Berater mit seinen Empfehlungen und Hinweisen für Essen und Trinken orientieren muß, bezieht sich auf Zusammenhänge, Substanzen und abstrakte Größen, die der Essende selbst, also der Klient, mit seinen Sinnesorganen nicht wahrnehmen kann.

Die Ernährungswissenschaft sieht in ihren Empfehlungen grundsätzlich von konkreten Lebensmitteln ab, sie erforscht und quantifiziert die Inhaltsstoffe und macht verallgemeinerungsfähige Aussagen über die „Grundstoffe" in der Ernährung, die – in dieser Form isoliert – in der realen Welt keine Entsprechung haben.

Schon die vergleichsweise einfache Empfehlung, am Tag 2400 kcal aufzunehmen („zu essen"?), ist ohne weitere Hilfsmittel eine verhaltensunrealistische Empfehlung. Hier also läßt sich etwas „ganz leicht" sprachlich fassen, was in der Welt des Klienten unfaßbar bleibt. Weder im Supermarkt noch im Restaurant gibt es Kalorien. In der Beratung wird damit etwas besprochen, was eigentlich praxisfern ist.

Die Mehrzahl ernährungswissenschaftlicher Bezeichnungen findet bei Tisch kein reales Gegenstück, das für den Klienten erlebbar diese Bezeichnungen erfahren läßt. Fett, Kohlenhydrate, Eiweiß, Vitamine, Mineralstoffe, Ballaststoffe: Sie haben Realität im Reagenzglas und unter dem Mikroskop des Wissenschaftlers. Sie sind damit abstrakte Fremdworte, und sie bleiben es, auch wenn ihr Name bereits bekannt klingt.

Wenn die Forderung erhoben wird, daß zur Erzielung eines hohen Verständnisgrades in der Beratung konkret und fremdwortfrei gesprochen werden muß, dann haben diese abstrakten Fachbegriffe keinen Platz. Es sei denn, der Berater wolle die Belastungssituation nutzen, um seinem Klienten ein Seminar über Ernährung zukommen zu lassen. Dann aber müßte der Berater von seinem Selbstverständnis her auch in die Rolle des „Seminarleiters" schlüpfen, seine Rolle als Berater wäre er los.

Das läßt sich natürlich leichter sagen als besser machen. Die Schlußfolgerung wäre, in der Ernährungsberatung allein auf der Ebene der konkreten Lebensmittel zu bleiben und nicht auf die nächsthöhere Ebene der abstrakten Inhaltsstoffe abzuheben.

Beratungsleistungen nicht delegieren

Diese Auffassung läßt sich weiter dadurch begründen, daß es auch bereits gut informierten Klienten im Grunde unmöglich ist, eine zutreffende Beurteilung ihrer eigenen Ernährung in Form einer Nährstoffanalyse vorzunehmen. Sie brauchten umfangreiche Nährstofftabellen, mindestens einen Taschenrechner und ein mehrtägiges Protokoll ihrer gesamten Ernährung. Und weiterhin müßten sie die Standards kennen, also die empfohlenen und kritischen Grenzwerte, ab denen eine bestimmte Ernährungsweise günstig bzw. ungünstig zu bewerten ist. Sie müßten addieren und dividieren, Mittelwerte und Streuungen berechnen können. Sie müßten weiterhin mindestens 3 wichtige Dimensionen, Volumen, Energiedichte und Nährstoffdichte, gedanklich trennen können. Dies ist zuviel verlangt, zumal genau diese Leistungen auch nicht vom Klienten, sondern vom Berater erbracht werden sollen.

In Abschnitt 6.1 wird ein praxiserprobtes Verfahren dargestellt, mit dessen Hilfe der Berater zu einer nützlichen Ernährungsanalyse kommen kann. Er selbst natürlich bewertet hinsichtlich Kohlenhydrat-, Fett- und Proteinaufnahme. Doch die Schlußfolgerungen daraus an die Adresse des Klienten müssen umgesetzt werden in Lebensmittel, die der Klient kennt und mag.

Eine Empfehlung, doch die komplexen Kohlenhydrate vermehrt aufzunehmen und den Fettkonsum auf etwa 30 Energieprozente zu beschränken, erscheint als sicher richtige sprachliche Formulierung, doch als „Beratungssprache" ist diese Empfehlung unangebracht, weil kein Mensch feststellen kann, ob er in der letzten Woche mit seinem Fettverzehr bei 25 oder 35 Energieprozenten lag.

Beratungssprache: Kurz, bündig und persönlich

Die Anforderungen an die Sprache in der Ernährungsberatung ließen sich einfach dadurch beschreiben, daß sie *umgangssprachlich* sein muß. Und das heißt:

- *Konkret:* Weil essen und trinken Verhaltensweisen sind, die sich in konkreten Handlungen vollziehen. Diese Handlungen müssen Gegenstand des Gesprächs sein.
- *Knapp:* Empfehlungen müssen sich einprägen. Daher knappe und eindeutige Formulierungen verwenden.
- *Einfach:* Die „Quintessenz" des Beratungsgesprächs muß einfach, d.h. auf das Wesentliche beschränkt sein. Jedes Wenn und Aber verwässert und verringert den Behaltenseffekt.
- *Fremdwortfrei:* Vor allem Fachausdrücke, die in der Umgangssprache ebenfalls, aber mitunter anders, zumeist unschärfer, verwendet werden, behindern den Informationstransport.
- *Gegliedert:* Informationen und Empfehlungen müssen nach ihrer Wichtigkeit getrennt und erkennbar abgestuft sein. Die Rangreihe nach der Nützlichkeit von Ratschlägen ist dem Berater immer klar, nicht aber dem fachfremden Klienten.
- *Interessant:* Nur bei ausreichender Motivation bildet sich die notwendige Aufnahmebereitschaft heraus. Interessante Sachverhalte schaffen Motivation.
- *Persönlich:* Aspekte, die persönlich betreffen, fordern zum Engagement heraus und schaffen erst die persönliche, gefühlsmäßige Bereitschaft, sich mit ihnen auseinander zu setzen.

Beispiele zum Thema Sprache

Beispiel 1

Klient: Der Cholesterinspiegel ist also zu hoch, sagen Sie. Was muß man dagegen tun?

Berater: Sie sollten am Tag nicht mehr als 200 mg Cholesterin aufnehmen. Gleichzeitig steigern Sie die Zufuhr von mehrfach ungesättigten Fetten, wobei insgesamt der Fettkonsum 35 Energieprozente nicht übersteigen sollte. Das gilt prinzipiell bei Hypercholesterinämie, also auch in Ihrem Fall, wobei noch wichtig ist zu erwähnen, daß Sie auf keinen Fall Ihr Gewicht erhöhen sollten.

Klient: Tja, das ist eine ganze Menge.

Eine solche Beratungsempfehlung ignoriert alle zuvor dargestellten Aspekte. Allerdings hat sie einen Vorteil, sie bleibt als Gesamtempfehlung knapp und spart dadurch Zeit. Doch dieser „Vorteil" entpuppt sich immer als durchschlagender Nachteil, weil der Klient nichts von dem richtig verstanden, daher nichts behalten hat und deshalb nichts umsetzen und sich mit nichts identifizieren kann.

Beispiel 2

Berater: Ihr Körper hat Schwierigkeiten damit, einen bestimmten Fettbestandteil, man nennt ihn Cholesterin, aus dem Blut herauszuschaffen. Langfristig lagert sich dieses Fett in Ihren Adern ab, dadurch werden sie immer enger und Ihr Herz muß sich viel mehr anstrengen, um Blut durch die dünnen Leitungen zu pressen. Cholesterin ist so etwas wie Kesselstein in Wasserleitungen. Allmählich verstopfen die Leitungen. Haben Sie das im Haushalt schon beobachtet?

Klient: Ja, bei meiner Kaffeemaschine läuft nach 5 Wochen kaum noch richtig Wasser. Da muß ich entkalken.

Berater: Was man leider bei Ihren Blutgefäßen nicht kann. Hier hilft vor allem, weniger cholesterinreiche Nahrungsmittel zu essen.

Klient:	Ja, aber woran kann ich das Fett erkennen. Sie sagen, es ist eine bestimmte Sorte nur, also nicht jedes Fett ...
Berater:	Genau, da liegt der springende Punkt. Erkennen läßt sich dieses Fett nur im Chemielabor. Sie in Ihrer Küche haben keine Möglichkeit. Dieses Fett schmeckt man auch nicht heraus.
Klient:	Und wie kann ich das nun wissen?
Berater:	Es gibt 3 Nahrungsmittel, die besonders viel von diesem Fett enthalten: das Eigelb im Ei, Butter und Innereien.
Klient:	Innereien esse ich so gut wie nie, aber Butter, also, die darf ich dann nicht mehr essen?
Berater:	Wir müssen erst noch genauer über Ihre Ernährung sprechen, ehe wir hier mit einem dicken Rotstift einfach etwas durchstreichen. Schließlich müssen Sie damit einverstanden sein, und Ihnen muß es noch schmecken, sonst werden Sie die Veränderungen nicht lange durchhalten können.
Klient:	Wenn ich an mein frisches Brötchen mit guter Butter denke, Sie haben schon recht, das würde mir ganz schön schwer fallen.
Berater:	So ist das, das frische Brötchen mit der Butter. Da hat jeder seine Spezialität. Sehen Sie einmal her, ich habe hier eine Liste mit ganz vielen Lebensmitteln. Machen Sie doch erst einmal ein Kreuz an alle die Dinge, die Sie gerne und auch häufiger essen. Wir sehen uns dann die Liste gemeinsam an, und ich kann Ihnen dann sagen, bei welchen Nahrungsmitteln Sie in Zukunft vorsichtiger sein können.

Hier geht es um eine ganz konkrete Aufgabe, die Motivation des Klienten ist durch die persönliche Ansprache („Ihr Herz", „Ihre Adern") geweckt, das Verständnis des vereinfachten Sachverhalts durch ein Beispiel aus der Erfahrungswelt des Klienten gefördert. Der Berater hat für sich eine Rangreihe aufgestellt und „bearbeitet" zunächst nur die Cholesterinzufuhr. Später wird er die anderen

Aspekte einer Diät bei Hypercholesterinämie ansprechen, wozu sich auch die Liste mit den bevorzugten Lebensmitteln des Klienten als Einstieg eignet.

4.2 Wissenschaftlicher Beweis kontra naive Überzeugung oder: Berater gegen Klient

Die moderne Wissenschaft, die in der Sparte Medizin und Ernährung die Argumente für die Ernährungsberatung bereitstellt, ist seit Jahren auf Beweisverfahren ausgewichen, die sich von der vorwissenschaftlichen, menschlichen Erkenntnisweise fundamental entfernt haben. Damit sind diese „gesicherten Argumente" nicht nachvollziehbar und gefühlsmäßig nicht überzeugend.

Der Mensch erklärt sich seine Umwelt

Eine Tür schlägt mit lautem Knall zu. Im gleichen Moment erlischt das Licht. In einer solchen Situation wird sich kein Mensch der unmittelbar erlebten Schlußfolgerung entziehen können, als habe der Knall den Stromausfall verursacht.

Intuitiv wird hier eine kausale, also eine ursächliche Beziehung angenommen. Dieses Streben nach ursächlichen Beziehungen zur subjektiven Erklärung von Vorgängen in der Welt, in der wir leben, ist vielfach gar als „Kausalitätsbedürfnis" des Menschen aufgefaßt worden, als ein „natürlicher Zwang", die Veränderungen in uns und in unserer Umgebung als Ursache-Wirkung-Zusammenhänge verstehen zu wollen. Der Mensch stellt bereits als kleines Kind und offensichtlich auch später als Erwachsener die „Warum-Frage". Und dahinter verbirgt sich der Wunsch, irgendetwas als Ursache für die erlebten oder beobachteten Veränderungen oder Sachverhalte verantwortlich zu machen.

Erklärungen brauchen nur subjektiv zu erklären

Dieses Streben nach kausaler Erklärung wird auch in der täglichen Beobachtung relativ gut erfüllt. Einfache Vorgänge, die darum einfach sind, weil sie nur von einem oder zwei überschaubaren Faktoren abhängen, lassen sich auf ihre Ursachen zurückführen, wobei man sich selbst hier größtenteils mit pseudokausalen Erklärungen zufrieden gibt, die jedoch subjektiv Erklärungswert haben. „Der Toaster läßt das Brot herausspringen, weil es fertig ist."

Diese Erklärung stellt zufrieden, obwohl natürlich der Toaster nicht „weiß", wann das Brot fertig ist, und der Bimetallschalter, unabhängig vom Bräunungsgrad des Toasts, den Stromkreis öffnet.

Dennoch sind hier Ursache und Wirkung subjektiv geklärt, weil die Frage: „Warum springt das Brot heraus?" durch: „Weil es fertig ist" praxisnah beantwortet ist.

Was man nicht weiß, muß man sich erklären

Das Auto bekam einen Kolbenfresser, weil der Ölwechsel vergessen wurde. Der Kollege hat schlechte Laune, weil er Krach zu Hause hat. Das Wetter ist schlechter, weil Atomtests durchgeführt werden. Die heutige Jugend ist leistungsfeindlich, weil sie keine Ziele mehr hat.

Zahllos sind die Beispiele, die für eine einfache kausale Schlußfolgerung anzuführen wären, wie sie zum alltäglichen Verständnis der Vorgänge in der Umwelt herangezogen wird.

Es sind Situationen, in denen sich der Mensch selbst eine „Idee" verschaffen muß, um sich etwas zu erklären, was er beobachtet hat und wofür keine Erklärung vorgegeben ist. Die Alternative wäre zu sagen: „Das weiß ich auch nicht." Doch entsprechend dem Kausalbedürfnis wird genau das, was man nicht weiß, selbst erklärt.

Dabei ist es eigentlich unwichtig, ob die Erklärung im objektiven Sinne wirklich als Grund für die Beobachtung herhalten könnte. Nicht alle Motoren „fressen", wenn der Ölwechsel vergessen wurde. Und wenn für die heutige Jugend die Leistungsverweigerung ein wesentliches Lebensziel wäre, so erschütterte dieser Sachverhalt kaum die persönlich vorgenommene kausale Erklärung.

Subjektive Erklärungen geben Sicherheit

Diese kausalen Schlußfolgerungen haben den Vorteil, sehr rasch und nachvollziehbar die subjektiv aufgeworfene Warum-Frage (die Unsicherheit erzeugt: „Ich weiß nicht") aus der Welt zu schaffen und mit einer einfachen Darum-Antwort Überblick und Durchblick wiederherzustellen.

Noch eines aber ist Erklärungsmustern dieser Art zum subjektiven Vorteil anzurechnen. Sie besitzen zumeist Anspruch auf Allgemeingültigkeit, d.h. sie treffen prinzipiell zu. Außerdem eröffnen sie Handlungsalternativen, um unliebsame Ereignisse auszuschließen, indem sie z.B. im Falle des Kolbenfressers nahelegen, daß durch regelmäßigen Ölwechsel ein Motorschaden vermieden werden kann. Damit erklären solche kausalen Schlußfolgerungen nicht nur nachträglich einen Sachverhalt, sie weisen auch in die Zukunft und geben gültige Hinweise.

Erklärungsmodelle nach dem Muster „Warum? – Darum!" sind also entlastend, weil sie Antworten geben; sie sind subjektiv wertvoll, weil sie für zukünftiges Verhalten herangezogen werden können, um Nachteile zu vermeiden.

Kausale Beziehungen in der Ernährung

Warum solche Erörterungen im Rahmen der Ernährungsberatung? Hiermit sollte aufgezeigt werden, welche Erkenntnisweisen von Menschen bevorzugt werden. Auch der Ernährungsberater soll doch erklären, warum etwas gut ist, er soll erklären, was und warum etwas zu tun ist, damit unerwünschte Erscheinungen sicher auszuschließen sind.

Aber was in der Ernährungswissenschaft ist so sicher wie der Hammer, der – falsch geführt – schmerzhaft den Daumen trifft? Was kann in der Ernährungswissenschaft so eindeutig und kausal mit dem Anspruch auf Allgemeingültigkeit gesagt werden, wie es die klassische Physik mit den Fallgesetzen kann?

Und damit ist der „wunde Punkt" getroffen, der die Verwendung wissenschaftlicher Argumentation in der Ernährungsberatung problematisch macht. Die Art der wissenschaftlichen Beweisführung in der Ernährung unterliegt größtenteils nicht der gewohnten und geforderten einfachen Ursache-Wirkung-Denkweise.

Da bietet sich doch nur der Knollenblätterpilz oder eine andere mehr oder minder toxische Substanz an, die immer und mit Sicherheit in ihren Auswirkungen vorhergesagt werden kann.

Aber das Thema „giftige Pilze" ist in aller Regel nicht das bevorzugte Thema der Ernährungsberatung. Hier geht es um die Erhaltung der Gesundheit oder die Besserung einer Krankheit durch richtige Wahl von Lebensmitteln, die von ihrer Begriffsbestimmung her eben nicht giftig sind.

Es geht um Beziehungen zwischen Kochsalz und Hochdruck, um Energiezufuhr und Übergewicht, um Ballaststoffe und Verstopfung, um Eiweißverzehr und Nierenerkrankung, um Mahlzeitenfrequenz und Sättigungsgefühl, um Cholesterin und Hypercholesterinämie etc. Es geht also auch um Beziehungen. Doch die Art dieser Beziehungen kann weder einfach, noch direkt kausal, noch allgemeingültig, noch sicher gefaßt werden.

Ursache − Wirkung kontra Wahrscheinlichkeit

Den ernährungswissenschaftlichen Argumenten liegen Studien zugrunde, die zunächst einmal Zusammenhänge aufgezeigt haben, die gleichzeitig nebeneinander existieren. Das Muster ist immer ähnlich: Von 1000 Personen, die überdurchschnittlich viel Kochsalz verzehren, hatten 12% eine Hypertonie. Im Kollektiv von Personen, die eher unterdurchschnittlich viel Kochsalz aufnehmen, hatten 7% eine Hypertonie. Dieses Ergebnis legt (wir denken zunächst zumeist kausal) den Schluß nahe, daß Hypertonie wegen erhöhten Kochsalzkonsums zustande kommt. Doch das sagt dieser Befund überhaupt nicht aus. Dieses Ergebnis zeigt weiterhin, daß die überwiegende Mehrheit trotz erhöhter Salzaufnahme keine Hypertonie hat. Es zeigt, daß auch bei geringer Salzzufuhr Hypertonie auftreten kann. Wenn diese Studie methodisch „sauber" durchgeführt worden ist, kann letzlich nur festgestellt werden, daß erhöhter Salzkonsum die Wahrscheinlichkeit für eine Hypertonie von 7% auf 12% steigert. Diese Studie sagt nichts über Ursache-Wirkungs-Beziehungen. Und das ist die Regel bei all den Studien, die zumeist dazu dienen, Ernährungsempfehlungen abzuleiten.

Natürlich können auch manche, aber nicht alle Befunde kausal abgeklärt werden. Das erfordert andere Forschungsmethoden und zumeist einen enormen Aufwand. Doch selbst wenn wie hier im fiktiven Beispiel der Salz-Hypertonie-Beziehung eine kausale Abklärung gelingt, so ändert das nichts an der Struktur der Erkenntnis: Es bleibt eine Wahrscheinlichkeitsaussage, die für den einzelnen nicht nur schwer zu verstehen ist, sondern darüber hinaus auch eigentlich keinen praktischen Wert besitzt.

Wahrscheinlichkeitsaussagen widersprechen dem zuvor beschriebenen kausalen Erklärungsbedürfnis des Menschen. Doch auch der wissenschaftliche Hintergrund ist „einfach": Es gibt eben gerade in der Ernährung nicht den einen oder die beiden Faktoren, die eindeutig, d.h. prinzipiell für alle Menschen gültig vorhersagen, daß sie ursächlich z.B. zu Hochdruck führen.

Es gibt immer ein Bündel von Faktoren, dazu gehören Elemente der Ernährung, konstitutionelle Faktoren, soziokulturelle Einflüsse u.ä., die sich gegenseitig hochschaukeln oder auch abschwächen können, je nach Konstellation. Daher lassen sich eben nur gewisse Wahrscheinlichkeiten berechnen, die in der Sozialmedizin auch unter dem Begriff *Risikofaktoren* gefaßt werden. Risikofaktor bedeutet demnach, daß er nicht zwangsläufig das Ereignis, für das er benannt wurde, herbeiführt, sondern nur mit einer gewissen Wahrscheinlichkeit das Auftreten begünstigt.

Für den Gesundheitspolitiker sind solche Wahrscheinlichkeitsberechnungen hinsichtlich bestimmter Erkrankungen sehr wertvoll, kann er anhand dieser Zahlen doch z.B. relativ genau berechnen, welche Kosten im Gesundheitswesen in Zukunft auftreten. Aber der Gesundheitspolitiker hat es eben auch mit der Gesamtheit von Millionen von Individuen zu tun. Er ist in der gleichen Lage wie eine Versicherungsgesellschaft, die sehr genau voraussagen kann, wieviel Prozent der Lebensversicherungen vorzeitig wegen Todesfall ausbezahlt werden müssen. Doch kein Versicherungsmathematiker würde auch je nur sagen können, wen persönlich unter seinen Versicherten das Unglück trifft.

Die 2 Wahrscheinlichkeiten

Die von der Wissenschaft durch epidemiologische Studien festgestellten Wahrscheinlichkeiten sind *objektive* Wahrscheinlichkeiten. Der Mensch dagegen kalkuliert für Zukunftsperspektiven – wenn keine kausal ableitbaren Erfahrungswerte vorliegen – mitunter auch Wahrscheinlichkeiten, die allerdings sehr *subjektiv* berechnet" werden. So wird von Millionen Lottospielern ein Gewinn für wahrscheinlich gehalten (sonst würde man nicht spielen), andererseits wird für unwahrscheinlich gehalten, daß man ermordet wird, obwohl die objektive Wahrscheinlichkeit für Mord größer ist.

Objektive Wahrscheinlichkeiten sind schwer nur „ins Gefühl" zu bekommen. Das immer wieder betonte geringe Absturzrisiko des Jets nimmt keine Flugangst, und das noch häufiger beschriebene große Risiko der Autofahrt schreckt nicht wirklich ab.

Objektive Wahrscheinlichkeiten werden also individuell gefiltert und subjektiviert. Der Wunschgedanke, wie es sein sollte, spielt natürlich eine große Rolle, ebenso aber auch eigene Erfahrungen, die korrigierend an die objektiven Wahrscheinlichkeiten angesetzt werden. „Das kann ich mir gar nicht vorstellen", das ist so ein Gedanke, der durchaus geeignet ist, eine objektive Wahrscheinlichkeit zu subjektivieren. Wahrscheinlichkeiten, die eigenes Verhalten betreffen (z.B. Autofahren), werden so abgewandelt, daß das eigene Verhalten weiterhin einen Sinn bekommt, einen, der einem selbst vernünftig erscheint. Dabei ist man laufend auf der Suche nach Beispielen, die die eigene Erfahrung bestätigen. Die Augen sind darauf besonders gerichtet, wohingegen bei unstimmigen Beobachtungen schon einmal „ein Auge zugedrückt wird".

Daher wird auch – um zur Ernährungsberatung zurückzukehren – die oft publizierte „Übersterblichkeit" der Übergewichtigen (schon eine Wortschöpfung, die über den normalen Begriff der Sterblichkeit unverständlich hinausgeht) von jedem Dicken widerlegt, der mit erkennbar grauem Haar, gebeugt von den Jahren seines Lebens, angetroffen wird. Genau damit hat die Ernährungsberatung, insbesondere die Glaubwürdigkeit ihrer Argumente, zu konkurrieren.

Ihre wissenschaftliche Grundlage, also ihre Legitimation zu Empfehlungen, schöpft sie aus statistisch gesicherten Ergebnissen, die Wahrscheinlichkeiten angeben, und sie bietet sie an in einer Welt, in der „lebende Gegenbeispiele" allenthalben anzutreffen sind. Selbst der Klient, der sich zur Gültigkeit wissenschaftlicher Erkenntnisse bekennen mag, kann anhand dieser lebendigen

Gegendarstellungen leicht hoffen, auch selbst zu der berühmten Ausnahme von der Regel zu zählen.

Die lebhafte Diskussion um den „naturwissenschaftlich beweisbaren" Nutzen des Sicherheitsgurts ist seit Jahren aktuell. Überzeugt sind offensichtlich immer nur um die 50% der Autofahrer. Eine wichtige Rolle in dieser (aus statistischer Sicht) unnützen Diskussion spielt immer das „Argument", es könne auch eine Situation geben (und die gibt es eben tatsächlich), in der der Gurt den Schaden vergrößere.

Dieses zwar relativ unwahrscheinliche Ereignis wird aber – in der subjektiven Sichtweise – durchaus gleichgewichtig allen wahrscheinlichen Situationen, in denen der Gurt eine segensreiche Wirkung entfaltet, entgegengehalten.

Statistik für das Individuum

Mit Wahrscheinlichkeiten läßt sich eben nicht argumentieren, wenn es um einen Einzelfall geht. Ein folgsamer Klient schafft es, sein Gewicht um 20 kg zu reduzieren. Tabellarisch sinkt damit sein Erkrankungsrisiko von 35% auf 25% für die nächsten Jahre. Wird er dennoch krank, bezieht man sich auf das Restrisiko von 25% und belegt die Richtigkeit der Wahrscheinlichkeitsaussage. Wird er nicht krank, stimmt die Rechnung auch. Um eine Wahrscheinlichkeitsaussage zu prüfen, kann sich der einzelne Klient also richtig oder falsch verhalten, das vorhergesagte Ereignis kann eintreffen oder auch ausbleiben, das Wahrscheinlichkeitsargument ist damit weder widerlegt noch bestätigt.

Die Unwahrscheinlichkeit ist wenig wahrscheinlich

Außerdem scheint es überhaupt ungünstig, in der Beratung von Wahrscheinlichkeiten zu sprechen. Wieder haben wir einen Begriff vor uns, der in der Wissenschaft anders definiert ist als in der Umgangssprache: „Ihre Wahrscheinlichkeit zu erkranken steigt an, wenn Sie nicht abnehmen." Dieser Satz wird erlebnismäßig verstanden in dem Sinne: „Ich werde wahrscheinlich krank, wenn ich nicht abnehme." Und dieses „wahrscheinlich" der Umgangssprache ist schon dicht an der Gewißheitsgrenze, denn üblicherweise behauptet kein Roulettspieler bei der Chance 1:36: „Ich werde wahrscheinlich gewinnen." Ein Student dagegen, der fast alle Prüfungen bereits gut bestanden hat, würde eher sagen: „Ich werde wahrscheinlich bestehen."

Was im Sprachgebrauch also als wahrscheinlich bezeichnet wird, ist nahezu sicher. Dagegen, was unwahrscheinlich ist, ist auch eigentlich nicht zu erwarten. Doch den Begriff der Unwahrscheinlichkeit kennt die Wissenschaft nicht. In diesem Fall spricht sie von einer geringen Wahrscheinlichkeit. Und wer soll das verstehen?

Erfahrung macht sicher, Statistik beweist

Was sagen dem Klienten Wahrscheinlichkeiten und statistische Ergebnisse? Er selbst hat auch seine „Erfahrungen", und auch er hat „Augen im Kopf", und er kann „auch denken". Und in seinem Leben hat er auch Erkenntnisse gewonnen, die ihm so subjektiv sicher erscheinen, daß er doch „bitte schön" nicht aufgrund eines wissenschaftlichen Ergebnisses, das zumal Ausnahmen zuläßt und nicht 100%ig sicher ist, sein Weltbild umstößt. Dieser Klient steht nicht allein da, denn gerade für Ernährungsfragen bescheinigen 67% der deutschen Öffentlichkeit, „daß sich Mediziner und Wissenschaftler, ja selbst nicht einig sind".

Was erklärt die Beharrlichkeit, die subjektive Sicherheit der selbstgewonnenen Erfahrungen?

Das erfahrungsbedingte Wissen des Menschen basiert auf Einzelfallbeobachtungen, die nicht systematisch, sondern gelegentlich als Zufallsbeobachtung sich ergeben.

Erfahrungswerte beziehen sich auf (wie bereits dargestellt wurde) ursächlich miteinander verquickte Sachverhalte, die in einem überschaubaren und damit kurzfristigen Zeitraum ablaufen. Als „Erfahrungswerte" abgespeichert werden außerdem zumeist nur solche Beobachtungen, die in die bereits vorliegenden Erfahrungen „hineinpassen", also eine auswählende Wahrnehmung. So stellt Erfahrungswissen auch eine gefühlsmäßige Basis zur Verfügung, die das Wissen abstützt und auf diese Weise wirklich sicher macht. Das überzeugt, weil man es glaubt. Damit aber bekommt der Erfahrungsschatz der Menschen nicht alle Sachverhalte in den Griff. Ereignisse, die Jahre nach ihrer Verursachung erst auftreten, werden nicht mehr damit in Zusammenhang gebracht (ein besonderes Problem bei den langfristigen Folgen falscher Ernährung). Und die Kette von mehr zufallsbedingten Einzelfallbeobachtungen kann nahezu jede Erfahrung vermitteln, zumal unstimmige Beobachtungen „ausgeblendet" werden.

Damit ist das menschliche Erfahrungswissen gerade im Bereich der Ernährungsfragen in wesentlichen Erkenntnisstrukturen grundsätzlich entgegengesetzt zur modernen Wissenschaft.

Diese verzichtet zumeist (wegen mangelnder Aussagekraft) auf die Einzelfallbeobachtung, sie stützt sich auf mitunter sehr große Kollektive von Tausenden von Probanden und beobachtet diese systematisch über Jahre. Dabei wird nicht nur ein Faktor und ein Ereignis gemessen, sondern viele Bedingungen und vielfältige Ergebnisvariationen werden in den Computer gegeben und mit komplizierten mathematischen Verfahren analysiert. Damit liegen dann Beweise vor, die aber nur den Verstand ansprechen können. Statistik vermittelt im Gegensatz zu Erfahrung keine gefühlsmäßige Basis und damit keine eigentliche Sicherheit. Darin ist ein Aspekt zu sehen, warum selbst in diesen sachlichen Erkenntnismethoden tranierte Wissenschaftler (gelegentlich) dazu tendieren, in ihrem Privatleben für ihre persönliche Ernährung andere Maßstäbe gelten zu lassen als die, die sie selbst oder ihre Fachkollegen als richtig bewiesen haben.

Ist Wissenschaft „bei Tisch" überprüfbar?

So wurde unstrittig festgestellt, daß Menschen durch überdurchschnittlich hohe Energieaufnahme an Gewicht zunehmen. Doch der übergewichtige Esser, der einen Blick auf den Teller des Nachbarn riskiert, stellt fest, daß dieser mindestens doppelt soviel genommen hat. Er hat auch schon festgestellt, daß er nach einem „strengen Diättag" am nächsten Morgen zugenommen hat. Muß er nicht durch diese Beobachtungen, die er natürlich auswählt und auch registriert hat, weil sie sein Gewichtsproblem entlasten, zu dem subjektiv sicheren Schluß kommen, daß Übergewicht und Nahrungsaufnahme nicht ursächlich in Beziehung stehen?

Die Giftigkeit des Fliegenpilzes hat die Menschheit erkannt. Ursache und Wirkung folgen rasch. Es gibt nur einen Faktor, und der wirkt mit Sicherheit. Zumal Fliegenpilze nicht als Delikatesse ausgegeben werden, wird diese Erkenntnis nicht bezweifelt, und sie wirkt verhaltenswirksam, solange man Fliegenpilze als solche identifizieren kann.

Doch die Beziehungen zwischen Ballaststoffzufuhr und Kolonkarzinom, zwischen Salzkonsum und Hypertonie, zwischen Frühstücksei und Hypercholesterinämie sind Sachverhalte, die im Einzelfall nicht testbar, schon gar nicht erfahrbar und trotz größter Anstrengungen und viel methodischem, finanziellem und statistischem Aufwand nicht sicher geklärt sind.

Die „klugen" Argumente der Außenseiter

Folgt man den bisherigen Gedanken, dann kann es nicht mehr verwundern, warum gerade Außenseiterempfehlungen nicht selten einen viel größeren Erfolg erzielen als die so wissenschaftlich geprüften Ratschläge der Ernährungswissenschaft.

Die „Überzeugungsstrategie" von Außenseitern berücksichtigt in hohem Maße das Bedürfnis nach Nachvollziehbarkeit der Argumente. Auch wenn dann „Tatsachen" bewiesen werden, die wissenschaftlich unhaltbar sind, so kommt doch die Art der Darstellung der naiven menschlichen Erfahrungsbildung recht nahe. Da wird weder mit Wahrscheinlichkeitsaussagen operiert, noch wird der Sachverhalt differenziert dargestellt. Die Aussagen haben einen sehr hohen Verbindlichkeitsgrad, sie sind allgemeingültig für alle formuliert, ihre Begründung wird zumeist an nachvollziehbaren Beispielen „aus dem Leben" oder „aufgrund der klinischen Erfahrung" vorgenommen, häufig geschieht dies per Analogieschluß. Das heißt, man stellt einen bereits bekannten Sachverhalt dar, der unzweifelhaft ist, und überträgt diese Wirkungsweise auf einen noch unbekannten Sachverhalt, womit dieser dann in Analogie geklärt wird.

So „erklärt" der französische Mediziner Moron, der das „Patentrezept" zur Gewichtsabnahme gefunden hat (zumindest behauptet er dies), die Situation des Übergewichtigen per Analogieschluß. Ein Ofen, so führt er anhand des bekannten Sachverhalts aus, dessen Ofenklappe geschlossen ist, zieht nicht. Der Rauch bleibt im Ofen, und es qualmt aus allen Ecken. Genauso, sagt der Autor, indem er die Aerodynamik des Ofens auf die Stoffwechsellage des Adipösen überträgt, sei es bei den Übergewichtigen. Sie essen nicht zuviel, sie essen nicht einmal viel, nein, bei ihnen sei einfach die Ofenklappe zu. Das ist einleuchtend, kommt diese Erklärung zudem noch dem persönlichen Wunsch sehr nahe, das Übergewicht nicht über die Nahrungsaufnahme erklären zu müssen.

Auch Reckeweg, ein Außenseiterautor, der seit Jahren die konkrete Empfehlung propagiert, wegen der „Sutoxine" auf den Genuß von Schweinefleisch total zu verzichten, strapaziert klinische Erfahrung, Einzelfallbeispiel und Analogieschlüsse, um die „eindeutig krankmachende Wirkung" des Schweinefleisches zu beweisen. Zunächst katalogisiert er mindestens 25 verschiedene Krankheiten (von Blinddarmentzündung über Juckreiz bis Krebs), damit sich auch jeder angesprochen fühlen muß. Auf Tabellen und Ergebnisse wissenschaftlicher Untersuchungen wird verzichtet. Dafür erinnert er den Leser daran, daß sich Schweine doch häufiger am Baum scheuern. Das wird keiner bestreiten. Und dann muß doch auch klar sein, daß Schweinefleisch Juckreiz erzeugen kann. Denn Schweinefleisch und Menschenfleisch seien sehr ähnlich, nicht zuletzt beweise dies doch auch der makabre Tatbestand, daß Massenmörder ihre Opfer als Schweinefleischprodukte angeboten haben.

Diese Argumentation klingt unglaublich, aber sie wird geglaubt, erzeugt sie letztlich doch ein „Aha-Erlebnis", in dem von einem bekannten, unstrittigen Sachverhalt auf einen neuen Tatbestand übergeleitet wird, der „einem damit klar wird".

Die Beispiele ließen sich fortsetzen. Auch Atkins benützt solche pseudologischen Argumente, um das „Aha-Erlebnis" bei seinen Lesern zu erzielen.

Diese Art der Darstellung besitzt den psychologischen Vorteil, daß sie glaubwürdig, wenngleich nicht beweiskräftig ist. Aber der Glaube, der gefühlsmäßig sicher macht, wirkt eben verhaltensbestimmender als der logische Beweis, der nur abstrakt nachvollzogen, in seiner Aussagekraft aber nicht gefühlsmäßig „nacherfahren" werden kann.

Folgen für die Beratung

Für die Ernährungsberatung folgt aus alledem, Argumente nicht dadurch abzustützen, indem auf Wissenschaft und insbesondere auf die kontrastierenden Wege wissenschaftlicher Erkenntnis abgehoben wird. Dem Klienten muß dazu das Verständnis fehlen, er gerät bestenfalls unter autoritativen Überzeugensdruck.

Und damit ist aufgezeigt, was in der Beratung zur Erhärtung der Empfehlungen nicht ausgespielt werden sollte: „Wissenschaft als Argument für sich!

Doch damit fehlt der maßnahmenbezogene Hinweis, wie denn der Berater einen Klienten überzeugen kann. Mir scheint jedoch, auf diesen Hinweis, der nur rhetorische Technik beschreiben würde, kann verzichtet werden, da es in der Beratung auch überhaupt nicht darauf ankommt, den Klienten von der Richtigkeit der Beratungsargumente zu überzeugen. Beratung war definiert als „Suchaufgabe", als Problemlösungsaufgabe, als „Serviceangebot" der Hilfe zur Selbsthilfe. Der Berater soll die Unsicherheit des Klienten in Sicherheit verwandeln. Es scheint, als sei damit die Frage gelöst, denn kaum ein Klient wird als Anliegen vortragen, ihm sei daran gelegen, vom Wahrheitsgehalt einer wissenschaftlichen Aussage überzeugt zu werden.

Wenn also das Anliegen des Klienten tatsächlich auf den Klienten bezogen, also *klientenzentriert* angesprochen wird, dann stellt sich die Frage nach dem wissenschaftlichen Wahrheitsbeweis überhaupt nicht. Geht der Berater jedoch *problemzentriert* vor, dann beschwört er oftmals genau den Disput herauf, in dem sich der Klient (gerade wegen seines individuellen Anliegens und seines Erfahrungswissens) gegen die Wissenschaft meint verteidigen zu müssen.

Beispiele zum Thema: Glauben und Beweis

Der erste Ausschnitt

Berater: Ich kann Ihnen nur raten, gegen das Übergewicht sehr rasch etwas zu tun. Sie liegen bereits im erhöhten Risikobereich und werden − nach vorliegenden Erkenntnissen der Wissenschaft − eine um 6 Jahre verkürzte Lebenserwartung haben.

Klientin: Ich habe schon alles unternommen, was man tun kann. Ohne Erfolg, wie Sie sehen. Aber in meiner Familie waren alle, Vater, Mutter und Großmutter, sehr stark. Und meine Eltern leben heut noch.

Berater: Das allein beweist doch gar nichts. Das sind 2 Einzelfälle. Die Sozialmedizin legt nach Untersuchungen von Millionen Menschen der Lebensversicherungen sehr schlüssig und wissenschaftlich abgesichert das Gegenteil nahe.

Klientin: Ja, ich meine, das sind Statistiken. Gucken Sie meine Schwägerin an, die ist mager, dürr kann man sagen, und die kränkelt nur so rum. Ich meine, mir fehlt doch nichts. Bisher habe ich meine Arbeit immer anständig erledigt.

Berater: Das glaube ich ja auch. Darum geht es doch nicht. Es geht darum, daß Übergewicht gefährlich ist und daß daran kein vernünftiger Zweifel bestehen kann. Sie sollten wirklich versuchen abzunehmen.

Klientin: Ich kann aber essen, was ich will. Ich habe alles probiert. Ich nehme nicht ab. Das kann einfach am Essen nicht liegen.

Berater: Sie wären der erste Fall, der nicht abnehmen würde mit 1000 kcal. Also, da müßte ich mich schon sehr wundern, das kann es überhaupt nicht geben.

Klientin: Also, wenn Sie mir nicht glauben, fragen Sie meinen Mann. Ich esse wenig, wirklich, höchstens die Hälfte, wie was mein Mann ißt, mein Gewicht geht hoch. Ich glaube doch, das liegt in der Familie.

Berater: Ihren Mann können Sie nicht als Vergleichsmaßstab nehmen. Das beweist noch nicht, daß Sie nicht abnehmen können. Es ist wissenschaftlich völlig klar, daß ..

Hier wird disputiert um Übergewicht, Wissenschaft und Erfahrung. Eine Diskussion nach dem Muster „Berater gegen Klient". Eine vergebliche Diskussion, in der vermutlich der Berater nach Punkten siegt und die Klientin, in die Verteidigungsposition gedrängt, schließlich nach Hause geht und so übergewichtig bleibt, wie sie ist.

Der zweite Ausschnitt (natürlich genauso überzeichnet)

Berater: Ich sehe, daß Sie übergewichtig sind. Fühlen Sie sich so wohl, oder haben Sie schon daran gedacht, etwas dagegen zu tun.

Klientin: Nicht nur gedacht, Sie glauben gar nicht, was ich alles schon unternommen habe. Ohne jeden Erfolg. Das sehen Sie ja.

Berater: Sie haben also nur schlechte Erfahrungen gemacht, und Sie haben jetzt aufgegeben?

Klientin: Was bleibt mir übrig. Runter und rauf, ich stehe machtlos daneben. Ich weiß mir keinen Rat mehr. Dabei klappt es zunächst immer ganz gut. Aber nur die ersten 4–6 Pfund. Plötzlich ist alles wieder drauf, ich esse aber genausoviel wie früher. Ich glaube, das ist Veranlagung. Bei uns sind alle etwas stark.

Berater: Sie glauben, wenn man zum Übergewicht eine Veranlagung hat, dann ist jede Hoffnung vergebens.

Klientin: Tja, es ist jedenfalls sehr, sehr schwer, dagegen anzukämpfen. Ich schaffe das nicht.

Berater: Könnten Sie sich vorstellen, was oder wer Ihnen bei dem Kampf gegen die Pfunde denn helfen könnte?

Klientin: Also, wenn die ersten 4 Pfund runter sind, also bis dahin schaff ich das ja allein, aber dann drehe ich durch. Ich denke nur noch ans Essen. Ich kriege dann einen Hunger, das können Sie sich gar nicht vorstellen. Wenn ich in der Zeit etwas hätte, was den Hunger stillt, ich meine, wenn ich wüßte, wie man den Hunger bekämpfen kann. Ich halte das 3 Tage aus, manchmal aber auch nur einen, glauben Sie mir, das ist nicht auszuhalten.

Berater: Und dann müssen Sie – wie ein Zwang, der aus dem Körper kommt – einfach etwas essen, um mit dem Hunger fertig zu werden?

Klientin: Schlimmer noch, ich wollte das ja eigentlich nicht erzählen, ich bekämpfe dann den Hunger mit ein, zwei Gläschen Himbeergeist. Aber danach gehe ich an den Kühlschrank. Die Schuldgefühle ...

Hier geht es nicht mehr um das Sachproblem Übergewicht. Der Berater konzentriert seine Ansprache auf den Klienten, der ein Problem mit seinem Übergewicht und seinen eigenen Mißerfolgen zur Reduzierung des Übergewichts hat. Dieser Anfang einer Beratung gelingt verheißungsvoller und kann durchaus im weiteren Verlauf zu sinnvollen Problemlösungen führen, weil es hier um die individuelle Problematik, bezogen auf diese eine Klientin, geht. Weitere Beispiele und eine eingehende Analyse des Gesprächsstils in der Beratung werden in Kap. 5 dargestellt.

5 Gesprächsmöglichkeiten in der Beratung

Die Beratung ist ein kommunikativer Prozeß. Das Werkzeug dieser Kommunikation ist – neben dem nichtsprachlichen Ausdrucksgeschehen – die Sprache. Sprache umfaßt die Wortwahl, den Satzbau, Redegeschwindigkeit, Sprechdauer und die Dynamik der Sprechweise.

Der Umgang mit dem, was kurz Sprache genannt wird, und die Führung oder aber auch die bewußte Nichtführung des Gesprächs im Sinne von Lenkung bestimmen also ganz vorrangig das Beratungsgespräch, bestimmen über Erfolg und Mißerfolg, bestimmen über Zufriedenheit oder Unzufriedenheit. Wer über die „Kunst" (abgeleitet von „Können") des Beratungsgesprächs verfügt, wer also weiß, welche Gesprächselemente zu welcher Zeit und zu welchem Zweck günstig einzusetzen sind, und wer dies auch in seinem sprachlichen Verhalten verwirklichen kann, erfüllt eine ganz entscheidende Voraussetzung, ein „guter Berater" zu sein. Natürlich sind auch Fachwissen und Verfügbarkeit praktischer Ratschläge eine wichtige Voraussetzung, doch wird der Ausgang eines Beratungsgesprächs nachhaltiger von der Gesprächskompetenz des Beraters geprägt als von seinem Fachwissen.

5.1 Man kann nicht nicht kommunizieren!

„Ein Wort gibt das andere" heißt eine umgangssprachliche Redewendung, die sehr treffend beschreibt, wie sich die beiden Gesprächspartner gegenseitig beeinflussen, denn sie können gar nicht unbeeinflußt voneinander ihre Sätze mitteilen. Jeder Folgesatz ist irgendwie auf den vorhergehenden abgestellt, wenngleich nicht immer abgestimmt. Das soll beschreiben, wie trotz gegenseitiger Beeinflussung dennoch in einem nicht abgestimmten Gespräch die beiden

Partner scheinbar unbeeinflußt ihren eigenen Dialog sprechen. Sie müssen nur zwei Personen zuhören, die sich nach dem Urlaub treffen:
„Also, herrliche Sonne, sag' ich Ihnen, die ganzen 4 Wochen."
„Den einen Tag Regen haben wir großartig überstanden. Der Autoausflug in die Hauptstadt war toll!"
„Also, wir haben uns mehr für die Dörfer und das einfache Leben auf dem Land interessiert, mal was ganz anderes, richtig Abenteuer."
„Abenteuer, sagen Sie, da kann ich Ihnen was erzählen..."
Es gibt Gespräche, in denen sprechen die Partner nebeneinander her, sie beziehen lediglich bestimmte Reizworte aus der Mitteilung ihres Gegenübers, um diese Reizworte dann mit eigenem Bezug zu erfüllen. Sie beeinflussen sich daher auch, wenngleich sie ihre Aussagen nicht auf die Mitteilung ihres Partners beziehen, sondern nur Anregungen für die Gestaltung des eigenen Dialogs aufgreifen.

Psychologisch betrachtet steht jedoch in einem solchen Gespräch, das von Reizwort zu Reizwort springt, immer ein gefühlsmäßiger Selbstbezug im Hintergrund und damit unbemerkt im Vordergrund. Während der eine mit dem Wort „Abenteuer" den ihn beeindruckenden Besuch von Lehmhütten verbindet, drängt es den anderen auf das Schlagwort „Abenteuer" hin, von der selbsterlebten Schiffsüberfahrt bei Windstärke 5 zu berichten. Genaugenommen „erzählt" sich in einem solchen Gespräch jeder seine eigene Geschichte noch einmal. Doch das scheint gefühlsmäßig bedeutender zu sein, als sich die „andere Geschichte" anzuhören, zumal der Gesprächspartner durch seine Reizworte immer wieder an die eigenen Erlebnisse erinnert.

Daraus ist – auch für das Beratungsgespräch – abzuleiten, daß Mitteilungen des Gesprächspartners in uns bestimmte Gedankenverbindungen aktivieren, Erinnerungen anstoßen, nachdenken lassen, als Bestätigung oder als Verunsicherung erlebt werden, kurz: Die Mitteilungen werden mehr oder weniger vollständig aufgenommen, mit den eigenen Denkinhalten abgeglichen, um daraus dann eine sprachliche Reaktion werden zu lassen.

Man kann eben nicht *nicht* hören, wie man auch nicht *nicht* kommunizieren kann. Das klingt nach Wortspielerei, ist aber bei genauem Hinsehen einleuchtend, weil vielleicht kompliziert ein nahezu trivialer Sachverhalt ausgedrückt wird. Dennoch sollte dieses *Sich-gegenseitig-beinflussen-Müssen* in jedem Gespräch ganz deutlich gesehen werden. Diese Tatsache ist überhaupt erst die Basis, auf der ein erfolgreiches Beratungsgespräch prinzipiell aufbaut. Die Tatsache nämlich des Sich-gegenseitig-beinflussen-Müssens bietet überhaupt erst die Möglichkeit, daß ein Beratungsgespräch erfolgreich ausgehen kann.

Das Werkzeug „Sprache" wirkt

Denn erst die Überzeugung, daß wir uns in Gesprächen dauerhaft beeinflussen können, daß Gespräche also nicht nach ihrem Ende auch wieder gelöscht werden, kann doch einen Berater erst motivieren, Minuten oder gar Stunden seiner zumeist knappen Zeit mit Gesprächen zuzubringen.

Das Werkzeug „Sprache" scheint also grundsätzlich wirksam. Doch schon der kurze Urlaubsdialog zeigte, daß der Grad der gegenseitigen Beeinflussung mitunter recht gering sein kann. Daher gilt es, im folgenden Einflußgrößen, Gesprächsformen, Reaktionsweisen und Gesprächseinstellungen zu besprechen, die sich für das Ziel des Beratungsgesprächs als günstig erweisen.

Rhetorische Cleverness schafft kein Vertrauen

Dabei soll vermieden werden, spezielle Strategien in Form methodischer oder rhetorischer Tips zu geben, die – gut eingeübt und gelegentlich ins Gespräch eingestreut – sicher einer weiteren Grundvoraussetzung des Beratungsgesprächs nicht gerecht werden können, nämlich ein Klima des Vertrauens aufkommen zu lassen. Zu oft erwecken solche abrufbaren Standardfloskeln, die gelungen formuliert sind, den Eindruck des schematisieren Gesprächs, des nicht individuellen Eingehens auf den Klienten, des „Abgespeistwerdens" mit Worten von der Stange.

Jedes Gespräch „gestaltet" sich

Ein Gespräch ist – wie in Anlehnung an eine Grunderkenntnis der Gestaltpsychologie zu definieren wäre – immer mehr als die Summe seiner Teile. Ein Gespräch wächst im wahrsten Sinne des Wortes heran, es kann aufblühen, aber es kann auch schnell verblühen. Zu Beginn weiß keiner, wie die Gestalt des Gesprächs an seinem Ende aussieht. Und dennoch wächst das Gespräch von den ersten Worten an dieser Endgestalt zu. Alles was bereits gesagt wurde, was darauf gedacht wurde, gestaltet den folgenden Verlauf. Auftretende Krisen behalten – wie bei Wachstumsstörungen einer Pflanze – ihren Einfluß für spätere Phasen. Günstige Momente, seien sie inhaltlich oder in der zwischenmenschlichen Wechselwirkung begründet, geben Auftrieb auch lange noch, nachdem sie erlebt wurden. Man kann eben nicht, wenn ein Gespräch in einer Sackgasse unglücklich versandet, so ohne weiteres wieder von vorn beginnen, als sei der erste Gesprächsteil wie auf einem Tonband zu löschen.

Die Gestalt eines Gesprächs formt sich von Beginn an, und damit gestaltet sich auch sehr rasch ein Gesprächsstil, den beide Partner gleichsam intuitiv (zumeist der Klient) oder planvoll (zumeist der Berater) aufbauen, und an dem sie sich dann anschließend orientieren. Unter dieser Betrachtung kommt natürlich den ersten Minuten des Gesprächs eine besonders klima- und stilbildende Funktion zu. Die ersten Minuten entscheiden, ob aus dem beginnenden Gespräch eine Diskussion, ein Interview, eine Exploration, ein Diagnosegespräch, eine Unterhaltung oder ein Beratungsgespräch wird. Genaugenommen beginnt dieser Prozeß mit den ersten Worten, er ist natürlich auch wesentlich beeinflußt von den Erwartungen und Einstellungen der beiden Gesprächspartner.

Beraten ist eine „Suchaufgabe"

Die Beratungssituation ist in aller Regel dadurch gekennzeichnet, daß ein Klient zu einem Berater kommt. Der Klient hat ein Anliegen, und er hat die Hoffnung, daß sein Anliegen vom Berater für ihn selbst zufriedenstellend behandelt werden kann. Was auch immer unter „Anliegen" verstanden werden kann, es bezeichnet jedoch immer eine „Ich-weiß-nicht-", „Ich-weiß-nicht-wie-" oder „Ich-weiß-nicht-weiter-Einstellung" des Klienten. Der Klient erlebt also eine in gewisser Weise für sich blockierte Situation, aus der er ja selbst keinen Ausweg oder zuviele Möglichkeiten, die untereinander unerwünscht in Konkurrenz treten, sieht.

Darum sucht er einen Rat, den er vom Berater erhofft. Er sucht einen Rat, der seine von ihm selbst erlebte, blockierte Situation öffnet und ihn wieder handeln lassen kann. So gesehen, soll der Berater das finden, was sein Gesprächspartner sucht, aber selbst nicht finden kann.

Ein Beratungsgespräch ist demnach eine gemeinsame Suchaufgabe, bei der der Berater Hilfestellung und Hinweise gibt und durch Anregungen versucht, den Klienten auf die Spur zu bringen, damit er das findet, was er, der Klient, auch tatsächlich sucht.

Eine Suchaufgabe ohne Fundsache

Manchmal weiß ein Klient nicht einmal genau, was er sucht. Er weiß nur, daß ihm etwas fehlt. Auch hier kann der Berater helfen, wenn er mit dem Klienten bespricht, wie er seine gegenwärtige Situation erlebt, was er vermißt und was ihm Unbehagen bereitet. An dieser Stelle sollte jedoch deutlich werden, daß nicht der Berater vorzeichnen soll, was gesucht und was als richtige Fundsache dann definiert wird. Beratungsprobleme (s. Kap. 3) sind subjektive Probleme, die – zu allem Überfluß – häufig objektiv „ganz einfach" lösbar erscheinen und damit auch einen geschulten Berater verführen, die gemeinsame Suchaufgabe mit objektiv richtigen, aber subjektiv unangemessenen „Fundsachen" als gelöst zu betrachten.

Das hier bereits angedeutete Vorgehen im Beratungsgespräch setzt eine bestimmte, dafür günstige Gesprächsführung voraus.

5.2 Vor der Theorie: 3 Gespräche

Doch bevor hier weiter theoretisch erörtert wird, sollen 3 Beispiele folgen, die bei derselben Klientenfrage beginnen und in ihrem Verlauf höchst unterschiedlich ausfallen.

Beim ersten Durchlesen dieser – mit Absicht plakativ und überzeichnet gestalteten Fälle – sollten die Kommentare in der rechten Spalte zunächst nicht angeschaut werden, um einen spontanen Eindruck von diesen Gesprächen zu bekommen.

Ein erstes Gespräch: A

Klient	Berater	Kommentar
Ist die Atkinsdiät eigentlich zu empfehlen, wo man soviel darüber liest?	Wenn Sie mich so direkt fragen, dann muß ich Ihnen sagen, daß diese Methode ernährungsphysiologisch bedenklich ist.	B. reagiert ausschließlich als Experte und berücksichtigt physiologische Argumente.
Aber meine Freundin hat toll damit abgenommen.		K. „wehrt" sich, weil in seiner Erfahrung Gegenargumente vorhanden sind.
	Manche Leute nehmen auch gut mit der Methode ab, aber auf Kosten ihrer Gesundheit. Das Überangebot an Fetten ist einfach ungesund.	B. bleibt bei seinem physiologischen Argument. Er spezifiziert dieses pauschal für Fett.
Aber jeden Tag liest man was darüber in der Zeitung. Das Buch steht auf der Bestsellerliste.		K. sucht „Schützenhilfe" bei den Medien.
	Dadurch, daß viele Menschen etwas machen, muß das noch lange nicht richtig sein. Die Ernährungswissenschaft hat ganz eindeutig festgestellt, daß eine 1000-kcal-Mischkost die geeignete Methode sei. Ich denke, Sie sollten da eher den neuen wissenschaftlichen Erkenntnissen trauen und nicht so sehr dem, was Leute sagen.	B. verläßt seine physiologische Argumentation. Er spielt jetzt die Wissenschaft gegen die „Dummheit der Leute" aus nach dem Motto: Wem glauben Sie mehr?
Tja, wenn das so ist ... heißt das denn, daß diese Diät nicht nur ungesund, sondern vielleicht sogar gefährlich ist? Ich habe zwar nichts darüber gelesen ...		K. ist zwar nicht ganz überzeugt von der wissenschaftlichen Erkenntnis, läßt sich aber erstmals darauf ein.

Ein erstes Gespräch: A

Klient	Berater	Kommentar
	Über die gefährlichen Dinge liest man auch selten etwas. Die Werbung macht uns immer vor, daß alles gesund ist. Wir Ernährungsberater stehen allein da und reden uns den Mund fusselig. Wie soll man dagegen ankommen?	B. schiebt nun noch als „Argument" die hilflose Einsamkeit des Wissenden nach, um an Mitleid zu appellieren.
Da müßte man doch mal was dagegen tun.		K. leistet Beistand und delegiert an andere.
	Das sagen Sie. Aber wir haben schon alles versucht. Auch die Deutsche Gesellschaft für Ernährung kann da sagen, was sie will. Die Leute glauben uns einfach nicht.	B. benutzt die Ungläubigkeit anderer für die Richtigkeit seiner eigenen Aussage.
Also, ich glaube Ihnen das schon. Ist ja klar, wenn Sie sagen, daß man zuviel Fett ißt bei Atkins. Sicher, Fett ist ungesund. Aber sagt Dr. Atkins nicht, daß Fett das Fett schmilzt.		K. „bekennt" unter dem Überzeugungsdruck. Doch überzeugt ist er noch lange nicht, denn er besitzt weitere Informationen.
	Atkins macht sich das sehr einfach, daß es dann die Leute auch glauben. Und wenn sie nicht zu uns kommen, können sie das ja auch nicht besser wissen.	B. verfolgt Strategien weiter.
Das stimmt also auch nicht. Na gut, jedenfalls vielen Dank für die Beratung. Ich weiß jetzt Bescheid.		K. gibt sich überzeugt und einsichtig. Was bleibt ihm übrig, will er doch nicht so dumm sein wie die Leute.
	Bitte schön, Sie können gerne wiederkommen.	B. bietet versöhnlichen Abschied.

Ein weiteres Gespräch: B

Klient	Berater	Kommentar
Ist die Atkinsdiät eigentlich zu empfehlen, wo man soviel darüber liest?		
	Da kann ich Ihnen sofort antworten: Nein! Auf keinen Fall. Wollten Sie damit abnehmen?	B. antwortet als Experte und schließt auf die Motivation des Klienten.
Nein, eigentlich nicht. Ich wollte nur mal hören...		K. fühlt sich entdeckt, ist verunsichert und bestreitet vorsorglich die Interpretation des Beraters.
	... dann kann ich Ihnen auch eine viel bessere Methode empfehlen. Aber erst muß ich ein paar Fragen stellen. Was essen Sie so am Tag über?	B. bleibt bei seiner Interpretation und beginnt routinemäßig mit „Diagnostik".
Also morgens, da ist es bestimmt nicht viel, Brötchen mit Honig. Mittags dann eine normale Portion, ich tue mir schon immer wenig auf, und abends Salat und ein paar belegte Schnittchen, äh, nicht ganze Scheiben, so klein geschnittene Brothäppchen.		K. reagiert folgsam, sorgt aber dafür, daß er nicht als Vielfraß diagnostiziert wird, was ihm peinlich wäre.
	Und was trinken Sie?	B. weiter mit Diagnostik.
Kaffee, viel Kaffee, aber ohne Zucker. Abends mal ein Gläschen Wein. Aber nicht jeden Abend.		K. ist weiter um einen guten Eindruck bemüht.
	Haben Sie schon einmal zusammengerechnet, wieviel Kalorien das sind?	B. testet das Wissen des Klienten.
Nein, direkt noch nicht.		K. versucht abzuschwächen.
	Haben Sie eine Kalorientabelle?	B. testet weiter.
Ja, von ... ich weiß auch nicht genau die Zeitschrift, die habe ich mal ausgeschnitten.		K. fühlt sich unwohl. Reagiert ausweichend.

Ein weiteres Gespräch: B

Klient	Berater	Kommentar
	Also, wenn ich mal grob zusammenrechne, dann kommt schon eine ganze Menge zusammen. Aber eigentlich müssen Sie noch mehr essen. So zwischendurch vielleicht, beim Fernsehen!	B. hat eine Hypothese: Der Klient ißt mehr als er angibt. Das will er bestätigt haben.
Mein Mann ißt so gerne Nüsse beim Fernsehen. Ab und zu lange ich auch mal hin. Aber – daran kann es ja nicht liegen.		K. kommt ein Stück entgegen, bestätigt aber die Hypothese nicht.
	Sagen Sie das mal nicht. 100 g Nüsse haben 800 kcal. Das ist soviel wie ein ganzes Mittagessen. Nüsse sollten Sie aber nicht essen. Zum Frühstück empfehlen wir Vollkornbrot mit Magerquark, abends Gurke, Radieschen oder Tomaten als Brotbelag. Sie sollten lieber 5 kleine Mahlzeiten, anstatt 3 große nehmen. Honig ist auch nicht empfehlenswert.	B. argumentiert unbeirrt und erhärtet seine Hypothese anhand der Nüsse. Er berät jetzt routinemäßig mit allgemein gehaltenen Tips.
Ich denke, da sind soviele Vitamine drin?		K. will schon lange widersprechen, weil er anderer Ansicht ist. Der Honig bietet ihm Gelegenheit, wenigstens bei Details noch mal nachzufragen.
	Nein, und braten sollten Sie in einer beschichteten Pfanne, ohne Fett. Das schmeckt auch gut. Die Soßen nicht mehr andicken. Und vor allem ...	B. berät weiter in grundsätzlicher Art, ohne sich durch Einwürfe vom Klienten ablenken zu lassen.
Die beschichtete Pfanne ... ist das nicht krebserzeugend?		K. versucht nochmals „dazwischenzukommen"
	Nein, das stimmt nicht, und vor allem müssen Sie ganz genau in einer guten Kalorientabelle nachrechnen, wieviel Energie Sie aufnehmen. Da gibt es die Kleine Nährwerttabelle ...	B. will sein Beratungsprogramm beenden.

Klient	Berater	Kommentar
Wo kann ich die kaufen und was kostet die?		K. macht endlich ein „Angebot" und geht auf den Berater ein. Er hat keine andere Wahl nach den Fehlschlägen.
	Im Buchhandel für ein paar Mark.	

Und noch ein Gespräch: C

Klient	Berater	Kommentar
Ist die Atkinsdiät eigentlich zu empfehlen, wo man soviel darüber liest?		
	Sie möchten wissen, ob die berühmte Atkinsmethode wirklich so erfolgreich ist?	B. fragt sich, ob der Klient mit dieser Formulierung auf ein konkretes Anliegen hinaus will.
Ja, erfolgreich ... aber auch, ob sie nicht auch gefährlich ist.		K. reflektiert und stellt fest, daß für ihn die Frage nach dem Risiko wichtig ist.
	Sie befürchten ein gesundheitliches Risiko, wenn Sie selbst mit der Atkinsdiät abnehmen würden.	B. greift die Befürchtung auf und konkretisiert den Bezug zum Klienten.
Genau, denn ich suche eine Methode, die wirklich ungefährlich ist, aber sie muß auch		K. akzeptiert diesen Selbstbezug und ist bereit, seine eigentliche Frage zu stellen.
	Sie wollen also abnehmen und dabei in doppelter Hinsicht sicher gehen: kein Risiko, garantierter Erfolg.	B. formuliert den Wunsch prägnant.
Ja, Erfolg auch danach, denn ich habe schon häufiger abgenommen, und dann ...		K. erweitert sein Problem.
	Und dann nehmen Sie auch die paar Pfunde wieder zu?	B. akzeptiert diese Erfahrungstatsache.
Das ist das Traurige. Für mich ist das der Beweis, daß ich dick geboren bin und wohl nie richtig abnehmen werde.		K. resigniert und gibt die fundene Ausweglosigkeit zu.

Und noch ein Gespräch: C

Klient	Berater	Kommentar
	Sie sind zum Übergewicht verdammt, von Natur aus? Und da ist nun überhaupt nichts dran zu machen?	B. versucht nochmals durch Zuspitzung auf die subjektive Ausweglosigkeit aufmerksam zu machen.
Na... also, „verdammt" kann man so nicht sagen. Deswegen komme ich ja auch hierher. Ich hoffe, daß Sie mir doch eine Methode empfehlen können, die es schafft.		K. empfindet, daß er ja den Wunsch hat, vom Berater Hilfe zu bekommen – gerade in dieser Situation.
	Eine Methode, die es schafft! So einfach, ohne daß Sie selbst mitanpacken...	B. stellt den Selbstbezug zum Klienten her.
Nein, das weiß ich auch, daß das so nicht geht. Aber, die richtige Hilfe brauche ich auch. So einer, der mir genau sagt, was ich tun muß. Der mir glaubt, daß es nicht nur am Willen liegt, Sie verstehen doch...		K. formuliert jetzt sein Anliegen in der subjektiv zutreffenden Weise; seine Hoffnungen und Befürchtungen und seine Ansprüche sind grob umrissen worden.
	Möchten Sie, daß wir beide uns zusammen um Ihr Übergewicht kümmern, trotz der Vererbung...	B. kann nun auf die mehr fachinhaltlichen Themen eingehen.
Eigentlich ja, das ist es. Obwohl garantieren kann man das wohl nicht, das Abnehmen, meine ich.		K. relativiert seinen Erfolgsanspruch.
	Das sind immer viele Umstände zu berücksichtigen, die den Erfolg im Einzelfall gefährden. Denken Sie da an bestimmte Dinge bei sich...	B. versucht die allgemeine Aussagen auf die Situation des Klienten zu beziehen.
Ja, sehen Sie, bei uns in der Familie sind eigentlich alle etwas pummelig. Gegen Vererbung hilft nun mal die beste Methode nichts. Der Speck bleibt, das habe ich selbst schon immer wieder gemerkt.		K. analysiert für sich einen wichtigen Hemmfaktor aufgrund eigener Erfahrung.

Klient	Berater	Kommentar
	Bisherige Abnahmeversuche ließen Sie also häufig daran scheitern. Sie haben also die Anlage zum Übergewicht in sich und daran ist überhaupt nicht zu ändern, egal was auch immer Sie essen?	B. akzeptiert diese subjektive Sichtweise, will aber durch eine gewisse Überspitzung des Arguments zu einer mehr realistischen Bewertung anregen.
Ja, es sieht irgendwie so aus. Man kann direkt verzweifeln. Ich esse so wenig wie es gerade geht. Kein Fett, keine Kartoffeln, wirklich kleinste Miniportionen. Ein paar Pfunde gehen weg. Dann ist Schluß. Es geht einfach nicht weiter.		K. beschreibt seine psychologische Realität, die keine aussichtsreiche Alternative erkennen läßt.

5.3 Anmerkung: Diskussion, Diagnose, Gespräch

Diese Fälle sind frei erfunden. Doch so oder so ähnlich verlaufen Gespräche, auch wenn sie ursprünglich mit demselben Start beginnen; aber schon die erste Antwort des Beraters stellt die Weichen für den weiteren Verlauf. In Beispiel A steht mehr eine Diskussion über den physiologischen Wert der Diät im Vordergrund (der Berater fühlt sich verpflichtet, falsche Sichtweisen „zurechtzurücken"); im Fall B geht das Gespräch mehr nach dem Muster eines Interviews, um dann in allgemein verbindliche Ratschläge einzumünden, die nicht einmal auf die erfragte Information richtig abgestellt sind (der Berater möchte grundsätzliche Tips für eine gesunde Ernährung an den Mann bringen); im Fall C schließlich wird mehr in einem persönlichen Gespräch versucht, das von den Auffassungen und Sichtweisen des Klienten gelenkt wird, herauszuarbeiten, um was es dem Klienten eigentlich geht (dem Berater ist zunächst nicht klar, warum der Klient ihm diese Frage stellt).

Die Kommentare am Rand der 3 Beispielfälle sollen ein wenig die Gesprächsdynamik erläutern, die unausgesprochen beim Berater, aber auch beim Klienten zu ihrer Reaktion im Gespräch beitragen kann.

5.3.1 Diskussion und Interview

Zwei auch während einer Ernährungsberatung häufig angewendete Gesprächsformen sind das Interview und die Diskussion. Geht es im Interview häufig darum, möglichst viel (spannende, unterhaltsame, originelle) Erlebnisse durch ein Frage-Antwort-Gespräch hervorzubringen, oder aber einfach darum, persönliche Daten eines Menschen festzustellen, hat eine Diskussion im Sinne eines Streitgesprächs mehr das Ziel, die Gültigkeit verschiedener Argumente oder Erfahrungen möglichst sachlich zu erarbeiten, wobei immer wieder auf strenge Logik, allgemeine Beweisführung, aber auch auf geschliffene Rhetorik und beweiskräftige Beispiele abgehoben wird.

Einleitende Floskeln wie „Sie haben recht, aber ..." oder „Ich kann Ihnen nicht zustimmen, weil ..." sind typisch für ein Gespräch im Stile einer Diskussion. Beide Gesprächsformen, Interview und Diskussion, lassen sehr rasch ein Klima entstehen, das einem Beratungsgespräch nicht gut bekommen kann. Das Interview informiert zwar den Interviewer, wobei jedoch der Interviewte ganz passiv nur zu reagieren hat. Er kann von sich aus das Gespräch nicht auf Themen bringen, die gerade ihm wichtig sind. So bleibt es (und darum ist ein solches Gespräch direktiv) dem Interviewer überlassen, den „roten Faden" des Gesprächs zu verfolgen, wobei er naturgemäß das Gespräch nach seinen Vor- und Einstellungen steuert und damit Gesprächsinhalte gewichtet, die aus der Sicht des Klienten einen ganz anderen Stellenwert haben können.

Die Diskussion in einem Beratungsgespräch läßt zudem sehr schnell zwei ungleich verteilte Rollen entstehen, nämlich die des allwissenden Fachmanns, dem die besseren und wissenschaftlicheren Argumente zur Verfügung stehen, und die des unwissenden, nichtausgebildeten Klienten, der sich mit seiner in diesen Fachbegriffen wenig geübten Sprache zur Wehr setzen muß, was ihn zumeist in eine deutlich erlebte Unterlegenheitssituation bringt. Damit wird ein Berater-Klient-Verhältnis hergestellt, das absolut ungeeignet ist, den Klienten zu motivieren, die Hinweise und Empfehlungen des Beraters anzunehmen.

5.3.2 Diagnosegespräch

Das Diagnosegespräch besteht grundsätzlich aus zwei wesentlichen Elementen: die Frage und die dazugehörige Antwort. Immer dann, wenn versucht werden soll, bestimmte objektivierbare Sachverhalte herauszukristallisieren und sie gegen andere abzugrenzen, bietet sich das Diagnosegespräch an. Sowohl der Arzt benutzt es, aber auch der Kraftfahrzeugmechaniker, der ein Auto reparieren soll.

Der Arzt benutzt es, um seinem Patienten durch eine richtige, ausgewählte Therapie helfen zu können, aber auch der Kraftfahrzeugmechaniker braucht die Diagnose, um das Auto an der richtigen Stelle reparieren zu können.

Dabei stehen Symptome im Vordergrund, die erfragt werden. Daraus werden Vermutungen über die mögliche Diagnose abgeleitet, aus der wiederum sich Fragen ergeben, die zur weiteren Klärung gestellt werden. Im Diagnosegespräch also bildet sich der Diagnostiker fortlaufend Hypothesen, die in Einklang mit den bereits gegebenen Antworten stehen. Er stellt weitere Fragen, die gemäß der aufgestellten Hypothese in die eine oder in die andere Richtung beantwortet werden müssen. Daraufhin wird die Hypothese erhärtet, die vorläufige Diagnose ist erstellt, oder aber die Hypothese wird verworfen, es wird versucht, zu einer anderen Diagnose zu kommen.

Das Diagnosegespräch ist also ein streng zielgerichtetes Vorgehen, ein überaus stark gelenktes Frage-Antwort-Gespräch, bei dem allein die vom Diagnostiker aufgestellten Hypothesen über mögliche zugrundeliegende Tatbestände die Gesprächsinhalte leiten.

Es ist weiter ein Gespräch, bei dem nur Inhalte angesprochen werden, die sich aufgrund bereits getätigter Gedankengänge des Diagnostikers im wahrsten Sinne des Wortes als fragwürdig erweisen. Die Rolle des Klienten beschränkt sich streng genommen auf die des passiv Antwortenden, wobei er allerdings die Aufgabe hat, möglichst genau und auch möglichst objektiv Symptome und Beschwerden zu beschreiben und Umstände zu definieren, die mit diesen Symptomen in Zusammenhang gebracht werden können.

Ernährungsprobleme bedürfen selten dieses „klassischen" Diagnosegesprächs, weil durch ungünstige Ernährung mitbewirkte Symptome zumeist subjektiv nicht bemerkbar, daher nicht abfragbar, sondern nur durch Labordiagnostik feststellbar sind.

Eine einzige Ausnahme bildet hierbei das Übergewicht, dieses aber erfordert kein umfangreiches diagnostisches Gespräch, sondern es läßt sich allein mit Meßlatte und Waage ausreichend diagnostizieren.

5.3.3 Explorations- und Anamnesegespräch

In der Gesprächsstruktur mit dem Diagnosegespräch prinzipiell verwandt, aber insgesamt breiter und auch offener angelegt sind Explorations- und Anamnesegespräche. Der Untersucher möchte sich hier einen möglichst umfassenden und intensiven Einblick in die Biographie und die Erlebensweise des Klienten verschaffen. Es geht auch um zunächst noch scheinbar nebensächliche Details, die erst später im Gesamtzusammenhang eine Bedeutung gewinnen können. Die Gesprächsinhalte sind nicht nur auf die Gegenwart begrenzt, sondern sie können und sollen weit in die Vergangenheit zurückreichen. Gelenkt wird das Gespräch auch hier durch Fragen, die aber im Gegensatz zur Diagnosestellung nicht nur knappe, möglichst objektive Antworten bezwecken, sondern die Fragen sollen eher anregen, zu dem angesprochenen Thema ausführlich – auch aus subjektiver Sicht – Stellung zu nehmen.

Ziel aber auch dieser Gesprächsformen, die zu den mehr direktiven (gelenkten) Gesprächsformen zu zählen sind, ist, den Untersucher mit individuellen Informationen über den Klienten zu versorgen. Aufgrund dieser Informationen kommt er dann zu Diagnosen, Behandlungsplänen und Therapiemaßnahmen, die zuvor nicht abklärbar und abzusehen waren.

Damit bleiben die Gesprächsformen dem weiten Bereich der Therapie vorbehalten. In der Ernährungsberatung werden sie nicht zweckvoll anzuwenden sein, da sie zwar primär dem Untersucher Informationen verschaffen, durch die gelenkte Gesprächsform und die Einseitigkeit der Informationsgewinnung aber nicht dazu beitragen, dem Klienten neue Sichtweisen zur Lösung seiner eigenen Probleme zu eröffnen.

Denn schließlich soll – wie ausführlich beschrieben – der Klient im Beratungsgespräch das finden können, was er zur Entspannung seiner Situation, die ihn um die Beratung nachfragen ließ, gesucht hat.

Abschließend sei kurz angemerkt, daß nicht selten dennoch Ernährungsberater Exploration und Anamnese verwenden. Sie werden dabei von der verlockenden Idee geleitet, daß sie möglicherweise bessere Ratschläge geben können, wenn sie doch nur genug über den Klienten wüßten. Aber steckt dahinter nicht die Einstellung, es gebe einen objektiv richtigen Ratschlag, der prinzipiell aufgrund der Kenntnis der individuellen Lebensgeschichte gegeben werden kann? Aber muß nicht der Klient selbst „Suchleistung" vollbringen? Kann doch nur er beurteilen, was für ihn akzeptabel ist und was von ihm auch selbst realisiert werden kann!

Werden nicht manchmal auch „Ausflüge" in die Biographie des Klienten unternommen, weil der Berater einfach nicht weiter weiß? Also ein mehr aus der Verlegenheit geborenes Frage- und Antwortgespräch? Sind dann die „Daten", die so besprochen werden, wirklich hilfreich, das anstehende Beratungsproblem zu lösen, haben diese „Daten" wirklich wie bei einer Therapie die Funktion, zukünftige Strategien zu planen? Ich glaube kaum, denn der Klient kennt in aller Regel ja seine Daten, und diese Kenntnis allein hilft ihm nicht weiter. Es gibt bessere Gesprächsformen, die die immer knappe Zeit der Beratung nutzbringender ausschöpfen können.

Aus der Beratungserfahrung habe ich ableiten können, daß nicht so sehr die „Eckdaten" einer individuellen Biographie hilfreich sind, sondern eher die kleinen, manchmal erst wirklich mühsam im Gespräch dann plötzlich auftauchenden Details aus dem „Hier und Jetzt", die ich hätte überhaupt nicht direkt erfragen können, weil ich nie auf die Idee zu einer solchen Frage gekommen wäre. Das gibt auch einen wichtigen Hinweis: Nachfragen läßt sich nur ein Sachverhalt, der im Prinzip dem Berater bereits bekannt ist oder über den er Vermutungen angestellt hat. Eine Klientin kommt im freien Gespräch sicher darauf zu sprechen, daß sie täglich zum Nachtisch eingekochte Früchte essen muß, weil sie von ihrer Mutter den Vorratskeller geerbt hat, den sie nun auch nicht verkommen lassen will. Doch welcher Berater wird nach einem solchen Sachverhalt direkt fragen?

Zur Einschätzung und zum Verständnis der Ernährungssituation und insbesondere des Ernährungsverhaltens sind aber gerade die kleinen Details wichtig, die täglich immer wieder sich als Hinderungsgründe für eine Umstellung der Ernährung herausstellen. Zur Abklärung für den Berater, aber auch für das eigene Situationserkennen des Klienten ist ein Verhaltensgespräch daher eine sinnvolle Hilfe.

5.3.4 Verhaltensgespräch

Das Verhaltensgespräch hat das Ernährungsverhalten zum Thema. Andere Lebensbereiche werden nur insoweit einbezogen, als sich Verbindungen zum Ernährungsverhalten ergeben. Darüber hinaus geht es um das Verhalten zum gegenwärtigen Zeitpunkt oder um Zeitspannen, die nur sehr kurz zurückliegen. „Verhalten" wird weit gefaßt und schließt auch Meinungen, Einstellungen, Wünsche und Überzeugungen mit ein, da diese auch verhaltenssteuernd wirken können.

Ziel des Verhaltensgesprächs ist es, eine umfassende, vor allem konkrete Bestandsaufnahme über das Ernährungsverhalten des Klienten zu erlangen. Dabei können auch andere methodische Hilfsmittel neben dem Gespräch, z.B. ein schriftliches Ernährungsprotokoll oder eine schriftliche Situationsbeschreibung, erfolgreich zusätzlich angewendet werden.

Zu beachten bleibt in einem solchen Verhaltensgespräch, daß sich die Äußerungen des Klienten als *Beobachtungen* darstellen und keine bereits vorgenommenen *Beurteilungen* sind.

Der Klient soll also beschreiben, wie er z.B. sein Frühstück zubereitet, was er alles ißt und in welcher Situation er sich dabei befindet. Normalerweise würde eine solche Aufgabe nicht im Sinne eines Verhaltensgesprächs gelöst, denn die meisten Klienten würden nach dem Muster folgender Antwort berichten:

„Also, ich habe morgens immer wenig Zeit, darum esse ich etwas Toast und trinke eine Tasse Kaffee."

„Also mein Frühstück fällt meist knapp aus, weil ich nicht viel Zeit habe. Nur wenig Toast mit Marmelade, eine Tasse Kaffee. Und dann muß ich auch schon gehen."

Hier sind keine direkten Beobachtungen mitgeteilt worden, sondern Bewertungen. Das Frühstück fällt „knapp" aus, er hat nicht „viel Zeit", „nur wenig Toast".

In einem Verhaltensgespräch würde das letzte Frühstück als Berichtsbeispiel genommen:

„Bitte berichten Sie doch einmal ganz genau, wie und was Sie heute morgen gefrühstückt haben. Fangen Sie ganz vorn an, nachdem Sie aufgestanden sind. Berichten Sie alles so genau wie möglich."

Diese Aufforderung an den Klienten mit gelegentlichem Nachfragen ergibt eine Situationsbeschreibung, aus der z.b. hervorgehen kann, daß er allein frühstückt und daß der Blick in die Zeitung wichtiger ist als das Frühstück. Gegessen wird beim Lesen, für das Frühstück stehen 8 min zur Verfügung, an die genaue Anzahl der Toastscheiben kann sich der Klient nicht erinnern. Marmelade streicht er auf den Toast, weil sie (als ständiges Geschenk seiner Mutter) immer vorrätig ist.

Aus einem solchen Verhaltensgespräch ergeben sich konkrete Anhaltspunkte. Wäre es für diesen Klienten aus ernährungsphysiologischer Sicht angebracht, einen anderen Brotaufstrich zu verwenden, so weiß der Berater nun, daß dieses Problem nicht einfach darin besteht, die Empfehlung auszusprechen, ab morgen doch Käse zu verwenden, sondern es wird darum gehen, gemeinsam zu erörtern, wie das „Marmeladenproblem" mit der Mutter zu besprechen ist.

Würde eine bessere Kontrolle der Energieaufnahme beim Frühstück für diesen Klienten angezeigt sein, so müßte der Berater mit dem Klienten besprechen, wie diese Kontrolle trotz intensiven Zeitunglesens eingehalten werden kann. Das Verhaltensgespräch könnte ergänzt werden durch eine Feststellung der persönlichen Geschmackspräferenzen des Klienten, seine Vorstellungen über ein „gutes Frühstück" und seine Gedanken, wie er aus seiner Sicht mögliche Veränderungen beurteilt und welche Gründe er vermutet, die gegen solche Veränderungen immer wieder wirken könnten.

Das Verhaltensgespräch, das wirklich auf der Ebene von Beobachtungen und konkreten Feststellungen bleibt, eröffnet nicht selten Tatbestände, die der Berater aus einem beurteilenden Bericht des Klienten nicht entnehmen könnte.

Die häufige Feststellung: „Ich esse nicht viel" läßt zu mancher (unerfreulichen) Diskussion verleiten. Sinnvoller wäre, anhand eines konkreten Tages (z.B. des gerade vergangenen Tages) eine vollständige Aufstellung vorzunehmen.

Die Angabe: „Ich kann das einfach nicht durchhalten" sollte Anlaß zu einer beispielhaften Beschreibung einer solchen Situation sein, in der eine bestimmte Ernährungsempfehlung nicht durchgehalten werden konnte.

Der Wunsch: „Ich möchte unbedingt abnehmen" kann Gesprächsbeginn sein: Über Situationen, in denen das Übergewicht als unangenehm erlebt wird, über Bemerkungen und Ansichten anderer, die der Klient gehört hat, kann gesprochen werden, über seine Vorstellungen, welche Abnahme in welcher Zeit realistisch ist, welche Hinderungsgründe für eine Gewichtsabnahme er in seinem Leben befürchtet und welche Gedanken sich bei ihm mit Übergewicht, Dicksein und Schlankheit verbinden.

Immer dann, wenn es um konkrete Maßnahmen geht, die mit einem Klienten zusammen geplant werden sollen, bedarf es zuvor eines Verhaltensgesprächs, um fördernde und auch hemmende Faktoren kennenzulernen, die die Durchsetzung der geplanten Maßnahmen betreffen.

Das Verhaltensgespräch ist seiner Struktur nach eigentlich ein lenkendes Gespräch, recht ähnlich dem Diagnosegespräch. Doch hat der Berater im Verhaltensgespräch lediglich die Aufgabe, das Gespräch so zu lenken, daß es beim Thema, also beim Verhalten in der gegenwärtigen Situation bleibt. Inhaltlich greift er aber nicht ein, weil er einen möglichst breiten Einblick in die Verhaltenswirklichkeit des Klienten bekommen will und um dem Klienten selbst Gelegenheit zu geben, im Sinne einer Bestandsaufnahme sein eigenes Verhalten auch vor sich selbst zu beschreiben.

Der Berater hat also nicht – wie beim Diagnosegespräch – eine bestimmte Hypothese vorrätig, die er anhand der Klientenäußerungen bestätigen oder verwerfen will. Es geht um die Abklärung einer zunächst nicht bekannten individuellen Lebenssituation, und aus der allgemeinen Lebenssituation interessiert bei diesem Verhaltensgespräch der Ausschnitt des Ernährungsverhaltens.

Dieses allgemeine Vorgehen ohne Lenkung in bestimmte inhaltliche Richtungen hat zudem den Vorteil, daß Einzelheiten berichtet werden, die zur Einschätzung der Situation mitunter ganz ausschlaggebend werden, die aber durch direktes Nachfragen kaum gewonnen worden wären, weil der Berater auf dieses Thema nicht gekommen wäre.

Dazu ein kurzes Beispiel: Eine 43jährige Mutter kommt mit ihrem 11jährigen Sohn zur Ernährungsberatung. Kontaktgrund: Beide haben Übergewicht. Der Sohn leidet seit kurzem unter den Anspielungen seiner Klassenkameraden. Beide leben unter sehr eingeschränkten Verhältnissen mit Unterstützung der Fürsorge. Eine mehr allgemeine Beschreibung der Ernährungsweise ergibt keinen Hinweis, im Gegenteil, die finanziellen Verhältnisse erzwingen eine eher im ernährungsphysiologischen Sinne günstige Nahrungsaufnahme.

Ein Verhaltensgespräch über den regelmäßigen Einkauf dieses Zweipersonenhaushalts ergibt, daß beim Wocheneinkauf immer eine 0,7-Liter-Flasche Sonnenblumenöl mitgenommen wird. In der Vorstellung der Mutter ist Sonnenblumenöl verknüpft mit Vitaminen und wichtigen Aufbaustoffen für das Wachstum. Auf die globale Frage nach dem Fettverzehr (und dies ist eine Frage, die keine Beobachtung, sondern eine Beurteilung voraussetzt) wurde von der Mutter lediglich die Margarine genannt, die als Brotaufstrich Verwendung findet. Hier konnte durch ein ungelenktes Verhaltensgespräch, das eine genaue Tatbestandsaufnahme des wöchentlichen Einkaufs zum Thema hatte, ein Befund aufgedeckt werden, der direkten Fragen sicherlich nicht zugänglich gewesen wäre. Für diese Mutter hatte das Sonnenblumenöl eher die Funktion eines gesunderhaltenden Medikaments und erschien darauf logisch folgerichtig nicht unter der Aufzählung von Nahrungsmitteln. An dieser Stelle sei kurz angefügt, daß auch Kinder sehr häufig Süßigkeiten begrifflich nicht zu den Nahrungsmitteln zählen, was nicht selten als Unehrlichkeit aufgefaßt wird, wenn Kinder bei einem Bericht über ihre Nahrungsaufnahme die Süßigkeiten verschweigen. Auf die Frage dagegen: „Was naschst Du alles so?" wird jedoch zutreffend geantwortet.

5.3.5 Zusammenfassung

Mit dem Verhaltensgespräch hat der Ernährungsberater also eine Methode zur Verfügung, die

- eine möglichst umfassende individuelle Situations- und Zustandsbeschreibung des Ernährungsverhaltens seines Klienten ergibt;
- den Klienten anregt, sich selbst eine Bestandsaufnahme vorzulegen und sein eigenes Verhalten in der Rolle eines Beobachters darzulegen;
- Möglichkeiten erkennen läßt, wo fördernde und hindernde Bedingungen in der individuellen Situation vorliegen, die bei der Planung von verändernden Maßnahmen bedacht werden müssen;
- Bedingungen feststellen läßt, warum das gegenwärtige Ernährungsverhalten so und nicht anders ist, also die stabilisierenden Faktoren erkennen läßt, die auch Grund zur Beratung sind.

Das Verhaltensgespräch ergibt demnach ein Verhaltensprotokoll, und das ist eine wichtige Unterlage für alle weiteren Maßnahmen.

Das Verhaltensgespräch wird vom Berater nur insofern gelenkt, als er darauf achtet, daß möglichst Beobachtungen und keine Bewertungen mitgeteilt werden, daß konkrete und nicht allgemeine Aussagen gemacht werden und daß das gegenwärtige Ernährungsverhalten und nicht längst vergangenes oder zukunftsgeplantes Ernährungsverhalten beschrieben wird. Der Berater regt also den Klienten an, über sein Verhalten, aber auch seine Meinungen und Einstellungen zu berichten, und er nimmt alles zur Kenntnis, ohne in diesem Stadium bereits zu bewerten, zu analysieren oder zu interpretieren. Kurz gefaßt, in einem Verhaltensgespräch ist der Klient ein verläßlicher Zeuge seines eigenen Ernährungsverhaltens, und dazu, und zu nichts anderem, wird er ausgiebig befragt.

5.4 Das klientenbezogene Gespräch

In einem Verhaltensgespräch geht es im wesentlichen um Tatsachen, also bereits abrufbare Beobachtungen, aber auch Meinungen und Einstellungen. Dies alles ist jedoch schon „vorgefertigt" beim Klienten vorhanden. Daneben bestehen aber auch sehr häufig Situationen, in denen der Gesprächsinhalt vom Thema her zwar vorgegeben ist, aber es ist auch für den Klienten noch unklar, wie er sich zu diesem Thema stellt.

Das Anliegen des Klienten besteht in einer Art „offenem Problem", was zwar genannt, aber nicht weiter definiert werden kann. Die Problemlösung erscheint zunächst subjektiv blockiert, weil sich u.U. Hoffnungen und Befürchtungen gleichzeitig gegenüberstehen oder weil Vorteile und Nachteile einander die Waage halten, oder es ist überhaupt nicht deutlich, was der Klient eigentlich will, er weiß nur, daß ihm etwas fehlt, Situationen also, in denen weder spontane Ratschläge vom Berater ausgesprochen, noch Informationen oder gar Maßnahmen beschrieben werden können, da es zunächst einer gemeinsamen Abklärung bedarf, damit erst für beide Gesprächspartner ersichtlich wird, um was es eigentlich gehen soll.

Offene Problemlage − was sagen?

In solchen Situationen kann sehr unterschiedlich reagiert werden. Auf Klientenäußerungen können − im Bemühen darum, diese zu präzisieren oder zu entschärfen − Gesprächseinstellungen aktiviert werden, die in 5 Gruppen zusammengefaßt werden können:

- *Bewertungen, Verallgemeinerungen, Beurteilungen.* Hierbei ist der Berater vom Bemühen geleitet, das Problem des Klienten „richtig einzuordnen", seine Sichtweise zu akzeptieren oder zu verwerfen, sein Problem auf grundsätzliche, objektive Maßstäbe zurückzuführen.
- *Interpretation, Deutung.* Hier bemüht sich der Berater „hinter" den Äußerungen des Klienten die „Ursache", den eigentlichen Grund des Problems zu erkennen.
- *Klientenbezogene Aussage.* Der Berater versucht, das Anliegen aus der Sicht des Klienten zu verstehen, und stellt daher nicht das Problem als solches, sondern den Bezug zwischen Klient und Problem in den Vordergrund seiner Gesprächsreaktion.
- *Nachfragen.* Durch weitere, gezielte Nachfragen hofft der Berater mehr und präzise über das Problem des Klienten zu erfahren, um bessere Lösungsvorschläge machen zu können (auch um eine Diagnose zu stellen).
- *Ratschläge, Information, Unterstützung.* Gesprächsreaktionen dieser Kategorie lassen ein deutliches Bemühen des Beraters

erkennen, daß er helfen will, das Problem zu lösen, zu entschärfen oder auch durch zusätzliche Informationen anders zu gewichten.

Diese unterschiedlichen Möglichkeiten, auf ein Anliegen des Klienten hin zu reagieren, zeigen notwendigerweise ihre Wirkung, da sie den Klienten wiederum zu bestimmten Reaktionen veranlassen. Das Ziel des Beraters besteht also darin, in seinen Reaktionen auf den Klienten hin möglichst solche Gesprächsformen zu verwenden, die ihm von ihren Auswirkungen her günstig erscheinen.

Zunächst ein Test

Bevor nun über diese Auswirkungen weiter gesprochen wird, soll eine Gelegenheit gegeben werden, in einem praktischen Versuch einmal die eigenen Reaktionsweisen festzustellen.

Natürlich ist jeder Ansatz, einen Gesprächsverlauf einseitig schriftlich abzuhandeln, von vornherein künstlich und erscheint gezwungen. Dennoch wird der Versuch gemacht, in Anlehnung an eine Idee von Muccelli (s. Literatur) 10 Klientenäußerungen, wie sie als „Einstieg" in eine Beratung vorgetragen werden, einmal daraufhin anzusehen, welche Reaktionen möglich, welche günstig und welche ungünstig erscheinen.

Es werden also 10 verschiedene Klientenäußerungen vorgegeben, danach stehen jeweils 7 Beraterreaktionen zur Auswahl. Es geht hier nicht um „richtige" oder „falsche" Antworten. Jede Äußerung wird beim Klienten etwas anderes bewirken. Beurteilen Sie im ersten Durchgang spontan nach Ihrem persönlichen Eindruck jede Beraterreaktion danach, ob sie aus Ihrer persönlichen Sicht eher günstig oder eher ungünstig wirkt, indem Sie ein „+" oder „−" in die rechte Spalte eintragen. Stellen Sie sich vor, der jeweils beschriebene Beispielfall sitze Ihnen gegenüber und trage sein Anliegen in der wiedergegebenen Form vor. Daraufhin hätten Sie zu reagieren. Wenn Sie diese Aufgabe besonders interessiert, dann überlegen Sie doch zunächst eine eigene Antwort, bevor Sie die vorgegebenen Antworten durchlesen. Danach können Sie die vorgegebenen Antworten ebenfalls beurteilen. Für die anschließende Auswertung finden Sie ein vorbereitetes Schema auf S. 153.

10 Fallbeispiele — Zum Selbstausfüllen

Fallbeispiel 1

43jährige Klientin, sichtbar übergewichtig, etwas außer Atem, aufgeregt.

„Ich soll mich bei Ihnen melden. Also, das sag' ich Ihnen, wäre ich mal besser nicht zur Untersuchung gekommen. Vorher ging's mir ja ganz gut, aber was ich jetzt alles habe. Zu hohen Blutdruck, Fett im Blut, und Zucker hätte ich auch. Wissen Sie, auf den Schreck habe ich erst mal eine geraucht. Zigaretten sind aber auch verboten. Tja, und was nun?"

Meine eigene Antwort ist:

_____

_____

_____

_____

Fallbeispiel 1

	günstig/ ungünstig (+/−)
1. Haben Sie denn die genauen Werte mitbekommen, damit ich die mir mal ansehen kann?	
2. Sie bereuen Ihren Entschluß. Glauben Sie denn wirklich, Ihre Gesundheit wäre besser, wenn Sie das alles nicht wüßten?	
3. Haben Sie schon einmal daran gedacht, daß die hohen Werte mit ihrem Übergewicht zusammenhängen könnten? Dann läßt sich doch daran was ändern!	
4. Sie haben nicht erwartet, daß man soviel bei Ihnen feststellt, wo Sie sich doch ganz gesund gefühlt haben?	
5. Könnte es damit zusammenhängen, daß Sie zuviel wiegen? Berichten Sie mir doch mal, was Sie normalerweise an einem Tag alles essen.	
6. Vor allem müssen Sie sich jetzt beruhigen. Es sind schon ganz andere Patienten gesund geworden. Keine Angst, wir werden das gemeinsam schon schaffen.	
7. Wenn ich mir das so anhöre, habe ich das Gefühl, daß Sie im tiefsten Inneren eigentlich gar nichts für sich selbst und Ihre Gesundheit tun wollen.	

Fallbeispiel 2

17jährige Schülerin, schlank, fragt ruhig und überlegt.

„*In meiner Klasse sind die meisten auf dem Körnertrip, sie kaufen nur noch in „grünen Läden" und im Reformhaus. Ich kann daran nichts finden, mir schmeckt das einfach nicht. Aber ich möchte mich natürlich auch gesund ernähren. Ist es nun eigentlich ungesund oder gefährlich, aus den normalen Geschäften zu essen, oder wird in den Illustrierten stark übertrieben?"*

Meine eigene Antwort ist:

_____

_____

_____

_____

Fallbeispiel 2

	günstig/ ungünstig (+/−)
1. Ich finde es ganz toll, daß Sie danach fragen. Die meisten jungen Menschen machen ja vieles einfach nach, ohne sich richtig zu informieren.	
2. Also, das kann ich Ihnen kurz und knapp beantworten. Natürlich sind die Lebensmittel vom − wie Sie sagen − normalen Lebensmittelgeschäft nicht gefährlich. Ich kann Sie da in Ihrer Auffassung ganz unterstützen.	
3. Haben Sie den Eindruck, daß Sie von Ihren Klassenkameraden abgelehnt werden, wenn Sie sich nicht auch zu dieser Kostform bekennen?	
4. Wissenschaftlich gibt es keine fundierten Anhaltspunkte dafür, daß „grüne Ernährung" substantiell vorteilhafter ist. In diesem Punkt kann ich Sie beruhigen. Wünschen Sie, daß ich Ihnen darüber ausführliche Informationen gebe?	
5. Sind es nicht vielleicht Ihre Kassenkameraden, die etwas übertreiben? Hinter der Vorliebe für die grünen Läden steht doch eine ganz bestimmte Weltanschauung. Ich denke, das ist eher ein gesellschaftliches Problem.	
6. Verstehe ich Sie richtig, daß Sie selbst insgeheim glauben, daß es sich nicht lohnt, die „grünen Lebensmittel" zu essen, weil die normalen Lebensmittel wahrscheinlich doch nicht gefährlich sind?	
7. Das Verhalten Ihrer Klassenkameraden hat Sie verunsichert, so daß Sie inzwischen daran zweifeln, ob Ihre eigene Ernährung überhaupt noch gesund ist.	

Fallbeispiel 3

38jährige Klientin, unverheiratet, niedergeschlagen, leicht ärgerlich, beschreibt die vergangene Woche.

„*Mittwoch und Donnerstag, da ging ja noch alles gut. Ich habe alles aufgeschrieben und war mit dem Ergebnis ganz zufrieden. Freitag hat es bei mir ausgehakt. Ich war — Sie werden es nicht glauben — ich war wie ferngesteuert. Im ersten Laden habe ich eine Tüte Rumkugeln gekauft, dann beim Bäcker zwei Stück Himbeerkuchen und im Kaufhaus noch eine Tafel Marzipanschokolade. So was Verrücktes! Als ich zu Hause angekommen war, hatte ich schon alles verschlungen. Und dann ging nichts mehr. Das Ergebnis sehen Sie ja.*"

Meine eigene Antwort ist:

_____

_____

_____

_____

	günstig/ungünstig (+/−)
1. So schlimm ist das nun aber wirklich nicht. Alle Patienten haben Schwierigkeiten, nichts läuft so glatt, wie man sich das vornimmt. Sie dürfen darüber nicht verzweifeln. Sie finden den Anfang schon wieder.	
2. Ich kann es noch nicht ganz verstehen, wie Sie durch diese unüberlegten Einkäufe Ihre Anstrengungen von fast einer Woche wieder zunichte gemacht haben. Ich denke, daß es dafür Gründe gibt. Nur weiß ich nicht welche. Haben Sie irgendwelche Vermutungen?	
3. Ich vermute, daß sie unbewußt von einem unstillbaren Verlangen nach Süßem getrieben worden sind. Woher kommt dieses Bedürfnis?	
4. Sie erleben diese Eßdurchbrüche als etwas, was eigentlich gar nicht zu Ihnen selbst gehört. So wie einen fremden Zwang zu Ihrer Person?	
5. Diese Aussichtslosigkeit, Ihre Heißhungeranfälle unter Kontrolle zu bringen, erleben Sie negativer als das Essen selber.	
6. Was haben Sie denn am Sonnabend alles gegessen?	
7. Ich würde an Ihrer Stelle versuchen, am nächsten Tag einen neuen Anfang zu machen, und mich dabei von meinem Mann unterstützen lassen.	

Fallbeispiel 4

54jähriger Polizeibeamter, sachlich-energisch.

„*Ich muß abnehmen, ganz einfach. Denn so wie ich bin, lassen die mich nicht in den Außendienst. Und vom Schreibtisch habe ich jetzt genug. Was muß ich tun?*

Meine eigene Antwort ist:	günstig/ ungünstig (+/−)
1. Müssen wir nicht erst feststellen, ob Ihr Übergewicht wirklich der einzige Grund ist, warum Sie immer noch im Innendienst arbeiten müssen?	
2. So einfach, wie Sie sich das vorstellen, ist es sicherlich nicht. Das geht nicht von heute auf morgen. Abnehmen erfordert Kraft, Zeit und auch Ausdauer.	
3. Sind Sie fest entschlossen abzunehmen, also auch Einschränkungen beim Essen und Trinken auf sich zu nehmen, um in den Außendienst zu kommen?	
4. Nehmen Sie diese Broschüre hier mit nach Hause. Da sind viele Vorschläge für eine Reduktionskost beschrieben, damit Sie abnehmen können.	
5. Haben Sie sich selbst schon überlegt, wieviel Kilogramm Sie gerne abnehmen wollen?	
6. Wenn Sie mich so direkt fragen − weniger Kalorien essen. Dabei noch auf eine ausgewogene Nährstoffzusammensetzung achten. Darüber müßten wir uns ausführlich unterhalten, wenn Sie wollen.	
7. Hoffen Sie vielleicht jetzt auf ein sicheres Patentrezept, das Sie von heute auf morgen schlank macht?	

Fallbeispiel 5

Mutter kommt mit ihrer 7jährigen Tochter. Beide sind leicht übergewichtig.

„*Gestern war der Schulzahnarzt da. Also die Bemerkungen hätten Sie mal hören sollen. Ich verbiete Katrin schon jede Süßigkeit, aber sie findet immer welche. Und dann hat sie zu den Mahlzeiten keinen Appetit. Jetzt noch die schlechten Zähne. Was soll ich tun, das Kind braucht wahrscheinlich was Süßes. Ich weiß es auch nicht. Was kann ich denn da machen?*"

Meine eigene Antwort ist:	günstig/ ungünstig (+/−)
1. Der Schulzahnarzt hat Ihre Sorgen um die richtige Ernährung Ihrer Tochter bestätigt. Sie geben sich schon alle Mühe, aber irgendwie klappt das zwischen Ihnen beiden nicht.	
2. Bist Du eigentlich auch traurig, daß Deine Mutter immer mit Dir wegen der Süßigkeiten schimpft?	
3. Ich denke, das sehen Sie etwas zu streng. Mit Verboten hat man in der Erziehung selten etwas Gutes erreicht.	
4. Essen Sie nicht selbst auch gerne manchmal etwas Süßes, und hat Ihre Tochter hier nicht ein Vorbild?	
5. Sag mir doch mal ganz ehrlich, Katrin, wieviele Bonbons und andere Süßigkeiten ißt Du denn jeden Tag?	
6. Mit diesem Problem stehen Sie nicht alleine. Das haben sehr viele Eltern. Es gibt eben überall Süßigkeiten, da sind viele machtlos.	
7. Haben Sie denn schon versucht, Katrin zum regelmäßigen Zähneputzen anzuhalten, um der Karies vorzubeugen?	

Fallbeispiel 6

13jähriges, sehr schlankes Mädchen.

„... habe ich schon alles probiert, aber ich nehme einfach nicht zu. An und für sich stört mich das auch selbst nicht, ich bin ja nicht zu dünn. Aber meine Mutter liegt mir immer in den Ohren, daß ich nicht genug esse, daß ich nicht widerstandsfähig bin und so, Sie wissen ja. Gibt es denn nicht auch Menschen, die schlank sind und essen, was sie wollen, und nicht zunehmen?"

Meine eigene Antwort ist:	günstig/ ungünstig (+/−)
1. Sie selbst sind mit Ihrem Aussehen im Grunde ganz zufrieden, wenn nur Ihre Mutter Sie nicht immer damit belästigen würde.	
2. Haben Sie schon einmal berechnet, wieviel Kalorien Sie pro Tag essen?	
3. Vielleicht gibt es bei Ihnen einen tief verwurzelten Widerstand gegen das Essen, so als ob Sie sich damit gegen irgend etwas wehren.	
4. Ich bin mir nicht ganz sicher, ob Sie nicht wirklich zunehmen können, wenn Sie nur wirklich wollten!	
5. Ja, es gibt solche Menschen. Und ob Sie dazu gehören, das kann man aber erst durch einige Untersuchungen klären.	
6. Ich habe das Gefühl, Sie wollen von mir nur eine Bestätigung haben, um eigentlich Ihre Mutter zu beruhigen.	
7. Da machen Sie sich keine Sorgen. In Ihrem Alter verändert sich noch manches, Sie werden sicher auch noch ein paar Kilogramm zunehmen.	

Fallbeispiel 7

35jähriger Klient, aufgebracht und empört, nach der Lektüre einer Ernährungsbroschüre.

„Sagen Sie mir mal, was ich denn eigentlich noch essen soll. Keine Eier, keine Butter, keine Wurst, kein Kotelett. Ja, Magerquark und so 'nen Kram. Da kann ich doch nicht bei arbeiten. Und abends soll man Wasser statt Bier trinken, daß ich nicht lache. Wer sich das alles ausgedacht hat. Damit es mir gut geht, ha, schlecht gehen wird's mir, bei all dem Quark. Sagen Sie mal ..."

Meine eigene Antwort ist:	günstig/ungünstig (+/−)
1. Gehen Sie da nicht zu weit, einfach zu unterstellen, man wolle Ihr Leben vermiesen. Damit kommen wir wirklich nicht weiter.	
2. Ihrer Entrüstung entnehme ich, daß Sie sich dagegen wehren, etwas für Ihre Gesundheit tun zu wollen.	
3. Haben Sie es denn schon einmal probiert und Ihre Ernährung etwas umgestellt?	
4. Also, so übertrieben hat es bestimmt keiner gemeint. Wir werden eine ausgewogene Kost für Sie zusammenstellen, und dann geht das auch. Mit ein klein wenig gutem Willen.	
5. Sie befürchten, daß ich Ihnen alles Angenehme aus dem Leben streiche?	
6. Wenn Sie sich nicht erst einmal beruhigen, kann ich Ihnen auch nicht helfen.	
7. Sie sind momentan davon überzeugt, daß der Aufwand sich nicht lohnt und nur die Einschränkungen überwiegen.	

Fallbeispiel 8

68jährige Frau, etwas unsicher, zaghaft.

„Mein Mann und ich, mein Mann ist 74 Jahre, also wir sind ja noch ganz rüstig, noch geht's, aber eigentlich wird es mit der Zeit etwas schlechter. Die Augen, die Beine, mein Mann hat's im Rücken, es will alles nicht mehr so recht. Ich habe jetzt in der Zeitung gelesen, die kriege ich im Reformhaus, daß man gerade im Alter Aufbaustoffe braucht wegen der Alterskrankheiten. Und richtige Ernährung ist wichtig. Aber was heißt das für ältere Leute, eine richtige Ernährung?"

Meine eigene Antwort ist:

_____
_____
_____
_____

	günstig/ ungünstig (+/−)
1. Dieser Zeitungsartikel hat bei Ihnen Hoffnungen geweckt, daß eine andere Ernährung Ihren Gesundheitszustand verbessern könnte.	
2. Ich glaube, in Ihrem Alter wäre ich ganz froh, wenn es noch so gut gehen würde. Wenn Sie auf eine abwechslungsreiche Ernährung achten, dann ist das wirklich ausreichend. Eine spezielle Diät ist nicht notwendig. Ernährung kann auch keine Wunder vollbringen, wie es manchmal in den Zeitungen dargestellt wird.	
3. Sie wären sicher sehr froh, wenn es ein Wundermittel gegen Alter und Krankheit geben würde?	
4. Sagen Sie mir doch einmal genau, welche Beschwerden Sie gegenwärtig im einzelnen haben!	
5. Nach diesem Zeitungsartikel haben Sie sich gefragt, ob Sie mit Ihrer Ernährung auch alle Möglichkeiten ausschöpfen, um möglichst lange gesund zu bleiben.	
6. Sie sind schon mit Ihrer Ernährung recht alt geworden. So falsch kann sie also gar nicht sein.	
7. Ich denke, man sollte sich nicht durch Zeitungsartikel verunsichern lassen. Wer gerade in der Ernährung alles befolgt, was gedruckt wird, müßte sich ständig umstellen. Lassen Sie sich also nicht beunruhigen.	

Fallbeispiel 9

24jährige Mutter, kommt ohne Kind.

„Also, ich habe eine 5jährige Tochter. Silke ißt ausgesprochen schlecht. Ich weiß nicht mehr, was ich tun kann. Sie schiebt einfach das Essen vom Teller, patscht mit der Hand rein, aber sie ißt nicht. Ich hab's mit süßem Brei versucht, mit Honig, mit Schokolade. Also, so andere Dinge, Kartoffelbrei, Mohrrüben, Hähnchen und so, das geht gar nicht. Ich kann ihr doch auch nicht noch die Flasche geben. Mein Gott, das Kind ist jetzt 5 Jahre alt. Die Kleckserei bei Tisch sollten Sie mal erleben. Ich versuch's im Guten wie im Bösen. Nichts."

Meine eigene Antwort ist:

_____

_____

_____

_____

	günstig/ ugünstig (+/−)
1. Sie erleben es täglich immer wieder, wie schwierig es ist, Ihre eigenen Vorstellungen von einer richtigen Kinderernährung bei Silke zu verwirklichen, es ist ein ständiger Kampf?	
2. Im Grunde ärgert Sie die Panscherei bei Tisch mehr als der schlechte Appetit Ihrer Tochter.	
3. Sie wollen nicht zugestehen, daß Ihre Tochter mit 5 Jahren noch wie ein Kleinkind ißt?	
4. Sehen Sie das nicht zu sehr aus der Sicht des Erwachsenen? Schließlich ist Ihre Tochter erst 5, da sollte man noch etwas großzügig sein.	
5. Können Sie mir sagen, wieviel Ihr Kind momentan wiegt und wie groß es ist?	
6. Es ist häufig so, daß sich in solchen Eßproblemen auch ganz andere Probleme zwischen Mutter und Kind ausdrücken. Kann es sein, daß Sie auch sonst mit Ihrer Tochter Schwierigkeiten haben?	
7. So schlimm wird das nun auch nicht sein. Seien Sie doch froh, daß Ihr Kind kein Vielfraß ist. Dann hätten Sie ärgere Probleme. Das Eßproblem gibt sich, alle Kinder haben eine Phase, wo sie wenig essen.	

Fallbeispiel 10

48jährige Diabetikerin, zum vierten Mal bei der Beratung.

„*... also ich bin jetzt soweit, daß ich ziemlich alles weiß. Ihre Broschüre hat mir gut geholfen. Ich rechne mir meine BE aus, ich kann das gut im Rahmen halten. Wenn ich nur diesen verdammten Ärger nicht am Hals hätte. Da kamen am Mittwoch die Handwerker. Um halb fünf zogen sie ab. Der ganze Dreck lag da, und fertig geworden sind sie auch nicht. Dann drehe ich durch. Ich bekomme dann einen unwiderstehlichen Drang nach Süßem. Und, ob Sie glauben oder nicht, dann ist es mir egal ...*"

Meine eigene Antwort ist:

_____
_____
_____
_____

Fallbeispiel 10

	günstig/ ungünstig (+/−)
1. Aber Sie wissen doch jetzt eigentlich ganz genau, wie gefährlich für Sie ein so unkontrollierter Heißhunger nach Süßen ist.	
2. In solchen Situationen fühlen Sie sich so ohnmächtig, daß Sie sich mit Süßigkeiten trösten müssen.	
3. Wieviel Gramm Zucker nehmen Sie in solcher Ausnahmesituation etwa zu sich, schätzen Sie einmal grob?	
4. Über die heutigen Handwerker sollten Sie sich nicht aufregen. Das ist die ganze Sache doch gar nicht wert. Sagen Sie sich von vornherein, das klappt nicht. Dann werden Sie nicht enttäuscht und müssen nicht essen.	
5. Sie sind ein bißchen stolz, daß Sie es so rasch geschafft haben, ihre Ernährung auf Ihre Zuckerkrankheit einzustellen. Und dann sehen Sie fassungslos zu, wie Sie durch Schlampigkeit von Handwerkern doch wieder zum Süßen greifen, ohne es eigentlich selbst zu wollen.	
6. Können Sie dann nicht etwas anderes essen? Die Süßigkeiten sollten Sie überhaupt nicht im Hause haben.	
7. Können Sie mir ungefähr sagen, wann und wie dieser Drang nach Süßem begonnen hat?	

Auswertung

Insgesamt haben Sie jetzt 70 verschiedene Beraterreaktionen danach beurteilt, ob sie eher günstig oder eher ungünstig für den weiteren Gesprächsverlauf sind.

Übertragen Sie Ihre Bewertung (günstig = + bzw. ungünstig = −) in das Schema auf der nachfolgenden Seite. Die Spalten unter KZ mit den Kennziffern sind zunächst dabei ohne Bedeutung. Tragen Sie ihre Bewertung jeweils von der 1. bis 7. Beratungsantwort von oben nach unten für alle 10 Beispielfälle ein. Zählen Sie nun aus, wieviel „Plus-" bzw. „Minuszeichen" Sie für die 5 Kennziffern vergeben haben. Diese Auszählung notieren Sie bitte in der unteren Tabelle in Form einer Strichliste. Danach zählen Sie bitte die Striche und tragen die Summe ein. Zur Kontrolle: Die Striche unter „günstig" bzw. „ungünstig" zusammengezählt müßten immer die Zahl 14 ergeben.

Ihre Auswertung läßt nun erkennen, welche Reaktionsweisen Sie bevorzugt als günstig bzw. als ungünstig einstufen. Die Kennziffern 1−5 bezeichnen genau die Kategorien, die bereits auf Seite 134 genannt wurden:

1 = Bewertungen, Verallgemeinerungen, Beurteilungen
2 = Interpretation, Deutung
3 = Klientenbezogene Aussagen
4 = Nachfragen
5 = Ratschläge, Information, Unterstützung

Deutlich mehr oder deutlich weniger als 7 Einstufungen bei einer Kennziffer ergeben den Hinweis, daß diese Art der Reaktion in einem Gespräch bei Ihnen überdurchschnittlich häufig bzw. selten auftritt. Daraus läßt sich erkennen, welche spontanen Reaktionsbereitschaften vorliegen, die mit großer Wahrscheinlichkeit auch in dem echten Beratungsgespräch angewendet werden.

Dieses Auswertungsbeispiel läßt erkennen, daß Gesprächsreaktionen der 1. und 4. Kategorie sehr häufig als günstig bewertet wurden, wohingegen die der 2. und 3. Kategorie häufiger als ungünstig eingestuft wurden.

Inhaltlich zeigt diese Auswertung, daß ein Abklärenwollen des Problems durch Nachfragen und eine mehr verallgemeinernde Beur-

Auswertung

Auswertungsblatt „Gesprächsformen". 10 Beispielfälle, Auswertungsanleitung

Berater-antwort	Fall 1 KZ[a]	Fall 1 +/−	Fall 2 KZ	Fall 2 +/−	Fall 3 KZ	Fall 3 +/−	Fall 4 KZ	Fall 4 +/−	Fall 5 KZ	Fall 5 +/−	Fall 6 KZ	Fall 6 +/−	Fall 7 KZ	Fall 7 +/−	Fall 8 KZ	Fall 8 +/−	Fall 9 KZ	Fall 9 +/−	Fall 10 KZ	Fall 10 +/−
1	4		1		1		2		3		3		1		3		3		1	
2	1		5		4		1		4		4		2		5		2		2	
3	5		2		2		3		1		2		4		2		3		4	
4	3		4		3		5		2		1		5		4		1		5	
5	4		1		2		4		4		5		3		3		4		3	
6	5		2		4		5		1		2		1		5		2		1	
7	2		3		5		3		5		5		3		1		5		4	

[a] Kennziffer

Bitte die Bewertungen nach „günstig" (+) und nach „ungünstig" (−) in die obere Tabelle eintragen.

Kennziffer	Strichliste „günstig" (+)	Summe	Strichliste „ungünstig" (−)	Summe
1				
2				
3				
4				
5				

In der unteren Tabelle für die Kennziffern 1–5 Strichliste führen und addieren.

teilung des Problems als sinnvoll angesehen würde. Ein klientenbezogenes Eingehen auf die subjektive Sichtweise wird dagegen eher für ungünstig gehalten, ebenso wie ein deutendes, interpretierendes Vorgehen des Hintergrundgeschehens. Ein solches Ergebnis ist nicht untypisch für Berater, die vornehmlich von ihrer Fachkompetenz ausgehend das Problem versachlichen wollen, um aufgrund des so gewonnenen objektiven Eindrucks eine Stellungnahme abgeben zu können. Hier würde man von einem problembezogenen Vorgehen sprechen, was nicht so sehr den Klienten in seiner Individualität zu erfassen versucht, sondern mehr darauf ausgerichtet ist, das Problem als solches zu erkennen und mit bereits bekannten Lösungsstrategien zu beheben.

Natürlich sind viele andere Möglichkeiten einer Auswertung der 10 Fallbeispiele denkbar, so daß jeder einzelne sein eigenes Ergebnis nur selbst zutreffend beurteilen kann.

Die folgende psychologische Bewertung der 5 Gesprächskategorien soll dabei helfen.

5.5 Psychologische Bewertung

Die 5 bereits beschriebenen Gesprächsreaktionen sind in ihrer psychologischen Wirkung unterschiedlich zu bewerten. Sie legen sowohl die Beraterrolle als auch die Klientenrolle in bestimmten Bereichen fest, sie beeinflussen nachhaltig den Gesprächsstil und das Gesprächsklima. Dabei ist natürlich der gelegentliche Rückgriff auf eine dieser Reaktionsweisen nicht sofort wirksam. Vielmehr erst, wenn der Berater in langen Strecken des Gesprächs vorwiegend eine Reaktionsweise bevorzugt anwendet, kommt ihr der prägende Charakter für den gesamten Gesprächsverlauf zu.

5.5.1 Bewertung, Beurteilung, Verallgemeinerung

Reaktionsweisen aus dieser Kategorie beinhalten zumeist ein Werturteil aus der Sicht des Beraters. Dieses kann sowohl positiv als auch negativ sein. Wichtig ist, das Klientenverhalten oder Äußerungen am Standard des Beraters gemessen werden. Dadurch erlebt der

Klient nicht, daß er in seiner eigenen Welt verstanden wird. Er erlebt mehr, daß er Gegenstand einer fachlichen Kritik ist, die – selbst wenn sie positiv ausfällt – nicht die Selbständigkeit und Eigenverantwortlichkeit des Klienten betont, sondern eher umgekehrt den Berater in die erhöhte Position des Bewertenden bringt, von der der Klient abhängig ist.

Bewertungen und Beurteilungen dieser Art sind daher auch kaum problemlösend. Der Berater kommentiert das vorgetragene Anliegen aus seiner Sicht, natürlich zumeist aus der Sicht der Fachrichtung, die er vertritt. Aber erst die Sichtweise des Klienten macht das Anliegen zu seinem Problem.

Als häufig angewendete Gesprächsform sind Reaktionen dieser Art daher eher ungünstig. Das soll natürlich nicht ein gelegentliches Lob oder eine verständnisvolle Kritik des Beraters ausschließen. Nur das fortgeführte Bewerten und Beurteilen, Kommentieren und Kritisieren des Klientenproblems aus Beratersicht erzeugt ungünstige Voraussetzungen für die Problemlösung in der Ernährungsberatung.

5.5.2 *Interpretation, Deutung*

Bei dieser Reaktionsweise spricht der Berater sozusagen über den Kopf des Klienten. Er bietet ein Problemverständnis an, welches der Klient spontan überhaupt nicht nachvollziehen kann, da ihm nicht bekannte Zusammenhänge im Wege der Deutung und Interpretation „unterschoben" werden.

Dieses Gesprächsverhalten ist in den letzten Jahrzehnten im Zuge des Bekanntwerdens der psychoanalytischen Theorie zunehmend verbreitet. Gerade im Bereich des Eßverhaltens wird – sozusagen als beständige Grundannahme – auf die Ersatzbefriedigung des Essens abgehoben und das Essen als „kompensatorisches Verhalten" unbewußter Störungen dargestellt. Die Rückführung aktueller Verhaltensprobleme oder Einstellungen auf unbewußte Konflikte, auf frühkindliche Erfahrung, oder sie als „Rationalisierungen" oder „Projektionen" zu kennzeichnen, vermag manchem Berater als verlockend erscheinen. Für den Klienten aber wird dadurch eine eher ungünstige Gesprächssituation geschaffen, kann er doch eigentlich nun nicht mehr mitreden. Es bleibt ihm nur die Wahl, die Auffassung des Beraters zu akzeptieren oder sich dagegen argumentativ zur Wehr zu setzen. Doch beides erscheint ungeeignet als Lösungsstrategie für das gerade anstehende Ernährungsproblem.

5.5.3 Klientenbezogene Aussagen

In diesem Falle versucht der Berater die Mitteilung des Klienten zu verstehen, indem er in der Antwort herausstellt, wie er die subjektive Problemsicht des Klienten aufgefaßt hat. Er konfrontiert also den Klienten nochmals mit seiner eigenen Aussage, die der Berater aber zusammenfaßt und auf den wesentlichen Punkt bringt. Dabei gilt der Aspekt in der Klientenaussage als wesentlich, der unmittelbar das Erleben des Klienten betrifft. Das Problem steht dabei ausschließlich in bezug auf den Klienten im Vordergrund, nicht als Problem an sich.

Die Gesprächshaltung des Beraters, möglichst gut den Klienten verstehen zu können, versetzt diesen in die Situation, abklären und ausdrücken zu müssen, was zunächst noch unklar ist. Konfrontiert mit seinen eigenen Darstellungen, die dann bestätigt oder vielleicht verändert werden, kommt er so zu einer eigenständigen Problemanalyse und im weiteren Verlauf mitunter auch zu einer Problemlösung.

Für Beratungsgespräche, in denen nicht klar ist, wo das „eigentliche Problem" besteht, in denen widerstreitende Vor- und Nachteile bestimmter Maßnahmen erörtert werden müssen, in denen es um Fragen der Motivation zur Veränderung des Ernährungsverhaltens geht, in all jenen mehr offenen Situationen, die weder durch konkrete Informationsmitteilungen noch durch handfeste und bewährte Ratschläge zu bewältigen sind, und bei all jenen Gelegenheiten, wenn geeignete Maßnahmen erarbeitet sind, die nun „draußen" umgesetzt weden müssen, in jenen Situationen erscheint eine Gesprächsphase nach diesem klientenbezogenen Vorgehen günstig.

Hoffnungen und Befürchtungen, die sich an bestimmte Maßnahmen knüpfen, können in vergleichsweise kurzer Zeit mit klientenbezogenen Aussagen deutlicher hervorgebracht werden. Noch diffuse Vorstellungen und unklare Erwartungen sind ebenfalls besser zu verstehen, wenn klientenbezogen vorgegangen wird.

Ungünstig erscheint jedoch diese Gesprächsweise, wenn kein zunächst klärungsbedürftiges Anliegen ansteht, wenn ganz konkrete Beratungsanforderungen formuliert werden können, wenn einfach ersichtlich wird, daß durch Weitergabe von Information oder bereits vorliegenden Empfehlungen das Beratungsproblem teilweise oder gar vollständig gelöst werden kann.

Allerdings kann auch eine als sehr sachlich formulierte Beratungsfrage gerade als „Einstieg" in die Beratung verkennen lassen, daß das „eigentliche" Anliegen anders gelagert ist. Klienten versuchen nämlich häufig, zunächst eine sachbezogene Frage vorzubringen, wenn sie der Auffassung sind, daß man mit so persönlichen Dingen einen Berater nicht „belästigen" darf. Auch kann mangelndes Vertrauen einen sachlichen Beratungsanlaß hevorbringen. Ein klientenbezogenes Gespräch wird in diesen Fällen sehr rasch zum eigentlichen Anliegen führen, das eben nur dem Klienten bekannt ist.

Um das Vorstellungsvermögen für die Formulierung solcher klientenbezogener Aussagen zu unterstützen, erscheint es angebracht, nochmals in den 10 Beispielfällen jene Antworten zu lesen, die nach dem Auswertungsschema in die Kategorie 5 eingestuft werden. Diese 10 Beispielfälle sind auch alle danach ausgesucht, daß sie mehr offene Probleme reflektieren und dadurch eine klientenbezogene Aussage im Regelfall als günstige Antwort nahelegen. Auf den Aspekt des „Verstehens" wird im Anschluß unter 5.6 nochmals gesondert eingegangen.

5.5.4 Nachfragen

Wenngleich auch der nachfragende Gesprächsstil gerade in der Beratung sehr weit verbreitet ist, müßte er als überwiegende Reaktionsweise in Beratungsgesprächen eher als ungünstig eingestuft werden.

Bei Explorations- und Diagnosegesprächen dagegen ist das Nachfragen die Methode der Wahl. Das Ziel des Beratungsgesprächs (wie bereits erörtert) läßt jedoch den Frage-Antwort-Stil nur in besonderen Situationen als günstig erscheinen. Einmal ist das sicher dann der Fall, wenn es im Sinne des Verhaltensgesprächs um die konkrete, aktuelle Lebenssituation geht. Hier soll die Frage bewirken, daß eine genaue Situationsbeobachtung vom Klienten berichtet wird.

Zum anderen sind bei Planung und Umsetzung bestimmter verhaltensbezogener Maßnahmen Fragen zur persönlichen Situation des Klienten unerläßlich.

Eine generelle Haltung aber des Beraters, mit Nachfragen möglichst viele Informationen über den Klienten zu sammeln, um dann aus seiner Sicht die richtige Lösung anbieten zu können, ist eher ungünstig. Zum einen wird keine Diagnose benötigt (sofern es sich um Verhaltensdiagnosen handelt, leistet das das Verhaltensgespräch), zum anderen muß gerade der Klient durch aktive Eigenbeteillgung selbst zur Lösung seines Problems angeregt werden. Die Beantwortung von Fragen versetzt ihn aber in eine passive Rolle, und alle Aktivität, die Auswahl der Gesprächsinhalte, die Lenkung der Kommunikation verbleiben beim Berater. Es ist aber gerade der Klient, der durch seine Aktivität außerhalb der Beratungssitzung zur Problemlösung beitragen muß. Es scheint ungeeignet, eine Motivation zu dieser Aktivität dadurch zu begründen, wenn in dem Beratungsgespräch, in dem diese Aktivitäten geplant und besprochen werden, der Klient nur in der Rolle des passiv Antwortenden verharrt.

5.5.5 Ratschläge, Information, Unterstützung

Diese Kategorie von Reaktionsweisen ist sicher die uneinheitlichste in ihrer Bewertung. Daher fällt auch eine pauschale Beurteilung schwer. Verwertbare Ratschläge, die auf einem Verständnis des Klientenverhaltens aufbauen und nicht nach dem Muster „Ich an Ihrer Stelle würde ..." formuliert sind, sind sicher günstige Beratungselemente, wenn sie intensiv gemeinsam besprochen werden und sich als Resultat dieser Besprechung ergeben. Notwendige Informationen, die erst die Voraussetzungen für ein besseres Verständnis bestimmter Ernährungsfragen schaffen, sind natürlich unverzichtbar.

Und unterstützende Äußerungen, die trösten und Mut zusprechen können, haben ebenfalls einen festen Platz in einem Beratungsgespräch. Allerdings kommt es gerade bei diesen Reaktionen auf die nichtsprachlichen Komponenten an, die den sprachlichen Inhalten Glaubwürdigkeit geben oder entziehen können.

Darüber hinaus wird aber immer zu prüfen sein, ob Tips und Ratschläge wirklich für genau diesen Klienten verhaltensrealistisch sein können. Ratschläge und Unterstützung, vor allem der Hinweis auf allgemeine Lösungsmöglichkeiten, werden häufig auch gegeben, um die Beratung zu einem Ende zu führen. Sie sind dann „strategische Mittel" des Beraters, um seine Situation zu meistern. Damit kommt ihnen nur der Stellenwert eines „Pseudoratschlags" zu, das sind jene verbreiteten Empfehlungen, die grundsätzlich richtig sind, aber im Einzelfall kaum verwirklicht werden können. Dagegen wehrt sich der Klient zumeist nicht, weil ihn die inhaltliche Richtigkeit des Ratschlags überzeugt; er empfindet aber die mangelnde Durchsetzbarkeit als sein urpersönliches Problem, mit dem er den Berater nicht belästigen darf. Tips und Ratschläge in diesem Sinne, ungeeignete oder überflüssige Informationsweitergabe, aber auch unverstandener Trost („ich an Ihrer Stelle wäre da nicht beunruhigt ..."") sind sicher ungünstige Gesprächshaltungen. Gerade unverstandener Trost nach dem beschriebenen Muster läßt im Erleben des Klienten das Gefühl aufkommen, nicht richtig verstanden zu werden. Er selbst ist beunruhigt, und das ist für ihn psychologische Realität. Kann es ihm da helfen, von einem Fachmann zu hören, daß es eigentlich nicht sinnvoll ist, in einer solchen Situation beunruhigt zu sein?

Im nächsten Kapitel werden anhand von 5 Beispielfällen Beratungsgespräche geplant, so daß auch daraus ersichtlich wird, wann und bei welchen Situationen bestimmte Gesprächsformen günstig sind.

5.6 Verstehen, billigen, gutheißen

Psychologen wird, gewiß nicht ohne Ironie, nachgesagt, sie könnten alles verstehen. Natürlich ist das „Verstehenkönnen" eine wesentliche Voraussetzung für ihren Beruf. Und der ironische Zungenschlag ergibt sich erst dadurch, weil man schlechthin unter „alles verstehen" häufig etwas ganz anderes versteht. Da wird das Verständnis mit

Nachsicht gleichgesetzt, jenes „Verstehenkönnen" wird verwechselt mit „gutfinden", „gutheißen" oder „billigen".

Wer Probleme billigt, löst sie nicht

Darum geht es aber genau nicht. Und darum geht es auch im Beratungsgespräch nicht. Man muß sich einmal klar machen, daß jedes „Gutheißen" doch sehr eng an die eigene persönliche Wertvorstellung gebunden ist. Da ist es eher ein Zufall, wenn ein Klient gleiche oder sehr ähnliche Wertvorstellungen vertritt, die – aber nur wegen des zufälligen Übereinstimmens – den „Segen" des Beraters bekommen. Damit ist das Problem – und deshalb kam der Klient doch – nicht gelöst. Im Gegenteil, der Berater kann ihn bestenfalls durch Gutheißen seiner Einstellungen in seiner Problemsicht bestätigen (Solidarisierungseffkt). Verstehen dagegen meint doch etwas ganz anderes. Es meint, daß sich ein anderer Mensch aufgrund eines Gespräches, das ihm die Erlebensweise und persönlichen Auffassungen des anderen nahebringt, vorstellen kann, warum und wieso hier Schwierigkeiten empfunden werden. Dies setzt den Berater in die Lage, aus seiner dem Klienten zugewandten, verständnisvollen, aber dennoch distanziert neutralen Sichtweise Anstöße und Anregungen zu geben, die zu sehen der Klient wegen seiner emotionalen Eingefangenheit nicht in der Lage ist.

Der Berater kann, wenn er es versteht, in seinen Gesprächsinhalten Themen ansprechen, die den Klienten betreffen und die ihn daher zur Auseinandersetzung auffordern. Allein aber schon das Bemühen um Verständnis fordert den Klienten heraus, seine eigene Geschichte so darzustellen und so klar zu beschreiben, daß in dieser Herausforderung für ihn neue Gedanken und Sichtweisen, weiterführende Ideen und Schlußfolgerungen entdeckt werden und für ihn neue, wichtige Gefühlsempfindungen dabei verspürt werden.

Verstehen in diesem Sinne heißt, nicht so sehr die objektiven Umstände kennenzulernen, sondern zu erfahren, wie der Klient die Umstände erlebt und wie er darauf aus seiner Sicht reagiert, um so mitzubekommen, warum dies zu einem Problem geraten ist.

Verständnis für den Verhaltenskonflikt

Es gibt Millionen von Diabetikern, Millionen von Übergewichtigen, und doch lebt jeder von ihnen in seiner subjektiven Welt unterschiedlich mit dem Symptom und macht sich seine eigenen Gedanken über Ursachen und Möglichkeiten des Umgangs damit. Wäre dies nicht, so hätten all jene in vielfältigster Weise bereits konzipierten, standardisierten und wissenschaftlich-rational begründbaren Verhaltensanleitungen längst zum Erfolg geführt. Aber Diabetes ist nur auf den ersten Blick eine Frage des Kohlenhydratstoffwechsels, ebenso wie Übergewicht nur oberflächlich ein Kalorienproblem ist. Beides – wie andere ernährungsabhängige Krankheiten auch – sind im eigentlichen Sinne Verhaltenskonflikte. Und wenn das richtig ist, dann muß auch jeder individuelle Klient, der aus seinem eigenen Vermögen keine befriedigende Lösung für sich und seine Symptombesserung findet, einen Berater haben, der mit ihm zusammen versucht zu verstehen, warum die Lösung nicht gelingt. Die Lösung in Form vorgefertigter Anweisung ist eben keine Problemlösung, sondern diese besteht in der Analyse jener Hemmfaktoren, die die verhaltensmäßige Durchsetzung der zumeist sogar bekannten Lösung behindern.

Die Übergewichtigen wie die Diabetiker sprechen ja selbst davon, „daß sie wieder gesündigt haben". Ihr Unrechtbewußtsein ist geradezu sensibel entwickelt, darum fragen sie den Berater auch nicht, wie sie sich verhalten sollen (das wissen sie häufig); sie fragen, wie sie erreichen, daß sie sich selbst so verhalten können, wie sie sich es schon längst – immer und immer wieder vergebens – vorgenommen haben. Genau dieser „geheime Wunsch" steht doch unausgesprochen hinter dem häufig so sachlich formulierten Ansinnen nach einer „wirklich wirkungsvollen Methode". Da hofft man doch, endlich einen Hinweis zu bekommen, der den Verhaltenskonflikt so meistert, daß sich der ersehnte Erfolg einstellt.

Logik behindert das Verständnis

Allerdings werden auch nicht selten große Ansprüche an das „Verstehen" gestellt. Denn sagen nicht viele Klienten spontan über sich aus, daß sie sich selbst nicht verstehen: die nicht gewollten Heißhungeranfälle, das unkontrollierte Essen von Nahrungsmitteln, die schon längst nicht mehr angerührt werden sollten, oder das ehrliche Zugeben, daß man bei einer Feier einfach nicht widerstehen konnte? Da fragt sich doch mancher Berater, wie man dieses Verhalten nun als Berater logisch erklären könne, damit man es auch verstehen kann. Logische Erklärungen lassen sich hierfür aber kaum heranziehen, denn das menschliche Verhalten ist keine eindeutige Folge denklogischer Prozesse.

Darum gelingt das Verstehen des Klienten auch nicht, wenn Daten erfragt und diese in einen vernunftbezogenen, logischen Sinnzusammenhang gebracht werden.

Das Beratungsgsgespräch jedoch setzt voraus, daß das Problem erkannt wird. Und das Problem kann erst mit echtem Bezug zum Klienten besprochen werden, wenn es verstanden worden ist. Die Problemlösung ist durch das notwendige Verstehen in keiner Weise festgelegt.

Unvernünftiges Verhalten als Herausforderung

Ist es nicht geradezu eine Herausforderung zu verstehen, warum jemand regelmäßig zur Diabetesberatung erscheint, weder abnimmt noch regelmäßig seine Tabletten schluckt, trotzdem aber immer wieder erneut kluge Vorsätze faßt, dem Berater Folgsamkeit verspricht und möglicherweise beim Heimweg schon wieder einem Stück Torte im Schaufenster des Konditors nicht widerstehen kann? Ein Berater, den dieses Problem nicht reizt, der nicht versucht, in Gesprächen den Klienten mit seinen („unvernünftigen") Verhaltensweisen zu verstehen, damit auch dieser sich selbst besser kennenlernt, der vergißt eigentlich sein Beratungsziel. Er bietet dann nämlich keine Möglichkeiten, die sich als echte Verhaltensalternativen für den Klienten bewähren können. Bei unverstandenem Verhalten kann doch nur immer wieder aufs neue das Verhaltensziel angegeben werden, aber die bestimmenden Faktoren, die diesem Ziel entgegensteuern, bleiben im Dunkeln.

Verständnisleere Etiketten

Wirkliches Verstehen heißt zwar in keinem Sinne billigen, aber es heißt schon in gewisser Weise auch „nachvollziehen können". Denn wenn dieser Schritt nicht erfolgt, dann resultiert oft ein vorschnelles, oberflächliches Verstehen, das nur darin besteht, einem bestimmten Verhalten ein Etikett anzuhängen, was nur vorgibt, Verständnis zu reflektieren. Der Diabetiker mit dem Torteneinkauf auf dem Heimweg von der Beratung kann natürlich als „willensschwach" etikettiert werden, was sein Verhalten „erklären" würde. Aber was ist damit wirklich an seinem Verhalten verstanden?

Warum kommt er denn regelmäßig in die Beratung und nimmt die unangenehme Beichte all seiner Verhaltensverfehlungen auf sich?

„Das gibt ihm ein Alibi", so könnte nun das nächste Etikett heißen, das ihm erklärend umgehängt wird. Solche „Schubkastenpsychologie", die für alles und jedes Verhalten einen Begriff findet, der vordergründig Erklärungsanspruch erhebt, hilft eigentlich nur dem Selbstverständnis des Beraters, nicht aber dem Verständnis des Klienten für sein eigenes Problem.

Der Diabetiker leidet weiter unter seiner Krankheit, er will unbedingt durch richtiges Verhalten die Symptome bessern, und er bittet um Hilfe dazu. Die Hypothese von seiner Willensschwäche und der Alibifunktion seiner Beratungskontakte kann ihm nicht helfen. Oft genug geäußert allerdings, wird er sie bestenfalls selbst endlich übernehmen, und dann wirkt die Eigendynamik der „self-fullfilling prophecy" (die sich selbst erfüllende Prophezeiung) sicher nicht zum Vorteil des Klienten.

Wichtig: Das Bemühen um Verständnis

Noch eines, verstehen *wollen* heißt nicht, in jedem Falle dahin zu kommen, alles verstehen zu *müssen*. Aber dann sollte der Berater auch weise genug sein, zuzugeben, daß er bestimmte Probleme noch nicht versteht. Das gemeinsame Bemühen des „Verständlichmachens" ist wichtiger und sollte nicht verwechselt werden mit dem (eigentlich sehr unpsychologischen) Vorgehen, für alles eine Erklärung „aus dem Ärmel zu schütteln".

Damit ist der Stellenwert des Verstehens eindeutig genug beschrieben. Es ist eine Grundvoraussetzung für jede Beratung. Sie ist damit noch nicht beendet. Ohne ein Verstehen wird eine Beratung aber auch nie zufriedenstellend beendet werden können.

6 Konzeption einer Beratung

Bis zu dieser Stelle des Buches sind die psychologisch-didaktischen Voraussetzungen zur Durchführung einer Ernährungsberatung dargestellt worden:

- Selbstverständnis des Beraters zur Sichtweise seiner Rolle als Ernährungsberater (Hilfe zur Selbsthilfe geben).
- Die Einbindung des Ernährungsverhaltens in das Sozialverhalten (Essen und Trinken sind mehr als nur Ernährung).
- Die Bedeutung der persönlichen Konstellationen, Wünsche, Befürchtungen, Erwartungen und Erfahrungen des Klienten (nur weil Information richtig ist, wird sie noch lange nicht immer geglaubt).
- Die Notwendigkeit, Informationen sprachlich und didaktisch aufzubereiten, damit sie überhaupt als wichtig für die Person erkannt und übernommen werden können (der subjektive Erfahrungshorizont deckt sich nicht mit wissenschaftlicher Erkenntnisgewinnung).
- Gesprächsformen, die gezielt für bestimmte Aufgaben eingesetzt werden (Fragen zur genauen Abklärung des Verhaltens; klientenzentriertes Gespräch zum Problemverständnis).

Die Ernährungsberatung leistet mehr, als nur wissenschaftlich fundierte Informationen für bestimmte Probleme eines Klienten anzubieten. Sie arbeitet wesentlich umfassender, berücksichtigt psychologische Faktoren und soziales Verhalten, sie geht auf Probleme ein, die mit der Informationsübernahme entstehen, und versucht diese didaktisch zu lösen. Dabei stehen aber immer zentrale Ernährungsfragen im Vordergrund. Ziel ist die Hilfe zur Selbsthilfe, dem Klienten mit maßnahmenbezogenen Anregungen und Hinweisen die Möglichkeit zu eröffnen, sein eigenes Ernährungsverhalten oder seine Einstellung so zu verändern, daß er seine Lebenssituation günstiger gestalten kann.

6.1 Ein grundsätzliches Hilfsmittel: Die Verhaltensdiagnose

Ein wesentliches methodisches Hilfsmittel für die Ernährungsberatung soll an dieser Stelle noch besprochen werden: die Verhaltensdiagnose durch ein Ernährungsprotokoll. Die Verhaltensdiagnose ist das unverzichtbare Gegenstück zur Labordiagnostik!

Analyse des Ist-Zustandes

In nahezu jeder Ernährungsberatung (von reinen Einstellungsproblemen einmal abgesehen) muß Bezug auf das tatsächliche Ernährungsverhalten genommen werden. Der Ist-Zustand muß erfaßt und analysiert werden. Der Berater kann erst dann für den konkreten Einzelfall die notwendige Soll-Vorgabe festlegen. Die Abweichung zwischen Ist-Zustand und Soll-Vorgabe stellt nun das Beratungsproblem dar, insofern, daß diese noch bestehenden Abweichungen allmählich verringert werden.

In der Praxis wird allerdings häufig so vorgegangen, daß der Ist-Zustand nur unzureichend erfaßt und analysiert wird. Man bespricht vielmehr die anzustrebenden Verhaltensweisen, ohne dabei erkennen zu können, inwieweit die Zielvorstellungen vom tatsächlichen Verhalten entfernt sind. Mehrheitlich wird in der bestehenden Praxis der Ernährungsberatung mehr allgemein nachgefragt, und der Berater verschafft sich einen ungefähren Eindruck über die Ernährungsweise des Klienten.

Subjektive Faktoren zeichnen ein „schiefes Bild"

Mit diesen Methoden sind aber erhebliche Nachteile verbunden. Ein allgemeines Nachfragen läßt nicht einmal eine Abschätzung der Energieaufnahme zu, da nicht alle Nahrungsmittel genau erfaßt werden können, die durchschnittlich gegessen werden. Es besteht für den Klienten darüber hinaus ein großer subjektiver Spielraum, bestimmte Nahrungsmittel besonders zu betonen oder zu vernachlässigen. Je nach seinen ernährungsphysiologischen Kenntnissen wird er auf problematische Nahrungsmittel in unterschiedlicher Weise eingehen, indem sie nämlich gerade herausgestellt oder aber eher unterdrückt werden. Dies kann beim Berater zu einem „schiefen Bild" führen. So sind z.B. gerade manche übergewichtige Klienten häufig bereit, insbesondere den Verzehr von Süßigkeiten (weil er ihnen selbst problematisch erscheint) im Gespräch besonders überzubetonen (andere reagieren entgegengesetzt), wenngleich in der gesamten Energieaufnahme diese Süßigkeiten nur eine untergeordnete Rolle spielen.

Lebensmittel des täglichen Gebrauchs, wie Brot, Aufstrich, häufig aber auch Getränke, werden nicht besonders betont, wenngleich die Energieaufnahme beträchtlich über diese „üblichen" Nahrungsmittel erhöht werden kann.

Diese freie Befragung kann bestensfalls eine grobe qualitative Abschätzung ergeben. Als Planungsgrundlage für einen individuell zugeschnittenen Ernährungsplan allerdings gibt sie kaum verwertbare Anhaltspunkte.

Daher sollte erstrebt werden, vom Klienten einen *Ernährungszustandsbericht* zu erhalten, der auch zahlenmäßig faßbar die individuelle Ernährungssituation möglichst repräsentativ widerspiegelt. Dieses Ziel ist mit der Abfragetechnik kaum zu erreichen, da allein schon das Erinnerungsvermögen nicht ausreicht, eine zutreffende Beschreibung der eigenen Ernährung von zwei zurückliegenden Tagen zu geben.

Methoden der Verhaltensdiagnose

Um eine zumindest halbwegs verläßliche Basis zu bekommen, ist es im Einzelfall nicht möglich, die Verzehrsdaten nur eines einzigen Tages zu verwerten. Damit scheidet der 24-Stunden-Recall für Beratungzwecke aus.

Wenn also immer mehrere Tage erfaßt werden müssen, so stellen sich zwei Fragen:

1. Wie sollen die Verzehrsdaten registriert werden (freie Notizen oder per Formulareintrag)?
2. Wie können die erhobenen Daten ökonomisch verrechnet werden?

Auswertung mit Computer

Seit einiger Zeit sind verschiedene Software-Angebote auf dem Markt[1], die eine schnelle und detaillierte Auswertung solcher Ernährungserhebungen zulassen. Damit ist es möglich geworden, die Beratungsstrategien auf die solide Basis einer Verhaltensdiagnose zu stellen.

Die angebotenen Programme (alle einsatzfähig auf IBM oder IBM-kompatiblen Rechnern der PC-/AT-Klasse) sind zumeist „elektronische Nährwerttabellen". Sie verfügen über eine Datei von Lebensmitteln und Rezepten sowie über die Analysenwerte der Inhaltsstoffe. Noch unterscheiden sich die Programme im Umfang der Lebensmittel- und Nährstoffwertedatei. Beim Erwerb eines Programms sollte darauf geachtet werden, daß als Datengrundlage der „Bundeslebensmittelschlüssel" (BLS) Verwendung fand. Diese Datei ist im Auftrag des Ministeriums für Jugend, Familie, Frauen und Gesundheit erarbeitet worden und wird vom Bundesgesundheitsamt in Berlin zur Verfügung gestellt. Der Bundeslebensmittelschlüssel ist damit die „offizielle Datei" zur Berechnung von Ernährungserhebungen. Damit soll gewährleistet sein, daß Ergebnisse aus Verzehrserhebungen untereinander vergleichbar sind. Im Zuge der Weiterentwicklung werden alle Software-Anbieter den BLS in die Systeme einbauen.

Je nach Programm tippt der Nutzer solcher Software den Lebensmittelnamen, eine Codierziffer oder eine kürzere Buchstabenfolge ein. Der Rechner „findet" dann das Lebensmittel und errechnet für eine Folge eingegebener Lebensmittel die ernährungsphysiologischen Parameter als Summenwerte. Neben diesen Grundfunktionen leisten die Programme noch unterschiedlichste Aufgaben. NutriLog von der Deutschen Gesellschaft für Ernährung z.B. „interpretiert" die eingegebenen Verzehrsdaten im Klartext; arbeitet auch mit Formulartagebüchern; druckt Abnahmediagramme; führt eine Klientenkartei und stellt individuelle Nährwerttabellen und Präferenzlisten für Risikopatienten zusammen.

---

[1] z.B. PRODI (Deutsche Verlagsanstalt, Stuttgart), DIÄT 2000 (soft & hard), Menü-Berechnung (Umschau-Verlag, Frankfurt), NutriLog (Deutsche Gesellschaft für Ernährung, Frankfurt).

Beratung ohne Computer

Berater, die keinen Rechner zur Verfügung haben, müssen auch für einen groben Überblick viele Rechenoperationen per Hand durchführen und dabei immer wieder erneut die Analysenwerte aus Nährstofftabellen herausziehen. Dies ist eine sehr zeitaufwendige Arbeit. Aus diesem Grund wurde ein Instrument entwickelt, das ohne Software ebenfalls ohne große Arbeitsbelastung einen zutreffenden Überblick verschaffen kann: das Protokollformular mit Schlüssel.

Das Protokollformular

Das Protokollformular ist im Anhang wiedergegeben. Es benennt 100 übliche Nahrungsmittel und Getränke. Jeweils getrennt für den Vormittag, Mittag/Nachmittag und den Abend trägt der Klient in vorgegebenen Portionsgrößen ein, wieviel er davon verzehrt hat. Bei Nahrungsmitteln, für die halbwegs standardisierte Haushaltsmaße nicht existieren, ist die Mengeneinheit „1 Tasse" vorgegeben. Der Klient wird gebeten, zu Beginn des Protokolls durch Abmessen in einer Kaffeetasse festzustellen, wieviel er tatsächlich gegessen hat. Die so erzielten Mengenschätzungen haben sich als wesentlich genauer herausgestellt, als wenn lediglich „eine Portion Gulasch" oder „eine Portion Eiscreme" angegeben werden.

Je nach Fragestellung können nun über dieses Formular folgende Resultate schnell errechnet werden:

1. Durchschnittliche Energieaufnahme
2. Aufnahme von Kohlenhydraten
3. Aufnahme von Fetten
4. Aufnahme von Eiweiß
5. Einzelanalyse der verzehrten Nahrungsmittel

Zur Berechnung der energieliefernden Nährstoffe finden sich im Anhang weitere Protokollvordrucke, die bereits für die Lebensmittel und Getränke beziffern, wieviel Kilokalorien bzw. Kilojoule, wieviel Gramm Kohlenhydrate, Fett und Eiweiß je Mengeneinheit enthalten sind.

Damit entfällt das umständliche Nachschlagen in Nährwerttabellen. Der Klient bekommt für eine Protokollperiode entsprechend viele Vordrucke, die er dann ausfüllt. Der Berater kann dabei die Vordrucke verwenden, die jene Angaben bereits enthalten, die ihn hauptsächlich interessieren. Zumeist wird es der Vordruck mit den Energieangaben sein.

Bringt der Klient die Protokollformulare ausgefüllt zurück, so kann der Berater mit Hilfe eines einfachen Taschenrechners, der einen Speicher haben sollte, die gewünschten Durchschnittswerte berechnen.

Im weiteren Verlauf einer Beratung kann der Klient auch selbst lernen, sein Protokoll auszuwerten. Das spart dem Berater nicht nur Zeit, sondern fördert beim Klienten den Überblick über seine Ernährung.

Anregungen zur Auswertung

Möchte der Berater feststellen, wie hoch die Energieaufnahme eines Klienten ist, so verwendet er das Formular „Energieaufnahme". Zur Auswertung wird der Speicher des Taschenrechners gelöscht.

Die vom Klienten eingetragenen Mengenangaben für ein bestimmtes Nahrungsmittel werden über die Zeile „vormittags, mittags, abends" zunächst im Kopf addiert, das Ergebnis wird in den Rechner eingetippt. Jetzt wird das Multiplikatonszeichen gedrückt und anschließend der Wert eingetippt, der für dieses Nahrungsmittel im Formular eingedruckt ist. Anschließend wird die Ergebnistaste gedrückt und das Ergebnis in den Speicher übernommen. Mit den nächsten Angaben wird gleichermaßen verfahren. Sind alle Nahrungsmittel in dieser Weise eingegeben, kann der Speicher abgerufen werden. Der Zahlenwert (vgl. Aufdruck auf dem Formular „Energieaufnahme") wird nun mit 10 bzw. 42 multipliziert, und das Ergebnis stellt die Energieaufnahme in kcal bzw. kJ dar.

In völlig gleicher Weise wird mit den anderen Formularen verfahren. Diese liefern dann entsprechend ihrem Aufdruck die Zahlenwerte für Kohlenhydrate, Fett und Eiweiß. Nach etwas Übung ist eine Auswertung für einen Tag in wenigen Minuten möglich. Das umständliche und zeitintensive Nachschlagen in Nährwerttabellen zur Auswertung freier Ernährungsprotokolle entfällt hierdurch. Außerdem sind die Klienten angehalten, bestimmte Portionsgrößen quantitativ zu benennen, was häufig bei freiem Eintragen vergessen wird. Diese Methode stellt zur Zeit für die Praxis der Ernährungsberatung das Hilfsmittel dar, das unter Abschätzung des benötigten Zeitaufwandes die für die Beratung wichtigsten Ergebnisse liefert.

Die Formulare bieten darüber hinaus auch den Vorteil, daß sie mit einfacher Durchsicht auch inhaltlich auf Nahrungsmittel hin analysiert werden können. Dabei ist vorteilhaft, daß die drei Tagesmahlzeiten gesondert aufgeführt sind, so daß der Berater unschwer erkennen kann, welche Mahlzeiten bei einem bestimmten Klienten eher problematisch sind.

Zur Ermittlung der Codezahlen auf den Formularen sei noch angemerkt, daß diese Zahlenwerte aufgrund umfangreicher Untersuchungen ermittelt wurden. Sie berücksichtigen normale Zubereitungsformen bei fertigen Gerichten (z.B. Gulasch) und sind so bemessen, daß gängige Fehler bei der Mengenabschätzung bereits berücksichtigt sind. Insofern treten gegenüber den Zahlen in Nährwerttabellen schon Abweichungen auf, die sich aber so erklären lassen.

Tip zur Durchführung

Die Frage nun, wieviel Tage ein Klient das Ernährungsprotokoll führen soll, ist nicht nur eine fachbezogene Frage, sondern sie berührt gleichzeitig den Zeitaufwand, den der Berater aufbringen muß, um eine Auswertung vorzunehmen.

Sicher bringt ein einziger Tag keine verläßlichen Angaben, zumal der Klient mit dieser für ihn ungewohnten Beschäftigung erst vertraut werden muß. Eine Erhebungszeit von 7 Tagen hat sich als solide Basis für die Ernährungsberatung ergeben. Um die Auswertzeit dennoch in vertretbarem Rahmen zu halten, kann vorgeschlagen werden, von den erhobenen 7 Tagen lediglich die letzten 3 oder 4 Tage auszuwerten. Die ersten Tage sind in ihrer Aussagekraft auch nicht so zuverlässig, da der Klient zunächst lernen muß, mit dem Protokoll umzugehen. Außerdem hat das Protokollführen zunächst auch in vielen Fällen einen Einfluß auf das Ernährungsverhalten. Allerdings sollte bei einer nur teilweisen Auswertung des Protokolls zumindest durch Sichtkontrolle festgestellt werden, ob die Ernährung am Wochenende stark von der alltäglichen Ernährung abweicht. In jedem Fall ist es vorteilhaft, bei einer 3- oder 4tägigen Auswertung einen Tag des Wochenendes einzubeziehen.

Im übrigen wird es nicht in jedem Fall notwendig sein, sämtliche Nährwerte zu errechnen. In diesen Fällen wird ebenfalls Auswertzeit eingespart, wenn z.B. nur die Aufnahme von Energie und Fett erfaßt wird (z.B. bei Hypercholesterinämie). Der Alkoholkonsum läßt sich per Sichtkontrolle abschätzen, da nur sehr wenige Positionen für alkoholische Getränke auf dem Ernährungsprotokoll verzeichnet sind.

Hinweis zur Übergewichtsberatung

Wird im Rahmen einer Übergewichtsberatung dieses Ernährungsprotokoll erhoben, so sollte versucht werden, daß der Klient während der Erhebungszeit „wie gewohnt ißt und trinkt" und dabei möglichst sein Gewicht nicht verändert. Die Auswertung der Energieaufnahme bildet dann eine Schätzung des Energieumsatzes.

Gerade darin lassen sich erhebliche Unterschiede zwischen verschiedenen Klienten finden, die bei der Konzipierung einer Reduktionsdiät von großer Bedeutung ist. So ist es durchaus realistisch, daß von Größe, Gewicht, Konstitution und Arbeitsbelastung her vergleichbare Klientinnen einen mit dem Ernährungsprotokoll geschätzten Energieumsatz haben, der mitunter 1500 kcal Differenz aufzeigt. Natürlich ist dies nur eine Schätzung, die auf präzises Ausfüllen des Protokolls und genaue Gewichtskonstanz während der Erhebungszeit vertraut. Aber eine exakte Messung des Energieumsatzes, z.B. mit einem Ganzkörperkalorimeter, ist in der Praxis der Ernährungsberatung organisatorisch und ökonomisch überhaupt nicht denkbar.

Diese Schätzung jedenfalls bietet nun Anhaltspunkte, inwieweit eine Verringerung der Energieaufnahme vorgenommen werden muß. Klienten mit einer Energieaufnahme von 1800 kcal/Tag bei Gewichtskonstanz werden natürlich viel geringere Abnahmeerfolge bei einer 1000-kcal-Reduktionskost haben als jene Klienten, die beispielsweise 2800 kcal aufnehmen können, ohne zuzunehmen.

Die Untersuchung dieser Methode hat gezeigt, daß in aller Regel tatsächlich davon auszugehen ist, daß die Klienten sorgfältig und vollständig ausfüllen. Dies wird auch durch eine Anleitung für den Klienten unterstützt, die an die Eigenverantwortlichkeit und den Eigennutzen, den der Klient durch das Ernährungsprotokoll hat, appelliert.

Klienten „verweigern" das Protokoll

Natürlich kommen auch Klienten zur Beratung, die spontan nicht bereit sind, die Mühen eines ausführlichen Ernährungsprotokolls auf sich zu nehmen. Und es kommen Klienten, bei denen der Berater sicher ist, daß in diesen Fällen ein solches Protokoll, von dem anstehenden Problem her, ein übertriebener Aufwand wäre.

Dennoch soll schnell ein Überblick über die vorherrschende Ernährungsweise verschafft werden, über ernährungsphysiologisch problematische Nahrungsmittel, über Tendenzen des individuellen Verzehrs.

Für diesen Zweck ist die Präferenzliste entwickelt worden, die aber nicht nur Vorlieben, sondern auch eine gewisse Häufigkeit im Verzehr bestimmter Nahrungsmittel rasch abprüfen läßt. Im Anhang liegt ein Vordruck, auf dem der Klient dem Berater durch seine Kreuze schnell den gewünschten Überblick verschaffen kann.

Einmal orientiert, in welcher Weise die Lebensmittel gruppiert sind, wird der Berater schnell feststellen können, wo Problemspeisen angekreuzt sind, genauso aber wird er erkennen können, welche günstigen Nahrungsmittel bereits spontan gerne und häufig verwendet werden.

Klienten sind fast ausnahmslos sehr bereit, diese Liste „durchzukreuzen". Daher sollte man vor allem in einem kurzen Vorgespräch, bei dem ein weiterer Termin vereinbart wird, diese Liste mit nach Hause geben, um beim zweiten Gespräch anhand der Kreuze einen individuellen Einstieg zu finden, der thematisch direkt zum Problem hinführen kann.

Diese Präferenzliste bildet eine vorzügliche Gesprächsgrundlage, allerdings kann sie nie — und sollte daher auch nicht so verwendet werden — ein Ernährungsprotokoll ersetzen, denn die Präferenzliste beinhaltet mehr Kreuze zwischen subjektiver Zielvorstellung und realem Eßverhalten, während das Protokoll mindestens die Nahrungsmittel beinhaltet, die den Weg zum und in den Mund gefunden haben.

6.2 Fallstudien zur Planung

Die *inhaltlichen* Orientierungsangaben für eine Ernährungsberatung werden in Fachbüchern ausführlich dargestellt. Da hier jedoch *methodische* Aspekte im Vordergrund stehen sollen, die den Rahmen für inhaltliche Empfehlungen abgeben, wird auf diese ernährungsphysiologischen Maßnahmen in den Beispielfällen nur sehr knapp eingegangen.

Ziel der Beispieldarstellung ist, einen Eindruck zu vermitteln, wie eine Beratungssituation durch die Gesprächsführung, durch Problemanalyse und Definition von minimalen Zielen hergestellt werden kann. Es soll auch deutlich werden, daß die ernährungsphysiologischen Hinweise natürlich grundsätzliche und unverzichtbare Elemente der Ernährungsberatung sind, daß diese Hinweise jedoch nur in einer Gesprächssituation beim Klienten „ankommen", wenn gewisse Voraussetzungen geschaffen sind. Der bewährte Ausspruch der Beratung schlechthin: „Man soll den Klienten dort abholen, wo er steht", ist natürlich auch in der Ernährungsberatung von ausschlaggebender Bedeutung. Dazu aber bedarf es der Klärung, „wo denn nun der Patient überhaupt steht". Über- und Unterforderung im Gespräch sind Momente, die gleichermaßen negativ auf die Beratungsbereitschaft des Klienten Einfluß nehmen. Daher wird den sozialen Rahmenbedingungen der Beratung dieser große Stellenwert beigemessen.

In eigener Sache

Jetzt soll also oder Versuch unternommen werden, anhand von Beispielen ein Beratungsschema vorzustellen, das als Leitfaden einer Beratung dienen kann. Dieser Versuch ist recht schwierig, weil jedes Beratungsgespräch natürlich eine dynamische Situation ist, die schriftlich kaum fixierbar und kaum entwickelbar ist. Es soll dennoch versucht werden. Dabei ist zu berücksichtigen, daß solche Beispiele natürlich immer statisch wirken, etwas Künstliches an sich haben und nie den Eindruck erwecken können, den man als Zuhörer in der Situation gewinnen würde. Außerdem hat es sich als wenig hilfreich erwiesen, „echte" Gespräche vom Band abzuschreiben. Diese sind in aller Regel viel zu lang und würden mehrere Seiten füllen, ohne daß dabei die wesentlichen Aspekte, auf die es bei der Beratung ankommt, so deutlich vorgestellt werden könnten. Nach diesen einschränkenden Vorbemerkungen wird nun also der Versuch unternommen, anhand von 5 Beispielen die Beratungsplanung und den ersten Beratungskontakt ausschnittsweise vorzustellen.

Die Ausgangslage

Ausgangspunkt bildet jeweils eine knappe Skizzierung, wie sie sich zumeist durch die einleitenden Angaben des Klienten darstellt, denn dieser muß dem Berater zunächst den Zweck seines Besuchs erklären. Daß dieser zu Anfang „als Einstieg" in die Beratungssituation dargestellte Zweck oft nicht das eigentliche Anliegen des Klienten widerspiegelt, ist zunächst unerheblich. Dies zu klären ist eben auch ein Punkt der Beratung unter der Überschrift der Problemanalyse.

6.2.1 Fallstudie I: „Schülerin ohne Freund"

Ausgangslage

16jährige Schülerin, 175 cm, 69 kg, wohnt bei ihren Eltern. Kontaktgrund: Übergewicht. Sie fände keinen Freund.
Nach dem Einstieg in die Beratung, nachdem der Klient sein Anliegen erläutert hat und nachdem wesentliche Daten bekannt sind, stellt sich immer die Frage, ob das Problem des Klienten ausreichend deutlich erkennbar geworden ist, um entscheiden zu können, welche Methoden zur Problemlösung angeboten werden sollen.

Eine Möglichkeit

Ein Berater, der zu dem Schluß kommt, in diesem Fall der 16jährigen Schülerin sei das Problem klar erkennbar, könnte nun in folgender Weise reagieren:

Berater: In Ihrem Falle kann ich Ihnen eine bewährte Diät empfehlen, mit der Sie problemlos abnehmen können. Außerdem müssen Sie ja nur einige wenige Kilogramm abnehmen. In dieser Broschüre ist der genaue Diätplan beschrieben. Bitte ... (überreicht die Broschüre).
Klientin: Danke sehr. Ich wäre froh, wenn ich das schaffen könnte. Dann wäre ich bald so schlank, wie ich möchte. Da steht das alles drin, in dem Heft, das ich jetzt habe?
Berater: Sie brauchen sich nur an die Vorschläge zu halten. Sicher, da steht alles drin. Da gibt es sogar auch Austauschrezepte, natürlich, wenn Sie bestimmte Dinge nicht mögen. Es wird bestimmt schon klappen. Denn Sie wollen ja wirklich.

Kommentar

Der Berater diagnostiziert das Problem als Übergewicht, das durch Gewichtsabnahme gelöst werden kann. Folgerichtig unterbreitet er Vorschläge zur Gewichtsabnahme. Damit deutet der Berater das Klientenanliegen aber grundsätzlich auch als Informationsdefizit und wählt folgerichtig die Methode der Informationsvermittlung z.B. durch Übergabe einer Broschüre.

Mit seinem Vorgehen zwingt der Berater seine Problemdiagnose auch der Klientin auf und programmiert den Gesprächsinhalt auf Kalorien und Gewichtsabnahme. Er geht weiterhin vom Erfolg seiner Informationen (Broschüre) aus, wodurch es der Klientin nicht erleichtert wird, ihre eigenen Befürchtungen zu einem Mißerfolg zu äußern.

Hier ist wahrscheinlich vorschnell die Problemanalyse abgeschlossen worden, ohne daß wesentliche Elemente erkannt worden sind.

Ein anderer Einstieg

Ein anderer Einstieg in das Gespräch könnte daher grundsätzlich anders verlaufen. Ist sich der Berater nach der knappen Schilderung über die Problemlage noch nicht sicher und wünscht er weitere Zusatzinformationen, ohne genau angeben zu können, welche Informationen er zur Abklärung benötigt, dann kann er es mit klientenzentrierter Gesprächsweise versuchen.

Berater: Sie möchten schlank sein, weil Sie glauben, daß Sie dann noch einen Freund finden können, was Ihnen so bisher nicht gelungen ist.

Klientin: Ja genau, das ist es. Meine Freundin, also die ist wirklich hübsch, die hat schon lange einen Freund. Seitdem sind wir auch gar nicht mehr viel zusammen. Sie kann mit ihrem Freund alles zusammen machen. Das versteh ich ja, aber ...

Berater: Und dann stehen Sie allein. Sie möchten es genauso haben wie Ihre Freundin. Und dazu wollen Sie schlank werden, Sie möchten so hübsch sein wie Ihre Freundin.

Klientin: Ach, so hübsch, ich meine, so toll aussehen wie meine Freundin, das schaff ich doch nicht. Aber wenn ich nicht so dick wäre. Ich werde immer dicker, wenn das bleibt. Das ist noch schlimmer. Ich sitze allein zu Hause ...

Berater: Und essen, um sich zu trösten?

Klientin: Manchmal, ja, dann kriege ich einfach die Wut und dann fresse ich, wirklich, anders kann man das nicht nennen, dann fresse ich alles in mich hinein. Wenn das so weiter geht, dann gehe ich auseinander wie ein Kuchen. Glauben Sie mir!

Dem Berater ist jetzt klar geworden, daß bei dieser Klientin kein eigentliches Ernährungsproblem, sondern mehr ein psychosoziales Problem zu behandeln ist, das mit der Ernährungsweise zusammenhängt. Er muß als Ernährungsberater das Problem so weit erfassen und so weit zu lösen versuchen, wie es mit Mitteln der Ernährungsberatung möglich ist. Es hat wenig Sinn, diese Klientin bei der bisher bekannten Problemlage zum Psychotherapeuten zu schicken. Möglicherweise würde dieser die Klientin zur Ernährungsberatung verweisen.

Im Gespräch werden anschließend einige Fakten erarbeitet, die der Berater zur Festlegung seiner Beratungsziele benötigt. Es ergibt sich folgendes:

Die Klientin möchte gerne 53 kg (wie ihre Freundin) wiegen. Sie hält sich bei den Mahlzeiten zurück, ißt aber unkontrolliert in Langeweilesituationen. Ihre Eltern halten jede Gewichtsabnahme für Unsinn, da ihre Tochter „eine richtig frauliche Figur" habe. Die Mutter ist selbst leicht übergewichtig. Der Vater ist schlank. Die Freundin (jene, die den Freund hat) ist ihre einzige Freundin. Mit den anderen Mädchen ihrer Klasse hat die Klientin ein „normales", aber kein besonders freundschaftliches Verhältnis. Bisher – es bestand kein Anlaß – hat sie noch keine „Diät" im weitesten Sinne versucht. Die Klientin ißt gerne Süßigkeiten, frühstückt morgens kaum und ißt mittags und abends zu Hause, wobei die Mutter Wert darauf legt, daß sie auch genug ißt.

Diese „Daten" erfragt der Berater. Für seine Beratung stellt er die folgenden Minimalziele auf:

1. Gewichtsabnahme um 5 kg in ca. 5–6 Wochen.
2. Mutter muß ihre Tochter beim Abnehmen unterstützen.
3. Klientin sollte anderes Mädchen als Freundin finden können.

Weitergehende Beratungsziele

Dabei hat der Berater folgende weitergehende Beratungsziele bedacht:

1. Stablilsierung eines vertretbaren Wunschgewichtes der Klientin.
2. Eigenverantwortlichkeit der Klientin für ihre Ernährung.
3. Entschärfung des Partnerfindungsproblems, soweit es in der Ernährungsberatung möglich ist.

Die Festlegung der minimalen Beratungsziele erfordert im nächsten Schritt die Konkretisierung von Maßnahmen, um diese Ziele zu erreichen.

Um eine Gewichtsabnahme von (nur!) 5 kg als erstrebenswertes Ziel in ca. 5−6 Wochen zu erreichen, ist zunächst ein Gespräch mit der Klientin über ihre eigenen, wesentlich höher gesteckten Zielvorgaben wichtig.

Hier kann ein kurzes Gespräch klären. Der Berater macht (entsprechend Zielvorstellung 1) der Klientin den Vorschlag, sich einmal vorzustellen, 5 kg schlanker zu sein. „Das ist schon ganz gut. Aber das reicht mir nicht. Ich muß 53 kg wiegen." − „Ich muß Ihnen aber auch die Nachteile einmal vor Augen halten. Ihr Wunsch allein, so intensiv er auch sein mag, macht Sie kein Kilogramm schlanker. Wie wär's, jetzt an die Arbeit zu gehen, und das ist ganz allein Ihre Arbeit, bei der ich Sie unterstützen kann, und erstmals zu zeigen, daß 5 kg erfolgreich runter zu kriegen sind. Dann können Sie ja weiter sehen!"

Nach einigen Minuten ist die Klientin bereit, zunächst 5 kg als lohnendes Zwischenziel zu akzeptieren.

Jetzt ist der Weg bereitet, das eigentliche Ernährungsproblem, nämlich wie eine Reduktionskost zusammengestellt sein sollte, zu besprechen. Als Methode der Wahl bieten sich hier bewährte Konzepte an, die in einem stufenweise aufgebauten Abnahmeprogramm bestehen. Dies kann der Berater mit der Klientin nun besprechen, wenn er auch in Zukunft die weitere Betratung übernehmen kann. Es besteht vielerorts auch die Möglichkeit, solche Klientinnen auf bestehende Programme bei Krankenkassen, Volkshochschulen etc. hinzuweisen.

Für diesen ersten Beratungstermin wäre es lediglich sinnvoll, einen zweiten Termin zu vereinbaren, grob einen Speiseplan festzulegen und die wichtigsten Hilfsmittel für eine Reduktionskur (Kalorientabelle, Gewichtsverlaufskurve) zu besprechen.

Falls sich in 14 Tagen kein Gewichtsverlust eingestellt hat, würde es sinnvoll sein, die Klientin zu ermuntern, in der kommenden Woche ein 7tägiges Ernährungsprotokoll zu führen. Die Auswertung wird dann gemeinsam besprochen und der Speiseplan anhand der vorgelegten Ernährungsweise (hinsichtlich Energiegehalt und Nährstoffrelation) verändert.

Gegen Ende der Beratung werden noch die weiteren minimalen Ziele angesprochen.

Berater: Ich würde gerne noch einmal über diese Ernährungsfragen auch mit Ihrer Mutter sprechen. Können Sie beim nächsten Mal zusammen kommen?

Klientin: Ich kann sie ja fragen. Ich glaube, sie kommt schon mit, aber erzählen Sie ihr ja nicht, daß ich abnehmen will. Dann geht die in die Luft. Ich hab ihr auch was anderes erzählt, warum ich hierher gekommen bin. Von gesunder Ernährung und so. Denn für Ernährung interessiert sie sich schon.

Man bespricht das gemeinsame Vorgehen. Dann geht der Berater noch auf das Thema „Freundin" über und regt die Klientin an, einmal darüber nachzudenken, ob sie nicht auch Kontakte zu anderen Mädchen ihrer Klasse herstellen kann. Dieses Thema ist sicherlich nicht das Fachgebiet des Ernährungsberaters. Dennoch kann aber hier ein spontanes, zwischenmenschliches Gespräch Klärung bringen. Gut steht es dem Berater aber auch an, hier nicht mehr als (vermeintlicher) Fachmann zu sprechen, sondern eher spontan menschlich, aber nicht lenkend ein Gespräch über dieses Thema zu führen.

Im weiteren Verlauf der Beratungssitzungen ist zu klären, inwieweit sich die soziale Situation entschärft hat und damit die verstärkte Nahrungsaufnahme durch das Alleinsein zu Hause verringert wurde.

Analyse und Planungsschema

Ausgehend von diesem Fall soll summarisch nochmals festgelegt werden, in welchen Schritten diese Beratung vorgenommen werden kann:

1. Erfassen der Ausgangssituation durch die ersten, einleitenden Beschreibungen der Klientin.
2. Feststellen, ob weitere Zusatzinformation notwendig ist oder aber das Beratungsproblem klar erkannt ist und bereits Beratungsziele für den vorliegenden Fall definiert werden können.
3. Erhebung weiterer Zusatzinformationen für konkrete Situationen, mit gezielten Fragen, oder zur weiteren Abklärung dessen, was für die Klientin das eigentliche Problem darstellt, mit klientenzentrierter Gesprächsführung.

4. Festlegung minimaler Beratungsziele, also jener auch realistisch erreichbaren Erfolge in der Problemlösung, die kurzfristig wichtig und auch möglich sind.
5. Konkretisierung von Maßnahmen, die zur Erreichung dieser Ziele zweckmäßig erscheinen. Dabei ist insbesondere zu bedenken, daß sie auf persönliche Gegebenheiten der Umwelt oder der Persönlichkeit des Klienten abgestellt sind. Der erfolgreiche Einsatz dieser Maßnahmen muß vom Klienten auch selbst beobachtet werden können, d.h., er benötigt Kriterien, an denen er selbst sein Verhalten prüfen kann.
6. Festlegung weiterreichender Beratungsziele, an denen sich der Berater zur Vorbereitung und Planung weiterer Beratungssitzungen orientieren kann.
7. Überprüfen im weiteren Verlauf, inwieweit Maßnahmen eingehalten werden konnten, wann die minimalen Beratungziele erreicht wurden, welche Hindernisse sich ergeben und welche fördernden Bedingungen geholfen haben.

Stichwortartig können diese „Stationen" einer Beratung in einem Schema übersichtlich erfaßt werden. Ein solches Schema dient mehreren Zwecken: Erstens zwingt es zur genaueren Einschätzung der Problemlage, zweitens hält es Informationen fest und für später bereit, und drittens erinnert es an wichtige Beratungsgrundsätze, wie die Unterscheidung von minimalen und weitergehenden Beratungszielen und die Festlegung von zielbezogenen, verhaltensrealistischen Maßnahmen.

Für den vorliegenden Fall würde nach Abschluß des ersten Beratungskontaktes dieses Schema in folgender Weise ausgefüllt sein:

Planung der Ernährungsberatung für Klient(in): Monika S.
Datum: 23. 06. 1990

Ausgangslage (Schilderung durch Klient)
16jährige Schülerin, 175 cm, 69 kg, wohnt bei ihren Eltern.
Kontaktgrund: Übergewicht. Sie fände keinen Freund

Notwendige Zusatzinformationen/Themenbereiche für klärende Gespräche
Was ist der wichtige Grund? Freundin oder Übergewicht? Klärung!
Zielgewicht? Was sind problematische Eßsituationen? Einstellung der Eltern

zum Übergewicht der Tochter. Wo wird gegessen? Regelmäßigkeit? Problematische Nahrungsmittel? Kontakt zu anderen Mädchen?

Die Beratungsaufgabe erscheint schwerpunktmäßig als Problem von
○ VERHALTEN   ○ EINSTELLUNG   ○ INFORMATION
☒ SOZIALVERHALTEN
○ PSYCHOLOGISCHEN BEDINGUNGEN   ○ UNKLAR

Minimale Beratungsziele	Maßnahmen zur Zielerreichung	Fördernde/hindernde Gegebenheiten beim Klienten
1 5 kg Abnahme in 5–6 Wochen	Gespräch über realistisches Ziel/stufenweise aufgebautes Abnahmeprogramm	+ kaum „echtes" Übergewicht − Essen an Problemsituationen gekoppelt
2 Unterstützung durch die Mutter	Kontakttermin festlegen/mit Mutter über „Ernährung" sprechen	+ Scheint bereit − Selbst übergewichtig (Abwehr?)
3 Lösung von der *einen* Freundin	Klientenzentriertes Gespräch über das Thema	Unklar, wie sehr auf die Freundin festgelegt

Zeitplan/Veränderungen/Bemerkungen
Wiederholung der Beratungskontakte im Abstand von 2 Wochen.
Bei Schwierigkeiten beim Abnehmen: Ernährungsprotokoll/Abschätzen des Energieumsatzes

Weitergehende Beratungsziele
Stabilisierung eines vertretbaren Wunschgewichtes/Eigenverantwortlichkeit der Klientin für ihre Ernährung/Entschärfung des Kontaktproblems zur Freundin, soweit durch Ernährungsberatung möglich

6.2.2 Fallstudie II: „Auf Anraten des Arztes"

Ausgangslage

56jährige Hausfrau, 165 cm, 68 kg, verwitwet, allein lebend, Kontaktgrund: Information über Diät. Kontaktaufnahme: Anraten des Hausarztes. Befund: Hochdruck, Hypercholesterinämie, Diabetes (orale Antidiabetika).

Bereits durchgeführte Analyse nach Ernährungsprotokoll: ca. 1700 kcal, 32% Fett, 48% Kohlenhydrate, 10% Eiweiß, 10% Alkohol. Eindrucksmäßig: häufig Kuchen, Likör. Auffällig: große Tagesschwankungen in der Energiezufuhr.

Diese Kurzinformation erscheint nicht ausreichend, um auf dieser Basis eine Ernährungsberatung sinnvoll planen zu können. Daher wird über folgende Themen mit der Klientin gesprochen:

- Wie erlebt sie selbst ihre körperliche Verfassung. Hält sie sich für gesund? Hat sie selbst den Wunsch, ihr Gewicht zu reduzieren?
- Verfügt sie bereits über Informationen zur Einschätzung des Hochdrucks, der Hypercholesterinämie, des Diabetes, insbesondere auch im Hinblick auf Ernährung?

Diese Themen lassen sich unter dem Anliegen des Beraters fassen, erfahren zu wollen, wie die Problemsicht und die Motivationslage der Klientin zu sehen sind. Es soll geklärt werden, in welchem Umfang Wissenszusammenhänge über Ernährung und Erkrankungen noch hergestellt und weitere motivationsfördernde Gespräche zur Erzielung der Bereitschaft einer Ernährungsumstellung durchgeführt werden müssen. Denn ohne eine solche motivationale Basis sind auch konkrete Verhaltensempfehlungen nicht wirksam.

- Abklärung der Tagesschwankungen, des Akohol- und Kuchenverzehrs in Abhängigkeit bestimmter Lebensumstände oder auslösender Situationen.

Dieser letzte Punkt zielt schon eher auf die Vorbereitung bestimmter Maßnahmen. Hier soll der Bezug zwischen Essen und Umweltbedingungen für diesen individuellen Fall näher erfaßt werden, damit Gegenmaßnahmen geplant werden können.

Auch für dieses Beispiel folgen zwei Gesprächsverläufe (gekürzt und zusammengedrängt). Zunächst folgt eine Möglichkeit, wie ohne die hier beschriebene Zusatzinformation direkt mit der Beratung für eine bestimmte Ernährung begonnen wird, dann folgt das mehr klärende Gespräch, wie hier aufgeführt.

Gespräch ohne Zusatzinformation

Berater: Nach Ihren Aufzeichnungen habe ich ausgerechnet, daß Sie 1700 kcal pro Tag essen. Das ist nicht sehr viel. Haben Sie auch wirklich alles aufgeschrieben?

Klientin: Wirklich, nein, ich habe wirklich alles notiert.

Berater: Ja, dann muß ich wohl davon ausgehen. Fangen wir einmal beim Akohol an. 10% aller lhrer Kalorien kommen vom Alkohol. Das ist nicht günstig und auch zuviel. Und dann der Kuchen, den Sie recht häufig essen. Das sollten Sie auf alle Fälle rasch ändern.

Klientin: Ich habe auch schon immer gesagt, daß ich nicht viel esse. Meinem Arzt sage ich das auch immer. Und nun soll das alles an dem einen Likör liegen, den ich beim Fernsehen trinke? Den soll ich also weglassen?

Berater: Das wäre natürlich sehr gut. Aber wir müssen in ihrer Ernährung noch mehr verändern. Sie haben eine Reihe von Symptomen, da muß noch mehr geschehen. Ich würde gerne anhand dieses Planes (Berater legt einen Faltplan vor) mit Ihnen besprechen, welche Diät Sie einhalten müssen.

Im folgenden wird anhand dieses Planes eine Diät erläutert, die im Prinzip der Diabetesdiät entspricht. Ergänzend wird noch auf Fettauswahl und Fetteinschränkung in der Ernährung eingegangen.

Berater: Diesen Plan können Sie natürlich gerne mit nehmen. Haben Sie noch eine Frage dazu?

Klientin: So jetzt eigentlich nicht. Es steht ja alles da drin gechrieben. Soll ich den auch meinem Arzt zeigen?

Berater: Nein, wenn Sie sich an alles halten, wird der Arzt beim nächsten Mal feststellen, daß sich Ihre Blutwerte schon gebessert haben. Und darauf kommt es Ihnen doch an.

Kommentar

Hier wird im Prinzip eine fachlich-inhaltlich korrekte Ernährungsempfehlung gegeben, doch fehlen wesentliche Bedingungen der wirksamen Ernährungsberatung. Die individuelle Situation wird nicht berücksichtigt, es werden Maximalanforderungen gleich beim ersten Mal mitgeteilt, es wird nicht gewichtet, welche Veränderungen dringlich, welche nicht so vorrangig sind. Es werden keine positiven Aussagen gemacht, die bestehende Ernährungsweise wird als negativ, nur eine stark veränderte Ernährungsweise, die durch Verzicht und Einschränkung definiert ist, als positiv herausgestellt, wobei der Bezug zum Erleben nicht hergestellt wird. Es wird lediglich auf eine Besserung der Laborwerte abgehoben. Das stellt nicht so sehr den Wert im Sinne eines Ausgleichs für den erlebten Verzicht dar.

Diese Information über eine sinnvolle Diät ist sicher relativ zeitökonomisch, wahrscheinlich aber wenig effektiv, weil die gesamte Umsetzproblematik („Wie realisiere ich diese Diät in meinem Leben?") der Klientin „mit nach Hause" gegeben wird, ohne sie auch nur ansatzweise im Beratungsgespräch angesprochen zu haben.

Ein alternatives Gespräch

Berater: Nach Ihren Aufzeichnungen habe ich ausgerechnet, daß Sie 1700 kcal pro Tag essen. Ich gehe davon aus, daß Sie alles aufgeschrieben haben. Und dann muß ich sagen, daß Sie nicht übermäßig viel essen.

Klientin: Schön, daß Sie mir das glauben. Mein Arzt sagt mir immer, ich sollte weniger essen. Na, darum hat er mich ja auch zu Ihnen geschickt.

Berater: Ihr Arzt hat Sie zu mir geschickt. Wie würden Sie selbst aber Ihren Gesundheitszustand beurteilen, und wie sehen Sie das im Zusammenhang mit Ihrer Ernährung?

Klientin: Also, so krank, wie ich sein soll, fühle ich mich nicht. Ich nehme halt die 3 Tabletten. Also, eigentlich, ich weiß auch nicht, aber krank, nein, krank fühle ich mich nicht.

Berater: Aber kerngesund, glauben Sie, sind Sie auch nicht?

Klientin: Da haben Sie recht. Ich habe zu hohen Blutdruck und Fett im Blut, ja und Zucker eben, dafür nehme ich Tabletten. Aber da merkt man ja nichts von.

Berater: Das ist genau das Problem. Solche Krankheiten, die der Arzt genau feststellen kann, machen lange Zeit keine

	Beschwerden. Die kommen erst sehr spät. Und gerade eine solche Krankheit, die Sie haben, kann durch Ernährung ganz gut gebessert werden.
Klientin:	Dann muß man aber wohl sicher strenge Diät einhalten! Da darf man nicht mehr alles essen?
Berater:	Das kommt sehr darauf an, was man alles gerne ißt. Was ist denn Ihr Lieblingsgericht, was essen Sie besonders gerne?
Klientin:	Ich weiß gar nicht, ob ich das sagen darf. Aber Sie haben es ja in diesen Zetteln schon gesehen, also mein Stückchen Kuchen zum Kaffee, selbstgebacken, und zum Fernsehen ein Schnäpschen. Wissen Sie, ich bin meistens allein zu Hause, mein Mann ist vor 3 Jahren gestorben, da muß ich ja auch was haben, ich meine, ich muß mir auch was gönnen.
Berater:	Der selbstgebackene Kuchen und — wie Sie sagen — Ihr Schnäpschen, das sind die kleinen Höhepunkte am Tag.
Klientin:	Ja, da freue ich mich wirklich drauf.
Berater:	Das kann ich gut verstehen. Ich bin auch sicher, daß wir das in einem Ernährungsplan berücksichtigen können. Haben Sie selbst schon darüber nachgedacht, welche anderen Dinge bei Ihrer Ernährung vielleicht für Ihre Krankheit ungünstig sein können?
Klientin:	Also, bei der Ernährung nicht so direkt, ich meine, nicht soviel Zucker, das ist ja klar. Ich nehme auch schon Süßstoff. Vielleicht muß ich auch abnehmen. In den letzten Jahren habe ich nämlich ganz schön zugenommen. Seit mein Mann tot ist.
Berater:	Ihre Lebensumstände sind seitdem verändert. Sie sind ruhiger geworden? Arbeiten nicht mehr soviel?
Klientin:	Na, zu arbeiten gibts auch in einem kleinen Haushalt genug. Aber Sie haben schon recht. Ich sitze noch mehr zu Hause rum. Im Garten mache ich auch nichts mehr. Das ist mir zuviel geworden, wo mir keiner mehr hilft.

Im weiteren Verlauf dieses Gesprächs wird eine Gewichtsabnahme bis hin auf 64 kg vereinbart, wobei wöchentlich höchstens 0,5 kg erreicht werden sollen (in Anbetracht der geringen Energieaufnahme bei Gewichtsstabilität, die sich aus dem Ernährungsprotokoll ergeben hat).

Der Berater gibt noch einige Informationen:

Berater: Sie sagten schon, daß Zucker natürlich nicht gut ist, wenn Sie zuckerkrank sind. Damit sind aber auch alle Nahrungsmittel und Getränke gemeint, in denen Zucker enthalten ist, also fast alles, was süß schmeckt, wenn nicht ...

Klientin: Aber doch nicht, wenn was durch Süßstoff süß schmeckt.

Berater: Richtig, das ist eine Ausnahme. Und das ist der Vorteil, daß Sie Süßes essen können, ohne Ihren Körper zu belasten. Haben Sie schon daran gedacht, Ihren Kuchen mit flüssigen Süßstoff zu backen?

Klientin: Nein, geht denn das? Ich nehme immer diese kleinen weißen Tabletten im Kaffee. Aber im Kuchen ...

Im gleichen Sinne werden Informationen über Fette kurz besprochen, was darauf hinausläuft, daß die Klientin die wenigen Nahrungsmittel dann kennt, die besonders reich an Cholesterin sind.

Das Verhaltensgespräch zeigt, daß das Frühstück sicher unproblematisch ist. Das warme Mittgessen fällt manchmal aus, weil die Klientin „keine Lust zu kochen hat". Dann ißt sie häufig Kuchen. Der Alkoholkonsum ist ausschließlich auf den Abend während des Fernsehens beschränkt. Die großen Tagesschwankungen entstehen dadurch, daß sie an manchen Tagen (1- bis 3mal die Woche) einen „Heißhunger" hat und dann „nicht aufhören kann zu essen". Das war auch an 2 Tagen während der Aufzeichnungen so, berichtet die Klientin.

Bestimmung der Beratungsziele

Aufgrund dieser Erfahrungen und Beschreibungen konzipiert der Berater nun minimale Beratungsziele, die vorrangig wichtig und realisierbar sind.

Gewichtsabnahme um 4 kg; Verringerung der Energieaufnahme auf 1200 kcal/Tag; Einsparung von Zucker und cholesterinhaltigen Nahrungsmitteln.

Zu den Maßnahmen, die diese Ziele erreichbar machen sollen, werden folgende definiert:

Gewichtskontrollen alle 3 Tage zu Hause, Anlegen einer Verlaufskurve. Weiteres Notieren aller Lebensmittel und Getränke (das macht der Klientin sogar Spaß) und Bestimmung der Kalorien anhand einer Tabelle durch die Klientin selbst. Anlegen einer Kalorienübersicht für jeden Tag. Die Regelmäßigkeit des Mittagessens soll wieder hergestellt werden. Hier wird gemeinsam überlegt, wie durch Tiefkühlgerichte, Fertiggerichte, aber auch Ersatzmahlzeiten durch Schnellgerichte, wie Suppen in Kombination mit Salat und Rohkost der „Kochunlust" entgegengewirkt werden kann. Damit werden alle Ziele näherungsweise in einem ersten Schritt verfolgt.

Ausdrücklich wird der eine (!) Likör am Abend und auch das eine (!) Stück Trockenkuchen zum Kaffee (mit Süßstoff) nicht gestrichen. Beides aber muß im Kalorienplan mitberechnet werden. Grundinformationen über das Prinzip der Diabetesdiät werden der Klientin mitgegeben mit der Aufforderung, diese Unterlagen zu Hause zu studieren, um sich beim nächsten Termin darüber zu unterhalten. Sie soll darin anstreichen, was ihr relativ mühelos gelingen würde und bei welchen Ernährungsumstellungen sie mit Problemen für sich selbst rechnet.

Langfristig sollen mit diesen ersten Schritten weitergehende Ziele erreicht werden:

Gewichtsreduktion zur Besserung des Hypertonus, der Hypercholesterinämie, des Diabetes. Dies wird unterstützt durch ein Training im kalorienbewußten und zuckerbewußten Ernährungsverhalten. Je nach Belastungsmöglichkeit der Klientin wird auch in Abhängigkeit der Veränderung der Laborwerte in späteren Gesprächen auch der Alkoholkonsum, eine Kochsalzbeschränkung und eine striktere Reduzierung der Gesamtfettaufnahme behandelt.

Das Problem der „Heißhungeranfälle", die bisher keine extreme Kalorienaufnahme herbeigeführt haben, wird versucht, durch regelmäßig eingeschobene kleine Zwischenmahlzeiten (auch im Hinblick auf den Diabetes) zu beheben. Aber das sind schon weiterreichende Ziele.

Schema der Beratungsplanung

In der schematisierten Behandlungsplanung würde dieser Beratungsfall in etwa so dargestellt werden können:

Planung der Ernährungsberatung für Klient(in): Frau G.
Datum: 26. 06. 1990

Ausgangslage (Schilderung durch Klient)
56jährige Hausfrau, 165 cm, 68 kg, verwitwet, allein lebend.
Kontaktgrund: Information über Diät. Kontaktaufnahme: Anraten des Hausarztes.
Befund: Hochdruck, Hypercholesterinämie, Diabetes (orale Antidiabetika). Ernährungsanalyse nach Selbstprotokoll: 1700 kcal, 32% Fett, 48% Kohlenhydrate, 10% Eiweiß, 10% Alkohol. Eindrucksmäßig: häufig Kuchen, Likör. Auffällig: großen Tagesschwankungen in der Energieaufnahme

Notwendige Zusatzinformationen/Themenbereiche für klärende Gespräche
Abklären: Subjektive Einschätzung der Gesundheit/Leidensdruck. Motivation zur Gewichtsabnahme
Abklären: Kenntnisse über ernährungsabhängige Risikofaktoren
Abklären: Tagesschwankungen. Situative Bedingungen für Kuchenverzehr und Alkoholaufnahme

Die Beratungsaufgabe erscheint schwerpunktmäßig als Problem von
☒ VERHALTEN   ○ EINSTELLUNG   ☒ INFORMATION
○ SOZIALVERHALTEN
○ PSYCHOLOGISCHEN BEDINGUNGEN   ○ UNKLAR

Minimale Beratungsziele	**Maßnahmen zur Zielerreichung**	**Fördernde/hindernde Gegebenheiten beim Klienten**
1 Gewichtsabnahme um 4 kg	Gewichtskontrollen, Notieren aller Nahrungsmittel und Getränke, Einüben der Kalorienberechnung	+ Klientin sorgt allein für ihre Ernährung
2 Energieaufnahme 1200 kcal/Tag		− Wenig ernährungsphysiologische Vorkenntnisse vorhanden
3 Reduktion von zucker- und cholesterinhaltigen Nahrungsmitteln	Planung geeigneter Zwischenmahlzeiten/Planung des Mittagessens	− Geringer Energieumsatz (1700 kcal)

Zeitplan/Veränderungen/Bemerkungen
Schrittweise (ganz allmähliche) Reduzierung des Alkohols (hat wichtigen psychologischen Stellenwert) und des Kuchens. Kontinuierliche Verbesserung des ernährungspsychologischen Wissens, soweit es die Symptomatik der Patientin berührt. Planung weiterer Beratungstermine und Besprechung der Schwierigkeiten

Weitergehende Beratungsziele
Gewichtsstabilisierung/Normalisierung der Blutzucker- und Cholesterinwerte/Normalisierung des Blutdrucks
Langfristig: Anregung zu mehr Bewegung (Gartenarbeit) und sozialen Kontakten

6.2.3 Fallstudie III: „Verunsicherung durch Schadstoffe"

Ausgangslage

28jährige Angestellte, 172 cm, 59 kg, verheiratet, 2 Kinder (6 und 8 Jahre). Kontaktgrund: Information über richtige Ernährung insbesondere für die Kinder. Anlaß war ein Artikel über Schadstoffe in der Tagespresse.
Zunächst wieder zwei Gesprächsverläufe unterschiedlichen Charakters.

Da spricht der Fachmann

Berater: Was möchten Sie denn genau von mir wissen?

Klientin: Ob das nun in der Zeitung stimmt! Mit den vielen Giftstoffen im Essen. Die kann ich meinen Kindern doch dann nicht zum Essen geben. Oder haben die übertrieben da?

Berater: Ich kenne nun den Artikel nicht, den Sie gelesen haben. Aber allgemein kann ich Sie beruhigen. Von Gift kann man sowieso nicht sprechen. Das wird in der Presse bei weitem übertrieben. Die Nahrungsmittelchemiker können heute sehr genau mit ihren Methoden auch noch die kleinsten Mengen von Substanzen feststellen. Da übertreiben die Zeitungen einfach, weil sie die Größenordnung nicht richtig wiedergeben.

Klientin: Aber dann stimmt es doch, daß da was drin ist. Nur nicht so viel. Ist das denn dann nicht doch schädlich?

Berater: Von vielen Substanzen, die man analytisch nachweisen kann, weiß man überhaupt nicht, ob sie schädlich sind. Also, ganz konkret kann ich Ihnen sagen, daß man nicht so viel Innereien und keine Wildpilze essen sollte.

Klientin: Die mögen meine Kinder auch gar nicht. Aber in der Zeitung stand noch viel mehr. Da war von Nitro oder so ähnlich die Rede. Und auch Gemüse, ich meine, da achte ich nun besonders drauf bei meinen Kindern, also gerade Gemüse sollte man nicht essen.

Berater: Sie meinen Nitrat, ja das stimmt zum Teil. Aber das muß man doch ganz anders bewerten. Bestimmte Gemüsesorten, bei Spinat wissen Sie das sicher, enthalten Nitrat, daraus können sich Nitrit und Nitrosamine bilden. Aber das ist nicht wirklich so bedenklich, vor allem wenn sie Spinat und andere Kohlarten nicht aufwärmen, sondern sofort verzehren. Das ändert nichts an dem großen ernährungsphysiologischen Wert von Gemüse. Das sollten Ihre Kinder auf alle Fälle essen.

Klientin: Na, dann bin ich schon etwas beruhigt. Sie müssen das ja nun wissen. Sie meinen also, das ist nicht bedenklich. Mit dem Gemüse, meine ich, weil das ja jeden Tag auf den Tisch kommt?

Kommentar

In diesem Gespräch prallen emotional begründete Unsicherheit ohne detailliertes Wissen mit der Sicht- und Ausdrucksweise eines Fachmannes (der sich zumindest bemüht, sich populär auszudrücken) zusammen. Dieser kann kaum mit seinen Argumenten, die er darüber hinaus nicht wirklich verstehbar machen kann, diese gefühlsmäßige Unsicherheit beheben. Das Resultat solcher Gespräche besteht bestenfalls in einer Übernahme der Feststellungen der Fachautorität, die jedoch meist bei nächster Gelegenheit wieder leicht erneut in Frage gestellt wird. Solche Gespräche wirken daher nur kurzfristig entlastend, ohne wirklich tiefgreifend die Unsicherheit (und die ist hier Beratungsgegenstand) zu beheben.

Klient verliert Unsicherheit

Berater: Dieser Artikel hat Sie zu mir geführt. Wissen Sie noch, as Sie in diesem Artikel so aufgestört hat?

Klientin: Ja, im Grunde dürfte ich meinen Kindern nichts mehr zu essen geben, stand da. Weil heutzutage soviel Giftstoffe im Essen sind, daß man krank wird. Und das gerade bei Kindern.

Berater: Ich glaube, das geht vielen Müttern so. Die vielen Schlagzeilen vom Gift im Essen und dann die komplizierten Fachausdrücke, die kein Mensch versteht, da weiß man nicht mehr, was denn nun überhaupt Sache ist.

Klientin: Wirklich, die ausländischen Wörter habe ich auch gar nicht behalten. Wer soll das denn verstehen. Früher hat man da überhaupt nichts drüber gelesen. Auch in der Schule nicht, als ...

Berater: Aber heute ist ja vieles so kompliziert. Und dafür sind Sie auch in die Ernährungsberatung zu mir gekommen. Ich glaube, wir sollten uns einmal über das Essen unterhalten, was Sie und Ihre Kinder essen. Haben Sie selbst denn schon irgendwelche konkreten Bedenken, ich meine, sind Ihre Kinder nicht gesund, zu dünn, oder ...

Klientin: Nein, nein, die toben den ganzen Tag und sind kerngesund. Haben kaum Zeit für Schularbeiten. Also, da ist also nichts.

Berater: Na prima, aber ich verstehe, daß Sie besorgt sind, daß später durch falsche Ernährung doch vielleicht gesundheitliche Schäden auftauchen können.

Klientin: Genau, man weiß ja nicht. Weil das wirkt ja alles erst später. Das stand auch in der Zeitung.

Berater: Da haben Sie recht. Aber sehen wir uns doch einmal genau an, was bei Ihnen so jeden Tag auf den Tisch kommt. Können Sie beim Frühstück beginnen? Was gibt's da morgens bei Ihnen?

Es folgt ein detailliertes Erhebungsgespräch über die Enährungsweise dieser Familie. Dabei nutzt der Berater die Gelegenheit, anhand konkreter Nahrungsmittel grundsätzliche Tatsachen über eine günstige oder eher ungünstige Ernährungsweise klarzustellen, ohne jedoch fachwissenschaftlich ins Detail zu gehen, zumal er im Gespräch bereits feststellen konnte, daß bei dieser Klientin kaum Kenntnisse in Ernährungsfragen vorliegen. Der Berater gewinnt den Eindruck, daß bei dieser Familie keine grundsätzlichen Ernährungsprobleme bestehen. Daher kommt er zu der Überzeugung, daß dieses Beratungsgespräch nicht bei einem weiteren Termin fortgesetzt werden muß.

Berater: Ich denke, wir haben nun in allen Einzelheiten Ihre Ernährung unter die Lupe genommen. Ich finde aus meiner Sicht, daß Sie und Ihre Familie sich wirklich gut ernähren. Ihr Speiseplan ist abwechslungsreich, Sie essen viel Gemüse, Sie bemühen sich, fettarm zu kochen. Und die Süßigkeiten regeln Sie gemeinsam mit den Kindern. Da wird auch nichts übertrieben. Also, aus meiner Sicht, ich habe keine Bedenken.

Klientin: Das finde ich gut, wie Sie das so sagen. So genau hatte ich mir das noch gar nicht überlegt. Ich habe mehr so gekocht, ja, damit es uns geschmeckt hat. Nur bei den Bonbons, da achte ich schon darauf.

Berater: Hauptsache ist, daß alles so stimmt. Und was den Artikel nun in der Zeitung angeht, was soll ich Ihnen da noch viel zu sagen. Natürlich gibt es Probleme, mit dem sich viele Forscher, Mediziner, Ernährungswissenschaftler beschäftigen müssen. Das ist schon kompliziert. Und manchmal ist das auch eine Frage, wie einer das so sieht, aus seiner persönlichen Sicht. Wenn Sie darüber sich richtig informieren möchten, dann kann ich Ihnen diese Broschüre hier mitgeben (legt sie auf den Tisch). Sie kostet allerdings 2.00 DM.

Klientin: Vielen Dank, nein, ich bin Ihnen wirklich dankbar, ich war so durcheinander, jetzt ist mir alles viel klarer geworden.

Kommentar

Der Berater in diesem Gespräch versucht mehr auf den Hintergrund des Beratungsproblems einzugehen und nimmt die Frage nach den Schadstoffen zunächst nur als Anlaß (wegen des Artikels), nicht aber als primären Grund der Beratung. Die Unsicherheit der Klientin, die sie an dem Artikel aufhängt, hat der Berater zutreffend als allgemeine Verunsicherung über die allgemeine Ernährung gedeutet. Durch das persönliche Eingehen auf die familiäre Situation wird nun diese Unsicherheit verringert. Der Schluß des Gesprächs zeigt, daß auch mehr diese allgemeine Unsicherheit, nicht aber „das Gift in der Nahrung" der eigentliche Beratungsanlaß war.

Ernährungsberatung muß auch nicht immer mit tatsächlichen Ernährungsproblemen zu tun haben. Denn Klienten, die verunsichert über ihre Ernährungsweise sind, bedürfen auch einer Bestätigung oder kritischen Anmerkung ihrer Ernährungsgewohnheiten. Die Beurteilung der Ernährungsweise muß der Fachmann vornehmen. Aber nur er kann dem Klienten versichern, alles richtig zu machen, oder aber ihm Änderungsvorschläge unterbreiten. Auch Bestätigung eines bestimmten Ernährungsverhaltens ist eine wichtige Aufgabe der Ernährungsberatung. Denn damit wird günstiges Verhalten stabilisiert und Unsicherheit ausgeräumt, die durchaus aufgrund bestimmter Informationen über „Außenseiterkostformen" zu einer ungünstigen Veränderung des Ernährungsverhaltens führen kann.

Die schematische Fassung dieses Gesprächs sieht wie folgt aus:

Planung der Ernährungsberatung für Klient(in): Frau K.

Datum: 14. 06. 1990

Ausgangslage (Schilderung durch Klient)
28jährige Angestellte, 172 cm, 59 kg, verheiratet, zwei Kinder (6, 8 Jahre). Kontaktgrund: Information über richtige Ernährung, insbesondere für Kinder. Anlaß war ein Artikel über Schadstoffe in der Tageszeitung

Notwendige Zusatzinformationen/Themenbereiche für klärende Gespräche
Abklären: Warum ist Frau K. gekommen? Schadstoffproblematik, allgemeine Verunsicherung? Was möchte sie durch die Beratung erreichen?

Fallstudie IV: „Kontaktgrund Obstipation" 195

Die Beratungsaufgabe erscheint schwerpunktmäßig als Problem von
○ VERHALTEN ☒ EINSTELLUNG ☒ INFORMATION
○ SOZIALVERHALTEN
○ PSYCHOLOGISCHEN BEDINGUNGEN ○ UNKLAR

Minimale Beratungsziele	**Maßnahmen zur Zielerreichung**	**Fördernde/hindernde Gegebenheiten beim Klienten**
1 Verringerung der Unsicherheit	Klientenzentriertes Gespräch	− Frau K. kann ihr Anliegen nur unscharf formulieren + Frau K. ist motiviert, was ihr Besuch zeigt
2 Ernährungswissenschaftliche Prüfung der Ernährung	Erhebung der Ernährungsweise von Familie K. durch direktes Nachfragen	

Zeitplan/Veränderungen/Bemerkungen
Wahrscheinlich lösbar in einem Beratungstermin. Dennoch: Nochmalige Beratungsmöglichkeit anbieten, falls sich nach der Beratung Fragen ergeben

Weitergehende Beratungsziele
Keine

6.2.4 Fallstudie IV: „Kontaktgrund Obstipation"

Ausgangslage

42ährige Hausfrau, 166 cm, 72 kg, verheiratet, 2 Kinder (14 und 17Jahre). Kontaktgrund: Obstipation. Leicht erhöhter Blutdruck (keine Medikation).

Ernährungsanalyse nach Selbstprotokoll: 2300 kcal, 40% Fett, 45% Kohlenhydrate, 15% Eiweiß, kein Akohol.

Spontane Angabe: Heißhunger in Konfliktsituationen.

Weitere Informationen

Dem Berater erscheinen diese Angaben nicht ausreichend. Er fragt weiter nach.

Berater: Wann besonders haben Sie diese Heißhungeranfälle?

Klientin: Meistens, wenn ich mich aufgeregt habe. Dann zittere ich richtig und muß einfach essen.

Berater: Was essen Sie dann besonders häufig?

Klientin: Eigentlich alles, was ich dann habe. Was dann im Kühlschrank liegt. Oder im Wohnzimmerschrank. Da habe ich Süßigkeiten und Schokolade für die Kinder. Aber das esse ich dann selbst.

Berater: Leiden Sie danach dann besonders an Verstopfung?

Klientin: Das habe ich noch nicht festgestellt. Nein, ich habe immer Last, zur Toilette zu kommen.

Berater: Nehmen Sie irgendwelche Abführmittel ein?

Klientin: Nein.

Berater: Nach Ihren Angaben im Ernährungsprotokoll essen Sie eigentlich nicht besonders viel? Haben Sie auch wirklich alles genau aufgeschrieben?

Klientin: Ja, alles was ich gegessen habe, habe ich angekreuzt.

Berater: Wieviel trinken Sie am Tag?

Klientin: Ja, nicht übermäßig viel. Morgens 2, nachmittags 2 Tassen Kaffee. Ja, und dann abends noch 1 Glas Mineralwasser.

Berater: Wie sehr sind Sie durch Ihren Haushalt belastet?

Klientin: Den ganzen Tag eigentlich, was heißt belastet? Aber ich habe ganz schön zu tun.

Berater: Noch eine Frage zu Ihrem Gewicht. Fühlen Sie sich so wohl oder möchten Sie abnehmen?

Klientin: Das habe ich schon oft genug probiert. Aber da ist nichts dran zu machen. Drei Kilogramm runter, und dann ist alles schnell wieder drauf.

Berater: Es wäre aber sicher sehr vorteilhaft für Sie, einige Kilo abzunehmen. Ihr Blutdruck und wahrscheinlich auch die Verstopfung würden sich bessern.

Klientin:	Das glaube ich, aber wirklich, glauben Sie mir, das schaffe ich nicht.
Berater:	Was sagt Ihr Mann dazu, ist er so mit Ihrem Gewicht zufrieden?
Klientin:	Ich glaube, ihn stört das nicht. Jedenfalls sagt er nichts.
Berater:	Essen Sie eigentlich genug Obst, Salat, Vollkornbrot, Gemüse, also Nahrungsmittel mit viel Ballaststoffen?
Klientin:	Ich habe das ja alles aufgeschrieben. Gemüse esse ich schon. Vollkornbrot eigentlich weniger. Ballaststoffe? Wie ist das zu verstehen?
Berater:	Das sind Pflanzenfasern, die unverdaulich sind. Sie füllen aber gut. Fördern ein Sättigungsgefühl und geben dem Darm zu arbeiten. Damit kann sehr häufig eine Verstopfung behoben werden.
Klientin:	Meine Freundin hat mir aber Kleie empfohlen. Damit hätte sie gute Erfahrung gemacht, sagt sie. Sind Sie auch der Meinung?
Berater:	Richtig, Kleie zählt auch zu den Ballaststoffen. Das ist eine brauchbare Möglichkeit. Aber man kann das auch mit normalen Lebensmitteln erreichen, die von Natur aus viel Faserstoffe haben.
Klientin:	Ja, dann meinen Sie, ich sollte doch keine Kleie essen, sondern mehr normale Lebensmittel. Was sollte ich dann essen?
Berater:	Ich würde Ihnen eine ballaststoffreiche Ernährung empfehlen. Und dann sollten Sie auf alle Fälle noch mehr trinken. Natürlich kalorienfreie Getränke, wie Kaffee, Tee, Mineralwasser.
Klientin:	Ja, das versuche ich dann mal.

Kommentar

Der Berater versucht mit einigen Fragen mehr Informationen über die Situation des Klienten zu erhalten. Dabei springt er mit seinen

Fragen von Thema zu Thema, so daß für die Klientin der rote Faden verloren geht. Geleitet wird der Berater dabei von „inneren Hypothesen", also von Vermutungen, die ihm zur Erklärung des Beratungsproblems einfallen.

Bei der Flüssigkeitsaufnahme und bei den Ballaststoffen bestätigen sich seine Hypothesen. Er geht daher zugleich zu Empfehlungen über, die Flüssigkeitszufuhr und die Ballaststoffaufnahme zu erhöhen. Dieses Beratungsgespräch erscheint direktiv, also geleitet vom Berater, der aufgrund von sachlichen Auskünften der Klientin das Gespräch mit Fragen strukturiert. Dabei werden Erwartungen der Klientin, ihre bereits gemachten Erfahrungen zur Lösung ihres Problems, nicht angesprochen.

Eine andere Version

In der zweiten Gesprächsversion geht der Berater zunächst etwas mehr klientenzentriert vor, obwohl auch er weitere Informationen zur Situation des Klienten benötigt, um die minimalen Beratungsziele festlegen zu können.

Berater: Sie erwähnten Ihre Heißhungeranfälle?

Klientin: Ja, also, wenn ich mich richtig aufgeregt habe, dann zittere ich am ganzen Leib und dann zieht es mich zum Kühlschrank. Und dann stopfe ich alles in mich hinein.

Berater: Sie schlucken Ihren Ärger damit herunter, und dann ist alles wieder in Ordnung?

Klientin: Nein, schön wär's. Dann kriege ich erst recht Schuldgefühle, weil ich soviel gegessen habe. Gucken Sie mich an, ich bin auch nicht die schlankste. Aber ich kriege kaum 3 kg runter, dann sind sie auch schon wieder drauf. Diese Freßanfälle durchkreuzen alle guten Vorsätze.

Berater: Ohne diese Freßattacken wäre Abnehmen kein so großes Problem für Sie?

Klientin: Nein, normalerweise kann ich mich ganz gut zurückhalten. Nur wenn's so durch geht mit mir ...

Berater: Und die Verstopfung, an der Sie leiden, hat das auch etwas damit zu tun? Verstärken Ihre Heißhungeranfälle ...

Klientin: Nein, im Gegenteil, mit der Verstopfung habe ich immer zu tun. Aber daran habe ich mich fast gewöhnt. Aber dieses Fressen, verstehen Sie mich richtig, das ist wirklich kein Essen mehr, wenn ich da vor dem Eisschrank stehe, so wahllos alles in mich hineinstopfe.

Berater: Und das belastet Sie am allermeisten?

Klientin: Sicher, ich komme da nicht heraus alleine. Ich meine, Ihnen habe ich das jetzt erzählt. Aber das weiß sonst keiner. So was können Sie ja auch nicht erzählen.

Berater: Ihre Familie ahnt davon nichts?

Klientin: So richtig nicht. Meine Kinder fragen schon mal, warum ich denn so dick bin, denn bei den Mahlzeiten esse ich wirklich wenig. Na, meine Mutter war auch dick, und da liegt das dann halt in der Familie, sagt man.

Berater: Sie sind nun zu mir gekommen, ich möchte Ihnen gerne helfen. Haben Sie sich schon überlegt, wie ich Sie am besten unterstützen könnte?

Klientin: So direkt nicht. Aber ich bin schon ganz erleichtert, daß ich das alles einmal rauslassen konnte. Ich wollte ja eigentlich auch nur wegen der Verstopfung kommen. Aber jetzt bin ich ganz froh. Ja, können Sie mir sagen, was ich gegen meine Freßanfälle tun kann?

Berater: Die mit Ihrem Ärger zu tun haben? Ich habe Sie so verstanden, daß Sie ohne Ärger auch nicht den Zwang hätten zu essen?

Klientin: Na ja, eigentlich schon, ich glaube, daß der Ärger da viel ausmacht. Obgleich, manchmal erwischt es mich auch, wenn ich ganz alleine zu Hause bin und nichts zu tun habe, eh, keine Lust habe, was zu tun.

Berater: Sie fühlen sich jedenfalls gefühlsmäßig nicht gut in solchen Situationen.

Klientin: Das ist es wahrscheinlich. Mir fehlt dann was. Und dann ... Sie wissen ja, was ich dann mache.

Kommentar

Im Verlauf dieses Gesprächs wird klar, daß die Klientin sich als „Eintrittskarte" für die Beratung ihre Verstopfung gewählt hat, obschon sie unter ihren Heißhungeranfällen wesentlich stärker leidet. Dieses Thema aber ist bei ihr gefühlsmäßig so negativ besetzt, daß sie erst durch einen verständnisvollen Gesprächsablauf hierauf ausführlich zu sprechen kommt. Jetzt steht die Obstipation nicht mehr im Vordergrund.

Im gegenwärtigen Stadium des Gesprächs versucht der Berater, den Fortgang zu planen.

Zunächst bespricht er mit der Klientin, ob sie bereit ist, ihre Vorräte zu Hause einzuschränken, um auf diese Weise dem unkontrollierten Essen in Belastungssituationen vorzubeugen. Er bespricht, welche Vorräte bereit gehalten werden können für die Heißhungeranfälle. Zusammen werden energiearme Nahrungsmittel ausgewählt, die die Klientin halbwegs gerne ißt und die sie nun für ihr „Streßessen" bereithält.

Es wird dann ein weiteres Gespräch vereinbart, bei dem intensiv besprochen werden soll, wie im Erleben der Patientin ihre Situation zu Hause und das übermäßige Essen zusammenhängen (in einem klientenzentrierten Gespräch natürlich). Hier wird erwartet, daß die Klientin selbst auf Zusammenhänge stößt, die sie möglicherweise durch eigenes Zutun verändern kann (Umgang mit ihren Kindern, Verteilung von Aufgaben im Haushalt, Vorbeugung gegen Ärgersituationen, Erwartungen an den Ehemann etc.).

Zuletzt dann wird geplant, einen Ernährungsplan aufzustellen. Eine allmähliche Gewichtsabnahme wird dabei berücksichtigt, sowie diätetische Möglichkeiten, gegen die Obstipation einzuwirken.

Wichtig an diesem Vorgehen erscheint, daß der Berater zunächst auf die Erwartung der Klientin eingeht und das Anliegen vorrangig bespricht, das subjektiv an erster Stelle steht. Damit wird die Annahme von Beratungsempfehlungen erhöht und die weitere Kontaktaufnahme gefördert.

Zusammenfassend gibt das Planungsschema diese Gadanken wieder:

Planung der Ernährungsberatung für Klient(in): Frau S.
Datum: 28. 06. 1990

Ausgangslage (Schilderung durch Klient)
42jährige Hausfrau, 166 cm, 72 kg, verheiratet, 2 Kinder (14, 17 Jahre). Kontaktgrund: Obstipation. Leicht erhöhter Blutdruck (keine Medikation). Ernährungsanalyse nach Selbstprotokoll: 2300 kcal, 40% Fett, 45% Kohlenhydrate, 15% Eiweiß, kein Alkohol. Spontane Angabe: Heißhunger in Konfliktsituationen

Notwendige Zusatzinformationen/Themenbereiche für klärende Gespräche
Abklären: subjektive Wertigkeit der Obstipation gegenüber Heißhunger (klientenzentriertes Gespräch)

Die Beratungsaufgabe erscheint schwerpunktmäßig als Problem von
☒ VERHALTEN   ○ EINSTELLUNG   ○ INFORMATION
○ SOZIALVERHALTEN
☒ PSYCHOLOGISCHE BEDINGUNGEN   ○ UNKLAR

Minimale Beratungsziele	Maßnahmen zur Zielerreichung	Fördernde/hindernde Gegebenheiten beim Klienten
1 Reduzierung der Nahrungsaufaufnahme in Streßsituationen	Veränderung der Vorratshaltung Bereithalten energiearmer Lebensmittel für Streßsituationen	+ Großer Leidensdruck, hohe Motivation der Klientin − Für streßbedingtes Essen kaum erprobte Beratungsstrategien vorhanden

Zeitplan/Veränderungen/Bemerkungen
Planung weiterer Beratungskontakte. Gespräch über die essensauslösenden Situationen/über Familiensituation/über Möglichkeiten, Streßsituationen abzubauen. Erarbeitung eines Ernährungsplans (Gewichtsreduktion/Obstipation)

Weitergehende Beratungsziele
Reduzierung der Streßsituationen zu Haus
Gewichtsnormalisierung
Normalisierung von Verdauung und Blutdruck

6.2.5 Fallstudie V: „Nach der Reduktionskur ..."

Ausgangslage

31jähriger Facharbeiter, 180 cm, 95 kg, verheiratet, ohne Kind. Kontaktgrund: Gewichtsabnahme. Hat eine stationäre Reduktionskur mit 12 kg Gewichtsverlust beendet. Bedenken: Gewicht steigt wieder an. Übergewicht behindert ihn im Beruf. Blutdruck, Blutparameter: ohne Befund.

Ernährungsanalyse nach Selbstprotokoll (nach dem Krankenhausaufenthalt): 3600 kcal, 45% Fett, 40% Kohlenhydrate, 15% Eiweiß, kein Akohol. Warme Mahlzeiten nur am Wochenende. Während der Arbeit werden belegte Brote gegessen.

Ausschnitte aus dem ersten Gespräch

Klient: Nach der Kur sind fast 5 kg schon wieder drauf. Dabei halte ich mich ausgesprochen zurück beim Essen. Das kann Ihnen meine Frau bestätigen.

Berater: Aber Ihr eigenes Ernährungsprotokoll von letzter Woche zeigt, daß Sie jeden Tag 3600 kcal aufnehmen, 3600 kcal. Da ist es kein Wunder, wenn Sie so rasch wieder zunehmen.

Klient: Ich weiß nicht, ob – was sagten Sie – 3000 kcal – ob das so viel ist. Mir kommt das jedenfalls nicht viel vor. Was glauben Sie, habe ich vor der Kur gegessen! Das war ganz bestimmt mehr. Ich muß schließlich hart arbeiten, nicht wie auf der Kur, wo es nichts zu tun gab.

Berater: Das mag richtig sein. Aber 3600 kcal, das ist selbst für einen Schwerarbeiter, den es heute gar nicht mehr gibt, noch zuviel. Vor allem essen Sie auch viel zuviel Fett. 45%, also fast die Hälfte aller Ihrer Kalorien kommen über Fette!

Klient: Also, das müssen Sie meiner Frau erzählen. Die versteht was von Ernährung! Und die achtet gerade auf Fett. Neulich erst hat sie sich so eine gute Pfanne gekauft, die ohne Fett brät. Und meistens essen wir auch die teure Diätmargarine.

Berater: Aber die hat doch genausoviel Kalorien wie normale Margarine. Oder nehmen Sie die mit halbiertem Kaloriengehalt?

Klient:	Ja genau, die Diätmargarine. Da steht groß drauf, Diät!
Berater:	Aber das ist doch auch nur das sichtbare Fett. Im warmen Essen, in der Soße, in Wurst und in Käse, in all diesen Lebensmitteln ist recht viel Fett enthalten, was man mit dem bloßen Auge gar nicht sehen kann.
Klient:	Kann ja sein, aber ich muß nun mal essen, und wenn ich keine Wurst und keinen Käse mehr essen darf ja, was soll ich dann essen?
Berater:	Also, so hab ich das auch nicht gemeint. Es kommt doch nur darauf an, nicht zuviel davon zu essen!
Klient:	Ich glaube ja, daß das alles auch mit den anderen Dingen zusammenhängt. Sicher, wenn sie einem nichts zu essen geben wie in der Kur, dann muß man einfach abnehmen. Aber so normal, ich nehme einfach zu. Ich will aber nicht zunehmen, was denken Sie, was ich im Betrieb schnaufe, wenn ich die Treppen ins Lager hoch muß.
Berater:	Aber dazu müßten Sie erst einmal einsehen, daß Sie weniger essen müssen. Es gibt keinen anderen Weg! Ihr Körper braucht nicht soviel Nahrung. Darum verwahrt er den Überschuß als Fettgewebe. Der kann den Überschuß einfach nicht anders loswerden.
Klient:	Aber meine Kollegen essen auch nicht viel weniger. Und von denen ist nur einer dick, also der ist noch dicker als ich. Aber so viel ißt der auch nicht.
Berater:	Ich weiß mir fast keinen Rat mehr. Wenn Sie alles ablehnen, was ich sage, eh, was soll ich Ihnen dann noch sagen?
Klient:	Aber darum komm ich doch zu Ihnen. Sie wissen doch über Übergewicht Bescheid. Wie die Ärzte in der Kur. Da hat es ja auch geklappt.

Kommentar

Dies ist ein möglicherweise recht typischer, wenngleich etwas überspitzter Ausschnitt aus einer Ernährungsberatung, in der es um

Übergewicht geht. Berater und Klient argumentieren hier gegeneinander. Eigentlich „diskutieren" sie um Fragen wie: „Was heißt viel essen", „Übergewicht kommt nicht nur vom Essen". Sie beide schaffen sich durch ihre Wechselbeziehung ein Gesprächsklima, in dem man sich ebenso wechselseitig gegen das Argument des anderen zur Wehr setzt. Der Berater fühlt sich in seinen Aussagen sicher, weil er die Ernährungswissenschaft "hinter sich weiß", der Klient fühlt sich durch diese Aussagen verunsichert, enttäuschen sie doch seine Erwartungen und Hoffnungen.

Das Gespräch ist schon nach diesen wenigen Minuten festgefahren. Positionen werden eingenommen, nicht mehr verlassen, sondern nur noch verteidigt. Jetzt ist es schwer, wieder zu einem kooperierenden Dialog zurückzufinden. Der Berater denkt während des Gesprächs, daß der Klient recht uneinsichtig und rechthaberisch sei. Der Klient kann nicht nachvollziehen, was ihm der Berater sagt. „Viel essen" ist für beide unterschiedlich definiert.

Der Klient denkt bei „viel essen" an Berge von Nahrungsmitteln (er denkt nämlich ans Volumen), während der Berater den Energiegehalt berücksichtigt. Dem Berater sagen 3600 Kalorien etwas, der Klient kann mit dieser Zahl offenbar nichts anfangen. Das Bilanzprinzip (zuviel Essen bewirkt Übergewicht) steht für den Berater außer Frage.

Die Beziehung zwischen Essen und Gewichtsveränderungen ist für den Klienten andererseits in dieser Weise aber überhaupt nicht sicher. Solange keine gemeinsame Sprache gesprochen wird, kann ein solches Beratungsgespräch keinen Erfolg haben.

Ein anderer Gesprächsverlauf

Dieses Gespräch hätte aber auch einen anderen Verlauf nehmen können.

Klient: Nach der Kur sind fast 5 kg schon wieder drauf. Dabei halte ich mich ausgesprochen zurück beim Essen. Das kann Ihnen meine Frau bestätigen.

Berater: Sie essen jetzt nach Ihrem Eindruck wesentlich weniger als vor der Kur. Können Sie denn ungefähr abschätzen, wieviel Kalorien am Tag jetzt so etwa zusammenkommen?

Klient: Wissen Sie, damit habe ich mich noch nicht so beschäftigt. In der Kur war zwar mal ein Kurs, da wurden auch diese Kalorien ausgerechnet. Aber das war nichts für mich.

Berater: Das war Ihnen zu kompliziert?

Klient: Nein, so will ich das nicht sagen. Aber ich interessiere mich nicht dafür. Meine Frau hat da Ahnung von, und ich koche auch nicht. Das macht mir auch keinen Spaß.

Berater: Sie essen aber gerne oder ...

Klient: Natürlich, ich sag immer, Essen und Trinken ist das Mindeste, was man sich im Leben leisten muß. Wochentags kriege ich ja nur immer diese Stullen mit, wir haben keine Kantine. Aber am Wochenende, wirklich, meine Frau kann kochen! Die hat das alles von meiner Schwiegermutter, die konnte eine Erbsensuppe machen, da hätte ich mich reinsetzen können.

Berater: Erzählen Sie mir nicht soviel davon, dann läuft mir das Wasser im Mund zusammen.

Klient: (lacht) Mir auch, das können Sie mir glauben.

Berater: Und dieses gute Essen, vor allem am Wochenende, das bekommt nun Ihrer Figur nicht. Obwohl Sie sich schon richtig zurückhalten!

Klient: Oho, da sprechen Sie eine heikle Geschichte an. Ich will mich immer zurückhalten, ich sag zu meiner Frau: „Komm, laß mal das Mittagessen ausfallen", aber dann kocht sie doch und sagt zu mir: „Iß doch einfach weniger, nehm Dir doch nicht so viel." Wissen Sie, das geht nicht! Wenn ich dann anfange, und das schmeckt so gut, und die Schüsseln sind alle noch voll! In der Woche bekomme ich so was auch nicht. Dann – ich meine, irgendwo ist meine Frau auch verrückt – hat sie immer noch ein zweites Stück Fleisch für mich in der Küche. Also, da kann ich nicht widerstehen.

Berater: Dann kommt der Appetit beim Essen und Sie hören auf, wenn alle Schüsseln leer sind.

Klient: Manchmal schaffe ich das gar nicht, dann bin ich so voll, daß ich einfach nicht mehr kann. Dann geht einfach nichts mehr.

Berater: Und Ihre Frau freut sich, wenn Sie einen so gesunden Appetit haben?

Klient: Die ist dann richtig stolz, daß es mir so gut schmeckt. Sie steht ja auch lange genug in der Küche, und wenn ich jetzt nichts essen würde, das gefällt ihr doch auch nicht, nicht wahr. Aber ich muß einfach abnehmen, weil ich im Betrieb die Wendeltreppen zum Lager kaum noch schnell genug hoch komme. Ich komme da ganz schön aus der Puste. Sicher hätte mich meine Frau auch gerne etwas dünner. Aber wirklich, da sagt sie nichts zu. Ich wäre ihr schon so recht, wie ich bin. Aber ich glaub ihr das einfach nicht.

Kommentar

In diesem Gespräch stellt der Berater durch eine einfache Frage fest, daß sich der Klient mit Ernährungsfragen nicht auseinandergesetzt hat. Da verzichtet er auch auf Fachinformationen, die bei diesem Kenntnisstand noch verfehlt wären.

Er versucht daher eher, die Bedürfnisstruktur und Erwartungshaltung seines Klienten zu verstehen und erfährt dabei auch Verhaltensweisen, die für eine Problemlösung miteinbezogen werden müssen.

Das Gespräch betont eher die erlebbare Seite der Nahrungsaufnahme, es wird vom Essen gesprochen, von Leibgerichten etc.

An dieser Stelle des Gesprächs entwirft der Berater die nächsten Schritte.

Da der Klient ausschließlich durch seine Frau verpflegt wird, muß sich die nachfolgende Beratung unbedingt an beide Ehepartner wenden.

Der recht hohe Fettanteil in der Ernährung läßt die Vermutung zu, daß auch bestimmte Kochtechniken verändert werden sollten. Als Beratungsziele werden festgehalten: stärkere Kalorienkontrolle am Wochenende, wobei insbesondere die Mengen vor dem Kochen kontrolliert werden. Vorschläge für Vor- und Zwischengerichte, die einen guten Sättigungseffekt haben, ohne die Energiebilanz zu stark zu beeinträchtigen. Gleiches gilt für die Veränderung der mitgebrachten Mahlzeiten im Betrieb. Dabei würde sicher über Streichfette und Wurstbelag gesprochen, auf geeignete kalte Zwischenmahlzeiten (Salate, Obst, Fleisch etc.) eingegangen.

Mit der Ehefrau wäre in einem gesonderten Gespräch zu klären, welche Bedeutung sie selbst dem Kochen zumißt, vor allem, wie wichtig es ihr ist, ihren Mann mit „guten Gerichten" am Wochenende zu verwöhnen.

Zum Abschluß dieses Beispielfalles ist wieder der Beratungsplan aufgeführt.

Planung der Ernährungsberatung für Klient(in): Herr M.
Datum: 26. 06. 1990

Ausgangslage (Schilderung durch Klient)
31jähriger Facharbeiter, 180 cm, 95 kg, verheiratet ohne Kind
Kontaktgrund: Gewichtsabnahme. Hat eine stationäre Reduktionskur mit 12 kg Gewichtsabnahme beendet. Bedenken: Gewicht steigt wieder an. Übergewicht behindert im Beruf.
Blutdruck, Blutparameter: ohne Befund
Ernährungsanalyse: 3600 kcal, 45% Fett, 40% Kohlenhydrate, 15% Eiweiß, kein Alkohol

Notwendige Zusatzinformationen/Themenbereiche für klärende Gespräche
Abklären: Ernährungswissen/Einstellung zur Ernährung
Nachfragen: Wer bereitet Essen zu?

Die Beratungsaufgabe erscheint schwerpunktmäßig als Problem von
☒ VERHALTEN   ○ EINSTELLUNG   ☒ INFORMATION
○ SOZIALVERHALTEN
○ PSYCHOLOGISCHEN BEDINGUNGEN   ○ UNKLAR

Minimale Beratungsziele	Maßnahmen zur Zielerreichung	Fördernde/hindernde Gegebenheiten beim Klienten
1 Verändertes Angebot	Gespräch mit Ehefrau	+ Übergewicht stört im Beruf − Essen erfüllt soziale Beziehung in der Ehe

Zeitplan/Veränderungen/Bemerkungen
Langfristige, allmähliche Umstellung in kleinen Schritten der Wochenendverpflegung. Andere Kochtechniken. Bessere Kalorienkontrolle. Informationen über günstigere Zwischenmahlzeiten und kalte Verpflegung für den Arbeitsplatz

Weitergehende Beratungsziele
Weitgehende Gewichtsnormalisierung (10 kg Reduktion) und anschließend Gewichtsstabilisierung. Vermittlung von Kenntnissen über vollwertige Ernährung (besonders bei Ehefrau)

6.3 Rückblick und Zusammenfassung

Eine Auflistung soll im Rückblick auf die dargestellten Beispiele einer Ernährungsberatung die wesentlichen Gesichtspunkte zusammenfassend darstellen:

1. Klient stellt sich über Beratungsanlaß vor.
2. Klient skizziert Ausgangslage aus seiner Sicht.
3. Sind weitere Zusatzinformationen nötig?
4. Ist die Problemdiagnose klar?
5. Wie ordnet sich das Problem in eine Ernährungsberatung?
6. Wo sind fördernde und hemmende Faktoren im Erleben und in der Lebenssituation des Klienten?
7. Festlegung minimaler Beratungsziele.
8. Konkretisierung zielbezogener, individueller Maßnahmen zur Erreichung der minimalen Beratungsziele.
9. Kann der Klient selbst die Realisierung der minimalen Beratungsziele überprüfen?
10. Festlegung der weiterreichenden Beratungsziele.
11. Konkretisierung von Maßnahmen zur Erreichung von weiterreichenden Beratungszielen.
12. Terminraster mit Klient festlegen für weitere Kontakte.

Nützliche Hilfsmittel

a) Ernährungsprotokoll
b) Fragebogen zum gezügelten Eßverhalten
c) Nahrungsmittelpräferenzliste
d) Schema zur Beratungsplanung

Jede Beratung beginnt mit der Beschreibung der Ausgangslage durch den Klienten. Dabei nennt er Kontaktgrund und Anlaß und gibt zumeist erste Informationen über sich selbst, die er als wichtig für die Beratung herausstellt. Diese Ausgangslage beschreibt also das subjektive Bild des Klienten in der Beratungssituation.

Der Berater hat danach die Aufgabe, im fragenden oder mehr klientenzentrierten Gespräch eine Klärung im Sinne einer allgemeinen Problemanalyse herbeizuführen. Oft verändert sich dadurch die Ausgangslage. Das ehemals als Kontaktgrund beschriebene Problem tritt in den Hintergrund, ein anderes Anliegen kristallisiert sich heraus. Diese Phase der Problemanalyse ist ein wichtiger, sicherlich der wichtigste Schritt in der Beratung, werden dadurch doch die Weichen für das weitere Gespräch und für die Planung von Zielen und Maßnahmen gestellt.

Aufgrund dieser noch allgemeinen Problemanalyse versucht der Berater nun, das Ernährungsproblem zu definieren. Er versucht einzugrenzen, inwieweit eine Ernährungsberatung zur Problemlösung beitragen kann. Dies ist ein unverzichtbarer Schritt, der auch immer die Möglichkeiten und Grenzen der Ernährungsberatung bedenken läßt. Ernährungsberatung kann und soll keine Psychotherapie sein, sie ist auch ihrem Selbstverständnis nach keine allgemeine Lebensberatung.

Diese Überlegungen führen dann zur Festlegung minimaler Beratungsziele. Kaum ein Ernährungsproblem wird in einem Schritt vollständig gelöst werden können. Verhaltensänderungen lassen sich nur allmählich in kleinen, realisierbaren Schritten erreichen. Zur Festlegung dieser minimalen Beratungsziele, die nicht fernab von der Individualität des Klienten festgelegt werden sollten, müssen die spezifischen psychologischen und sozialen Faktoren, die Bedürfnisse des Klienten und die ernährungsphysiologischen Erfordernisse miteinander und gegeneinander abgewogen und verbunden werden.

Diese dann festgelegten Ziele müssen im nächsten Schritt in Maßnahmen übersetzt werden, die geeignet sind, die Erreichbarkeit dieser Ziele zu fördern. Dazu sind fördernde, aber auch hemmende Faktoren zu berücksichtigen, die sich in der Lebenssituation oder der Persönlichkeit des Klienten erkennen lassen.

Ein solches Vorgehen wird auch nicht in jedem Fall zu garantierten Beratungserfolgen führen. Aber es ist zumindest damit ein mehr grundlegender Ansatz gewählt, der Essen und Trinken nicht auf den alleinigen Gesichtspunkt der Nahrungsaufnahme reduziert, sondern in Zusammenarbeit mit dem Klienten versucht, Essen und Trinken als wichtige psychosoziale Verhaltensweisen im alltäglichen Lebensbezug zu erfassen, Essen und Trinken als Quellen für Freude, Spaß und Genuß ebenso zu berücksichtigen wie die unerwünschten Folgen, die eine ungünstige Ernährung auf die Gesundheit des Klienten haben kann.

7 Protokollformulare und Tests

7.1 Protokollformulare mit Schlüssel

Auf den S. 212–221 sind jeweils die beiden Seiten des Protokollformulars wiedergegeben (vgl. Kap. 6, S. 169), wobei neben einem Blanko-Protokoll (S. 212/213) die Formulare folgen, in denen die entsprechenden Auswertzahlen für *Energie, Eiweiß, Fett* und *Kohlenhydrate* angegeben sind.

7.2 Präferenzliste

Diese Liste dient dazu, sich über die bevorzugten Nahrungsmittel eines Klienten zu informieren (vgl. S. 173).

7.3 Ernährungswissen

Dieser Test besteht aus 21 Fragen mit verschiedenen Wahlantworten. Er kann benutzt werden, um das Ernährungswissen eines Klienten festzustellen. Der Test bietet aber auch die Möglichkeit, den Wissenszuwachs in Ernährungsseminaren zu überprüfen, wenn der Fragebogen zu Beginn und am Ende von den Teilnehmern ausgefüllt wird.

Die als richtig zu bewertenden Antworten sind auf S. 226 dargestellt: Zudem ist dort ein Hinweis zu finden, wie bestimmte Punktwerte zu bewerten sind.

7.1.1 Protokollformular (blanko)

Datum:

Seite 1

Brot	morgens	mittags	abends	Brotaufstrich	morgens	mittags	abends	Frühstücksflocken	morgens	mittags	abends	Fleisch	morgens	mittags	abends
Graubrot Scheibe				Butter je Scheibe Brot				Haferfl., trocken Tasse				Kotelett, Schnitzel Stück			
Weißbrot, Toast Scheibe				Margarine je Scheibe Brot				Müsli, trocken Tasse				Steak, Schnitzel, nat. Stück			
½ Brötchen Stück				Halbfettmargarine je Scheibe Brot				Cornflakes, trocken Tasse				Braten Scheibe			
Vollkornbrot Scheibe				Wurst je Scheibe Brot				**Obst**				Gulasch, Ragout Tasse			
Knäcke, Zwieback Anzahl				Corned Beef je Scheibe Brot				Apfel, Apfelsine Stück				Bratwurst Stück			
Kaffee, Milch				Käse unter 20% Fett je Scheibe Brot				Birne, Pfirsich Stück				Bockwurst Stück			
Kaffe, Tee Tasse				Käse 20–40% Fett je Scheibe Bfot				Banane Stück				Fleisch-, Kochwurst Portion			
Dosenmilch Teelöffel				Käse über 40% Fett je Scheibe Brot				Trauben, Beeren Tasse				Frikadelle, Klops Stück			
Zucker Teelöffel				Schnittkäse je Scheibe Brot				Trockenobst Tasse				Eisbein, Haxe Stück			
Kakao Tasse				Marmelade, Gelee Teelöffel				**Salat**				½ Hähnchen Stück			
Trinkmilch 3,5% Tasse				Honig Teelöffel				Rohkostsalat Tasse				Leber, Herz, Niere Scheibe, Tasse			
Trinkmilch 1,5% Tasse				Nußnougatcreme Teelöffel				Salat, angemacht Tasse				Mett, Gehacktes Tasse			
Buttermilch Tasse				Magerquark EBlöffel				Kartoffelsalat Tasse				Tartar, Schabefleisch Tasse			
Joghurt 3,5% kleiner Becher				Speisequark EBlöffel				Fleischsalat Tasse				Speck, Bauchfleisch Scheibe			
Joghurt 1,5% kleiner Becher				Eier Stück											

Protokollformular (blanko)

Datum: _____

Seite 2

		morgens	mittags	abends			morgens	mittags	abends			morgens	mittags	abends			morgens	mittags	abends
Fisch					**Soße**					**Kuchen, Dessert**					**Getränke**				
Fisch, gekocht	Stück				Soße	EBlöffel				Obstkuchen	Stück				Fruchtsaft	Glas 0,2 l			
Fisch, gebraten	Stück				Hackfleischsoße	EBlöffel				Trockenkuchen	Stück				Limonade	Glas 0,2 l			
Fischstäbchen	Stück				**Reis, Teigwaren**					Sahne-, Cremetorte	Stück				Diätgetränke	Glas 0,2 l			
Fischkonserve	Dose				Reis, gekocht	Tasse				Schlagsahne	EBlöffel				Mineralwasser	Glas 0,2 l			
Suppe					Nudeln, gekocht	Tasse				Eis	Tasse				Bier	Flasche 0,5 l			
Klare Suppe	Tasse				Pizza, mittelgroß	Stück				Pudding	Tasse				Wein, Sekt	Glas 0,2 l			
Gebundene Suppe	Tasse				Pfannkuchen	Stück				Kompott, Apfelmus	Tasse				Spirituosen	Schnapsglas			
Suppen-Eintopf	Tasse				**Gemüse**					**Süßwaren, Snacks**					Likör, Apfelkorn	Schnapsglas			
Kartoffeln, Klöße					Gemüse, gebunden	Tasse				Bonbon	Stück				**Sonst:**				
Kartoffeln	Stück				Gemüse, gedünstet	Tasse				Kekse	Stück								
Kartoffelpüree	Tasse				Tomaten, Radieschen	Stück				Schokolade	Stück								
Klöße, Knödel	Stück				Gurke	Stück				Mars, Nuts, etc.	Stück								
Bratkartoffeln	Tasse									Pralinen	Stück								
Pommes frites	Tasse									Nüsse	EBlöffel								
Kartoffelpuffer	Stück									Salzige Knabbereien	Tasse								

7.1.2 Protokollformular mit Schlüssel: Energie (Ergebnis × 10 Kcal, Ergebnis × 42 = kJ)

Datum:

Seite 1

	morgens	mittags	abends	**Brotaufstrich**		morgens	mittags	abends	**Frühstücksflocken**		morgens	mittags	abends	**Fleisch**	
Brot															
Graubrot Scheibe	13			**Butter** je Scheibe Brot	8				**Haferfl., trocken** Tasse	20				**Koteleit, Schnitzel** Stück	43
Weißbrot, Toast Scheibe	8			**Margarine** je Scheibe Brot	8				**Müsli, trocken** Tasse	21				**Steak, Schnitzel, nat.** Stück	33
½ Brötchen Stück	6			**Halbfettmargarine** je Scheibe Brot	4				**Cornflakes, trocken** Tasse	10				**Braten** Scheibe	34
Vollkornbrot Scheibe	12			**Wurst** je Scheibe Brot	11				**Obst**					**Gulasch, Regout** Tasse	22
Knäcke, Zwieback Anzahl	4			**Corned Beef** je Scheibe Brot	5				**Apfel, Apfelsine** Stück	9				**Bratwurst** Stück	46
Kaffee, Milch				**Käse unter 20% Fett** je Scheibe Brot	5				**Birne, Pfirsich** Stück	9				**Bockwurst** Stück	31
Kaffe, Tee Tasse	–			**Käse 20–40% Fett** je Scheibe Brot	8				**Banane** Stück	9				**Fleisch-, Kochwurst** Portion	30
Dosenmilch Teelöffel	2			**Käse über 40% Fett** je Scheibe Brot	11				**Trauben, Beeren** Tasse	7				**Frikadelle, Klops** Stück	18
Zucker Teelöffel	2			**Schnittkäse** je Scheibe Brot	12				**Trockenobst** Tasse	29				**Eisbein, Haxe** Stück	34
Kakao Tasse	13			**Marmelade, Gelee** Teelöffel	3				**Salat**					**½ Hähnchen** Stück	32
Trinkmilch 3,5% Tasse	10			**Honig** Teelöffel	3				**Rohkostsalat** Tasse	3				**Leber, Herz, Niere** Scheibe, Tasse	14
Trinkmilch 1,5% Tasse	7			**Nußnougatcreme** Teelöffel	6				**Selat, angemacht** Tasse	9				**Mett, Gehacktes** Tasse	34
Buttermilch Tasse	6			**Magerquark** Eßlöffel	3				**Kartoffelsalat** Tasse	18				**Tartar, Schabefleisch** Tasse	15
Joghurt 3,5% kleiner Becher	13			**Speisequark** Eßlöffel	7				**Fleischsalat** Tasse	30				**Speck, Bauchfleisch** Scheibe	17
Joghurt 1,5% kleiner Becher	10			**Eier** Stück	9										

Protokollformular mit Schlüssel

Datum _____

Seite 2

	morgens	mittags	abends			morgens	mittags	abends			morgens	mittags	abends
Fisch				**Soße**					**Kuchen, Dessert**				
Fisch, gekocht Stück 16				Soße EBlöffel 3					Obstkuchen Stück 20				
Fisch, gebraten Stück 23				Hackfleischsoße EBlöffel 8					Trockenkuchen Stück 29				
Fischstäbchen Stück 8				**Reis, Teigwaren**					Sahne-, Cremetorte Stück 40				
Fischkonserve Dose 24				Reis, gekocht Tasse 11					Schlagsahne EBlöffel 5				
Suppe				Nudeln, gekocht Tasse 16					Eis Tasse 30				
Klare Suppe Tasse 3				Pizza, mittelgroß Stück 48					Pudding Tasse 13				
Gebundene Suppe Tasse 7				Pfannkuchen Stück 20					Kompott, Apfelmus Tasse 11				
Suppen-Eintopf Tasse 16				**Gemüse**					**Süßwaren, Snacks**				
Kartoffeln, Klöße				Gemüse, gebunden Tasse 8					Bonbon Stück 3				
Kartoffeln Stück 5				Gemüse, gedünstet Tasse 4					Kekse Stück 3				
Kartoffelpüree Tasse 9				Tomaten, Radieschen Stück 0,2					Schokolade Stück 3				
Klöße, Knödel Stück 12				Gurke Stück 2					Mars, Nuts, etc. Stück 28				
Bratkartoffeln Tasse 16									Pralinen Stück 5				
Pommes frites Tasse 23									Nüsse EBlöffel 13				
Kartoffelpuffer Stück 10									Salzige Knabbereien Tasse 12				

	morgens	mittags	abends
Getränke			
Fruchtsaft Glas 0,2 l 9			
Limonade Glas 0,2 l 10			
Diätgetränke Glas 0,2 l 2			
Mineralwasser Glas 0,2 l –			
Bier Flasche 0,5 l 25			
Wein, Sekt Glas 0,2 l 18			
Spirituosen Schnapsglas 5			
Likör, Apfelkorn Schnapsglas 7			
Sonst.:			

Berechnung der Energiezufuhr in kcal: Ergebnis × 10; in kJ: Ergebnis × 42

7.1.3 Protokollformular mit Schlüssel: Eiweiß in g

Datum: _____

Seite 1

	morgens	mittags	abends		morgens	mittags	abends		morgens	mittags	abends
Brot				**Brotaufstrich**				**Frühstücksflocken**			
Graubrot Scheibe 3,3				Butter je Scheibe Brot –				Haferfl., trocken Tasse 7,0			
Weißbrot, Toast Scheibe 2,4				Margarine je Scheibe Brot –				Müsli, trocken Tasse 6,0			
½ Brötchen Stück 1,4				Halbfettmargarine je Scheibe Brot –				Cornflakes, trocken Tasse 2,0			
Vollkornbrot Scheibe 4,0				Wurst je Scheibe Brot 4,5				**Obst**			
Knäcke, Zwieback Anzahl 1,0				Corned Beef je Scheibe Brot 6,0				Apfel, Apfelsine Stück 1,0			
Kaffee, Milch				Käse unter 20% Fett je Scheibe Brot 9,7				Birne, Pfirsich Stück 1,1			
Kaffe, Tee Tasse –				Käse 20–40% Fett je Scheibe Bgst 7,6				Banane Stück 1,0			
Dosenmilch Teelöffel 1,0				Käse über 40% Fett je Scheibe Brot 6,8				Trauben, Beeren Tasse 1,0			
Zucker Teelöffel –				Schnittkäse je Scheibe Brot 8,5				Trockenobst Tasse 3,1			
Kakao Tasse 6,0				Marmelade, Gelee Teelöffel –				**Salat**			
Trinkmilch 3,5% Tasse 4,8				Honig Teelöffel –				Rohkostsalat Tasse 1,0			
Trinkmilch 1,5% Tasse 5,0				Nußnougatcreme Teelöffel 0,8				Salat, angemacht Tasse 1,2			
Buttermilch Tasse 6,0				Magerquark Eßlöffel 9,0				Kartoffelsalat Tasse 2,3			
Joghurt 3,5% kleiner Becher 5,6				Speisequark Eßlöffel 6,2				Fleischsalat Tasse 4,7			
Joghurt 1,5% kleiner Becher 5,3				Eier Stück 7,3							

	morgens	mittags	abends
Fleisch			
Kotelett, Schnitzel Stück 33,0			
Steak, Schnitzel, nat. Stück 25,0			
Braten Scheibe 26,0			
Gulasch, Ragout Tasse 20,0			
Bratwurst Stück 15,0			
Bockwurst Stück 12,0			
Fleisch-, Kochwurst Portion 11,0			
Frikadelle, Klops Stück 15,0			
Eisbein, Haxe Stück 28,0			
½ Hähnchen Stück 52,0			
Leber, Herz, Niere Scheibe, Tasse 19,0			
Mett, Gehacktes Tasse 18,7			
Tartar, Schabefleisch Tasse 24,0			
Speck, Bauchfleisch Scheibe 2,5			

Protokollformular mit Schlüssel

Datum: _____
Seite 2

Fleisch		morgens	mittags	abends
Fisch, gekocht	Stück	24,0		
Fisch, gebraten	Stück	24,0		
Fischstäbchen	Stück	4,5		
Fischkonserve	Dose	14,0		

Suppe		morgens	mittags	abends
Klare Suppe	Tasse	1,0		
Gebundene Suppe	Tasse	4,0		
Suppen-Eintopf	Tasse	6,0		

Kartoffeln, Klöße		morgens	mittags	abends
Kartoffeln	Stück	1,4		
Kartoffelpüree	Tasse	2,3		
Klöße, Knödel	Stück	1,0		
Bratkartoffeln	Tasse	3,0		
Pommes frites	Tasse	4,0		
Kartoffelpuffer	Stück	0,7		

Soße		morgens	mittags	abends
Soße	Eßlöffel	0,6		
Hackfleischsoße	Eßlöffel	4,0		

Reis, Teigwaren		morgens	mittags	abends
Reis, gekocht	Tasse	2,0		
Nudeln, gekocht	Tasse	10,0		
Pizza, mittelgroß	Stück	17,0		
Pfannkuchen	Stück	5,7		

Gemüse		morgens	mittags	abends
Gemüse, gebunden	Tasse	2,5		
Gemüse, gedünstet	Tasse	1,5		
Tomaten, Radieschen	Stück	0,1		
Gurke	Stück	1,0		

Kuchen, Dessert		morgens	mittags	abends
Obstkuchen	Stück	3,6		
Trockenkuchen	Stück	5,2		
Sahne-, Cremetorte	Stück	6,0		
Schlagsahne	Eßlöffel	0,4		
Eis	Tasse	6,1		
Pudding	Tasse	3,9		
Kompott, Apfelmus	Tasse	0,5		

Süßwaren, Snacks		morgens	mittags	abends
Bonbon	Stück	0,1		
Kekse	Stück	1,0		
Schokolade	Stück	0,4		
Mars, Nuts, etc.	Stück	2,5		
Pralinen	Stück	4,0		
Nüsse	Eßlöffel	3,4		
Salzige Knabbereien	Tasse	0,3		

Getränke		morgens	mittags	abends
Fruchtsaft	Glas 0,2 l	–		
Limonade	Glas 0,2 l	–		
Diätgetränke	Glas 0,2 l	–		
Mineralwasser	Glas 0,2 l	–		
Bier	Flasche 0,5 l	3,0		
Wein, Sekt	Glas 0,2 l	–		
Spirituosen	Schnapsglas	–		
Likör, Apfelkorn	Schnapsglas	–		

Sonst:

7.1.4 Protokollformular mit Schlüssel: Fett in g

Datum: _____

Seite 1

	morgens	mittags	abends			morgens	mittags	abends			morgens	mittags	abends			morgens	mittags	abends
Brot				**Brotaufstrich**					**Frühstücksflocken**					**Fleisch**				
Graubrot Scheibe 0,4				Butter je Scheibe Brot 8,3					Haferfl., trocken Tasse 3,5					Kotelett, Schnitzel Stück 30,0				
Weißbrot, Toast Scheibe 0,4				Margarine je Scheibe Brot 8,0					Müsli, trocken Tasse 3,8					Steak, Schnitzel, nat. Stück 25,0				
½ Brötchen Stück 0,2				Halbfettmargarine je Scheibe Brot 4,0					Cornflakes, trocken Tasse 0,3					Braten Scheibe 25,0				
Vollkornbrot Scheibe 0,5				Wurst je Scheibe Brot 10,0					**Obst**					Gulasch, Ragout Tasse 14,0				
Knäcke, Zwieback Anzahl 0,1				Corned Beef je Scheibe Brot 2,7					Apfel, Apfelsine Stück 0,5					Bratwurst Stück 44,0				
Kaffee, Milch				Käse unter 20% Fett je Scheibe Brot 0,7					Birne, Pfirsich Stück 0,4					Bockwurst Stück 30,0				
Kaffe, Tee Tasse –				Käse 20–40% Fett je Scheibe Brot 4,6					Banane Stück 0,2					Fleisch-, Kochwurst Portion 28,0				
Dosenmilch Teelöffel 0,6				Käse über 40% Fett je Scheibe Brot 8,9					Trauben, Beeren Tasse –					Frikadelle, Klops Stück 10,6				
Zucker Teelöffel –				Schnittkäse je Scheibe Brot 8,1					Trockenobst Tasse 0,1					Eisbein, Haxe Stück 24,0				
Kakao Tasse 5,9				Marmelade, Gelee Teelöffel –					**Salat**					½ Hähnchen Stück 10,5				
Trinkmilch 3,5% Tasse 5,3				Honig Teelöffel –					Rohkostsalat Tasse –					Leber, Herz, Niere Scheibe, Tasse 5,5				
Trinkmilch 1,5% Tasse 2,2				Nußnougatcreme Teelöffel 2,9					Salat, angemacht Tasse 8,3					Mett, Gehacktes Tasse 28,0				
Buttermilch Tasse 1,5				Magerquark Eßlöffel 0,3					Kartoffelsalat Tasse 11,0					Tartar, Schabefleisch Tasse 5,0				
Joghurt 3,5% kleiner Becher 5,1				Speisequark Eßlöffel 4,0					Fleischsalat Tasse 31,0					Speck, Bauchfleisch Scheibe 18,0				
Joghurt 1,5% kleiner Becher 2,0				Eier Stück 6,6														

Protokollformular mit Schlüssel

Datum: _____

Seite 2

	morgens	mittags	abends			morgens	mittags	abends			morgens	mittags	abends
Fisch					**Soße**					**Kuchen, Dessert**			
Fisch, gekocht — Stück 6,3					Soße — EBlöffel 2,6					Obstkuchen — Stück 8,4			
Fisch, gebraten — Stück 12,3					Hackfleischsoße — EBlöffel 4,0					Trockenkuchen — Stück 12,7			
Fischstäbchen — Stück 5,0					**Reis, Teigwaren**					Sahne-, Cremetorte — Stück 30,0			
Fischkonserve — Dose 18,0					Reis, gekocht — Tasse 0,1					Schlagsahne — EBlöffel 4,8			
Suppe					Nudeln, gekocht — Tasse 3,0					Eis — Tasse 11,3			
Klare Suppe — Tasse 2,5					Pizza, mittelgroß — Stück 19,0					Pudding — Tasse 2,0			
Gebundene Suppe — Tasse 2,0					Pfannkuchen — Stück 10,5					Kompott, Apfelmus — Tasse 0,1			
Suppen-Eintopf — Tasse 8,0					**Gemüse**					**Süßwaren, Snacks**			
Kartoffeln, Klöße					Gemüse, gebunden — Tasse 4,0					Bonbon — Stück 0,1			
Kartoffeln — Stück —					Gemüse, gedünstet — Tasse 2,0					Kekse — Stück 0,8			
Kartoffelpüree — Tasse 1,0					Tomaten, Radieschen — Stück —					Schokolade — Stück 1,7			
Klöße, Knödel — Stück 1,0					Gurke — Stück 0,2					Mars, Nuts, etc. — Stück 10,0			
Bratkartoffeln — Tasse 5,0										Pralinen — Stück 1,8			
Pommes frites — Tasse 8,0										Nüsse — EBlöffel 11,0			
Kartoffelpuffer — Stück 7,0										Salzige Knabbereien — Tasse 4,5			
										Getränke			
										Fruchtsaft — Glas 0,2 l —			
										Limonade — Glas 0,2 l —			
										Diätgetränke — Glas 0,2 l —			
										Mineralwasser — Glas 0,2 l —			
										Bier — Flasche 0,5 l —			
										Wein, Sekt — Glas 0,2 l —			
										Spirituosen — Schnapsglas —			
										Likör, Apfelkorn — Schnapsglas —			
										Sonst:			

7.1.5 Protokollformular mit Schlüssel: Kohlenhydrate in g

Datum: _____

Seite 1

	morgens	mittags	abends	Brotaufstrich		morgens	mittags	abends	Frühstücksflocken		morgens	mittags	abends	Fleisch	
Brot				**Brotaufstrich**					**Frühstücksflocken**					**Fleisch**	
Graubrot Scheibe	26,0			Butter je Scheibe Brot	–				Haferfl., trocken Tasse	33,0				Kotelett, Schnitzel Stück	4,0
Weißbrot, Toast Scheibe	16,0			Margarine je Scheibe Brot	–				Müsli, trocken Tasse	34,3				Steak, Schnitzel, nat. Stück	–
½ Brötchen Stück	12,0			Halbfettmargarine je Scheibe Brot	–				Cornflakes, trocken Tasse	21,0				Braten Scheibe	–
Vollkornbrot Scheibe	23,5			Wurst je Scheibe Brot	–				**Obst**						Gulasch, Ragout Tasse	2,3
Knäcke, Zwieback Anzahl	7,7			Corned Beef je Scheibe Brot	–				Apfel, Apfelsine Stück	20,0				Bratwurst Stück	–
Kaffee, Milch				Käse unter 20% Fett je Scheibe Brot	–				Birne, Pfirsich Stück	19,7				Bockwurst Stück	–
Kaffee, Tee Tasse	–			Käse 20–40% Fett je Scheibe Brot	0,6				Banane Stück	21,0				Fleisch-, Kochwurst Portion	–
Dosenmilch Teelöffel	2,5			Käse über 40% Fett je Scheibe Brot	0,7				Trauben, Beeren Tasse	15,0				Frikadelle, Klops Stück	3,8
Zucker Teelöffel	5,0			Schnittkäse je Scheibe Brot	1,1				Trockenobst Tasse	67,8				Eisbein, Haxe Stück	–
Kakao Tasse	13,0			Marmelade, Gelee Teelöffel	6,3				**Salat**						½ Hähnchen Stück	–
Trinkmilch 3,5% Tasse	7,0			Honig Teelöffel	6,4				Rohkostsalat Tasse	7,3				Leber, Herz, Niere Scheibe, Tasse	2,4
Trinkmilch 1,5% Tasse	7,0			Nußnougatcreme Teelöffel	5,9				Salat, angemacht Tasse	3,0				Mett, Gehacktes Tasse	–
Buttermilch Tasse	6,0			Magerquark Eßlöffel	0,9				Kartoffelsalat Tasse	18,0				Tartar, Schabefleisch Tasse	–
Joghurt 3,5% kleiner Becher	14,7			Speisequark Eßlöffel	2,4				Fleischsalat Tasse	0,6				Speck, Bauchfleisch Scheibe	–
Joghurt 1,5% kleiner Becher	14,8			Eier Stück	0,4											

Protokollformular mit Schlüssel

Datum _____

Seite 2

	morgens	mittags	abends
Fisch			
Fisch, gekocht — Stück	–		
Fisch, gebraten — Stück	4,0		
Fischstäbchen — Stück	4,0		
Fischkonserve — Dose	3,6		
Suppe			
Klare Suppe — Tasse	0,4		
Gebundene Suppe — Tasse	8,0		
Suppen-Eintopf — Tasse	16,0		
Kartoffeln, Klöße			
Kartoffeln — Stück	12,0		
Kartoffelpüree — Tasse	15,3		
Klöße, Knödel — Stück	24,0		
Bratkartoffeln — Tasse	24,0		
Pommes frites — Tasse	33,0		
Kartoffelpuffer — Stück	7,1		

	morgens	mittags	abends
Soße			
Soße — EBlöffel	3,3		
Hackfleischsoße — EBlöffel	7,0		
Reis, Teigwaren			
Reis, gekocht — Tasse	22,0		
Nudeln, gekocht — Tasse	22,0		
Pizza, mittelgroß — Stück	54,0		
Pfannkuchen — Stück	19,5		
Gemüse			
Gemüse, gebunden — Tasse	7,0		
Gemüse, gedünstet — Tasse	5,0		
Tomaten, Radieschen — Stück	0,4		
Gurke — Stück	2,9		

	morgens	mittags	abends
Kuchen, Dessert			
Obstkuchen — Stück	24,0		
Trockenkuchen — Stück	36,0		
Sahne-, Cremetorte — Stück	27,6		
Schlagsahne — EBlöffel	0,5		
Eis — Tasse	41,0		
Pudding — Tasse	23,6		
Kompott, Apfelmus — Tasse	26,0		
Süßwaren, Snacks			
Bonbon — Stück	6,8		
Kekse — Stück	5,0		
Schokolade — Stück	2,8		
Mars, Nuts, etc. — Stück	44,0		
Pralinen — Stück	8,8		
Nüsse — EBlöffel	3,2		
Salzige Knabbereien — Tasse	20,0		

	morgens	mittags	abends
Getränke			
Fruchtsaft — Glas 0,2 l	21,0		
Limonade — Glas 0,2 l	23,0		
Diätgetränke — Glas 0,2 l	3,8		
Mineralwasser — Glas 0,2 l	–		
Bier — Flasche 0,5 l	25,0		
Wein, Sekt — Glas 0,2 l	9,0		
Spirituosen — Schnapsglas	0,5		
Likör, Apfelkorn — Schnapsglas	5,0		
Sonst:			

7.2.1 Präferenzliste

Bitte kreuzen Sie auf dieser Liste alle die Nahrungsmittel an, die Sie *gerne* und *häufig* essen.

Graubrot	○	Schnittkäse	○	Herz	○
Weißbrot	○	Harzer-Roller	○	Niere	○
Schwarzbrot	○	Hüttenkäse	○	Hirn	○
Roggenbrot	○	Kochkäse	○	Wild	○
Vollkornbrot	○	Ei, gekocht	○	Ente	○
Pumpernickel	○	Spiegelei	○	Gans	○
Brötchen	○	Rührei	○	Pute	○
Knäckebrot	○	Omelett	○	Hähnchen	○
Zwieback	○	Schinken, roh	○	Räucherfisch	○
Stutenbrot	○	Schinken gekocht	○	Hering/Matjes	○
Butter	○	Speck, fett	○	Rotbarsch	○
Margarine	○	Speck, durchw.	○	Heilbutt	○
Diätmargarine	○	Bratwurst	○	Lachs	○
Sonnenblumenöl	○	Würstchen	○	Karpfen	○
Maiskeimöl	○	Blutwurst	○	Schillerlocken	○
Olivenöl	○	Cervelatwurst	○	Ölsardinen	○
Mayonnaise	○	Jagdwurst	○	Thunfisch	○
Müsli	○	Bierschinken	○	Bratfisch	○
Cornflakes	○	Leberwurst	○	Kochfisch	○
Haferflocken	○	Geflügelwurst	○	Bouillon	○
Marmelade	○	Corned beef	○	Suppe, gebunden	○
Honig	○	Filet	○	Eintopf	○
Nußnougatcreme	○	Suppenfleisch	○	Bratensoße	○
Diätmarmelade	○	Kotelett paniert	○	Ketchup	○
Vollmilch	○	Kotelett natur	○	Hackfleischsoße	○
fettarme Milch	○	Schnitzel pan.	○	Kartoffeln	○
Buttermilch	○	Schnitzel natur	○	Bratkartoffeln	○
Schlagsahne	○	Steak	○	Pommes frites	○
saure Sahne	○	Kasseler	○	Kartoffelpuffer	○
Magerquark	○	Braten	○	Nudeln	○
Sahnequark	○	Gulasch	○	Reis	○
Naturjoghurt	○	Zunge	○	Pfannkuchen	○
Fruchtjoghurt	○	Bauchfleisch	○	Pizza	○
Magerjoghurt	○	Haxe/Eisbein	○	Hülsenfrüchte	○
Frischkäse	○	Mett	○	Gemüse	○
Schmelzkäse	○	Tartar	○	Salat	○
Camembert	○	Frikadelle	○	Erbsen	○
Brie-Käse	○	Leber	○	Möhren	○

Präferenzliste

Schwarzwurzeln O	Pralinen O	Notieren Sie hier, was
Zuckermais O	Marzipan O	Sie überhaupt nicht
Fleischsalat O	Nüsse O	mögen:
Essig-Öl-Soße O	Salzige Knabberei O	
Mayonnaisensoße O	Kaffee, Tee O	
Saure-Sahne-Soße O	Dosenmilch O	_____
Obst O	Kaffeesahne O	
Kompott O	Kakao O	
Diätkompott O	Fruchtsaft O	_____
Eiscreme O	Zucker O	
Pudding, gekocht O	Fruchtzucker O	
Diätpudding O	Limonade, Cola O	_____
Obstkuchen O	Diätgetränke O	
Trockenkuchen O	Mineralwasser O	_____
Sahne-, Cremetorte O	Gemüsesaft O	
Baiser O	Bier O	
Hefeteilchen O	Wein, Sekt, süß O	_____
Blätterteiggebäck O	Wein, Sekt, trocken	
Mürbeteiggebäck O	O	
Bisquit O	Schnäpse O	_____
Diätkuchen O	Likör O	
Kekse O	Cocktails O	
Diätkekse O	Südweine O	_____
Bonbon O		
Schokolade O		

7.3.1 Ernährungswissen

1. Welche Nährstoffe sind für die Energieversorgung des Körpers am wichtigsten?

   ① Vitamine
   ② Eiweiß
   ③ Kohlenhydrate
   ④ Hormone
   ⑤ Alkohol
   ⑥ Wasser
   ⑦ Fett
   ⑧ Mineralstoffe

2. Was verstehen Sie unter Kalorien?

   ① Fettgehalt der Nahrung
   ② Kohlenhydratgehalt der Nahrung
   ③ Anteil künstlicher Konservierungsmittel in der Nahrung
   ④ Energiegehalt in Lebensmitteln
   ⑤ Energieabgabe bei Bewegung
   ⑥ Eiweißgehalt der Nahrung

3. Wieviel Salz muß ein gesunder Erwachsener zusätzlich zu den üblichen Nahrungsmitteln aufnehmen?

   ① Eine Messerspitze
   ② Einen gestrichenen Teelöffel voll
   ③ Einen gehäuften Teelöffel voll
   ④ Einen gestrichenen Eßlöffel voll
   ⑤ Gar keins, weil durch die üblichen Nahrungsmittel der Bedarf bereits gedeckt ist

4. Welche Nahrungsmittel enthalten vergleichsweise viel Cholesterin?

   ① Nüsse
   ② Olivenöl
   ③ Butter
   ④ Margarine
   ⑤ Innereien
   ⑥ Eigelb
   ⑦ Buttermilch

5. Was bewirken Ballaststoffe?

   ① Verstopfung
   ② Füllen den Magen und geben ein Sättigungsgefühl
   ③ Sorgen für gute Verdauung
   ④ Können Darmkrankheiten vorbeugen
   ⑤ Entziehen dem Körper Mineralstoffe
   ⑥ Machen dick
   ⑦ Belasten den Kreislauf
   ⑧ Bewirken gar nichts

6. In welchen Nahrungsmitteln ist besonders viel Eiweiß enthalten?

   ① Nüsse
   ② Butter
   ③ Grüner Salat
   ④ Spinat
   ⑤ Sojabohnen
   ⑥ Bananen
   ⑦ Fleisch
   ⑧ Möhren
   ⑨ Fisch

7. Welche der aufgeführten Nahrungsmittel haben ca. 100 Kalorien

   ① Ein Brötchen
   ② Eine Familienpackung Eis
   ③ Eine große Flasche Bier
   ④ Ein Schweineschnitzel
   ⑤ Eine Banane
   ⑥ Eine Bockwurst
   ⑦ Ein Stück Zucker

8. Welche Nahrungsmittel enthalten besonders viel Calcium?

   ① Käse
   ② Grüner Salat
   ③ Salz
   ④ Obst
   ⑤ Milch
   ⑥ Hülsenfrüchte

9. Welche Nahrungsmittel enthalten besonders viel Vitamin C?

   ① Möhren
   ② Sellerie
   ③ Paprikaschoten
   ④ Milch
   ⑤ Fleisch
   ⑥ Fisch

10. Wählen Sie die Nahrungsmittel aus, die für eine Abmagerungsdiät gut geeignet sind!

    ① Grüner Salat
    ② Fisch
    ③ Limonade
    ④ Reis
    ⑤ Diabetiker-Lebensmittel
    ⑥ Gebundene Suppen
    ⑦ Mineralwasser
    ⑧ Fruchtjoghurt

Ernährungswissen

11. Wieviel Gramm Eiweiß sollte ein gesunder Erwachsener täglich zu sich nehmen?
    ① Etwa 1 g pro Lebensjahr
    ② Etwa 1 g pro kg Körpergewicht
    ③ Etwa 1 g pro cm Körpergröße
    ④ Höchstens 20 g
    ⑤ Etwa 60 bis 70 g
    ⑥ Mindestens 100 g

12. Wie soll man sich verhalten, wenn eine Brotscheibe schimmelige Stellen hat?
    ① Man soll die schimmeligen Stellen wegschneiden
    ② Man soll die ganze Scheibe wegwerfen
    ③ Man kann es für Brösel oder Brotsuppe weiterverwenden
    ④ Man kann es rösten, weil dann der Schimmel ungefährlich ist
    ⑤ Man soll es schnell verbrauchen

13. Welche körperlichen Störungen treten bei Vitaminmangel auf?
    ① Gicht
    ② Nachtblindheit
    ③ Tbc
    ④ Anfälligkeit gegenüber Erkältungskrankheiten
    ⑤ Rachitis
    ⑥ Magersucht
    ⑦ Schilddrüsenstörungen

14. Welche Nahrungsmittel haben verhältnismäßig viel Kohlenhydrate?
    ① Fisch
    ② Obst
    ③ Milch
    ④ Zucker
    ⑤ Kartoffeln
    ⑥ Eier
    ⑦ Fleisch

15. Was muß man bei einer Abmagerungskur beachten, damit keine schädlichen Nebenwirkungen auftreten?
    ① Völlig auf Kohlenhydrate verzichten
    ② Nur kalorienfreie Lebensmittel essen
    ③ Genügend Vitamine und Mineralstoffe zu sich nehmen
    ④ Genügend Eiweiß zu sich nehmen
    ⑤ Appetitzügler einnehmen
    ⑥ Genügend Flüssigkeit zu sich nehmen
    ⑦ Sich körperlich anstrengen

16. Wovon ist die Menge der Nahrungsmittel, die der Körper zum Leben benötigt, im wesentlichen abhängig?
    ① Vom Alter
    ② Von der Tageszeit
    ③ Vom Wassergehalt des Körpers
    ④ Von der körperlichen Tätigkeit
    ⑤ Vom Nahrungsangebot

17. Was bedeutet die Aufschrift „Fettgehalt i. Tr." auf der Ware?
    ① Fettgehalt im Tran
    ② Fettgehalt in der Trockenmasse
    ③ Fettgehalt in Triglyceriden
    ④ Der Fettgehalt der gekauften Ware liegt *über* dem angegebenen Fettwert
    ⑤ Der Fettgehalt der gekauften Ware liegt *unter* dem angegebenen Fettwert
    ⑥ Der aufgedruckte Fettgehalt bezieht sich auf das Gewicht ohne Wasseranteil
    ⑦ Aufschrift auf Fleisch-Waren: „Fettgehalt im Tier"

18. Wie ist die neue Bezeichnung für Kalorien?
    ① Kilowatt
    ② Newton
    ③ Joule
    ④ Kilopond
    ⑤ Broteinheit

19. Welche körperlichen Leiden können durch eine Verminderung des Übergewichts gebessert bzw. behoben werden?
    ① Krebs
    ② Bluthochdruck
    ③ Tbc
    ④ Grippe
    ⑤ Zuckerkrankheit
    ⑥ Anämie/Blutarmut

20. Worin sind essentielle Fettsäuren – damit sind lebensnotwendige Fettsäuren gemeint – enthalten?
    ① In gesättigten Fettsäuren
    ② In Lebertran
    ③ In Schmalz
    ④ In fettem Fleisch
    ⑤ In Margarine
    ⑥ In Innereien
    ⑦ In Kalbfleisch
    ⑧ In Zitrusfruchtfleisch
    ⑨ In Sonnenblumenöl

Test: Ernährungswissen

Mit jeweils einem Punkt werden bei den zwanzig Fragen alle richtigen Antworten bewertet. Falschantworten bleiben unberücksichtigt. Als richtig zählen bei

Frage		Frage		Frage		Frage	
1	2, 3, 7	*6*	1, 5, 7, 9	*11*	2, 5	*16*	1, 4
2	4, 5	*7*	1, 5	*12*	2	*17*	2, 5, 6
3	5	*8*	1, 5, 6	*13*	2, 4, 5	*18*	3
4	3, 5, 6	*9*	3	*14*	2, 4, 5	*19*	2, 5
5	2, 3, 4	*10*	1, 2, 7	*15*	3, 4, 6	*20*	2, 5, 9

Zur Bewertung der erreichten Punktzahl einige Orientierungsmarken. Mehr als 40 Punkte erreichen Studenten der Ernährungswissenschaft; 35–40 Punkte ergeben sich durchschnittlich bei Apothekern; 29–34 Punkte bei Ärzten und Fachjournalisten; 23–28 Punkte bei Personen mit weiterführender Schulbildung; 17–22 Punkte bei der „Durchschnittsbevölkerung". Eine Punktzahl unter 17 Punkten läßt auf unzureichendes Ernährungswissen schließen. Diese Ergebnisse wurden in einer repräsentativen Erhebung zum Ernährungswissen bei bestimmten Zielgruppen 1979 festgestellt und bereits im Ernährungsbericht 1980 (allerdings aufgrund einer anderen Auswerttechnik) vorgestellt.

Literatur zum Beratungsgespräch

(allerdings nicht direkt bezogen auf Ernährungsberatung)
Deutsche Gesellschaft für Hauswirtschaft e.V. (Hrsg) (1974) Fachausschuß Beratungswesen: Handbuch der Beratung. Beratungspartner-Beratungsmedien, Bad Godesberg
Houben A (1975) Klinisch-psychologische Beratung. UTB, Reinhardt, München
Hruschka E (1969) Versuch einer theoretischen Grundlegung des Beratungsprozesses. Anton Hain, Meisenheim
Junker H (1978) Das Beratungsgespräch. Zur Theorie und Praxis kritischer Sozialarbeit. Kösel, München
Mucchielli R (1972) Das nicht-direktive Beratungsgespräch. Müller, Salzburg

Sozialpsychologie

Brehm SS (1980) Anwendung der Sozialpsychologie in der klinischen Praxis. Huber, Bern Stuttgart Wien
Mann L (1974) Sozialpsychologie. Beltz, Weinheim Basel

Literatur über Ernährungsverhalten und Übergewicht

Diehl J (1978) Ernährungspsychologie. Fachbuchhandlung für Psychologie, Frankfurt
Ferstl R (1980) Determinanten und Therapie des Eßverhaltens. Springer, Berlin Heidelberg New York
Hautzinger M (1978) Verhaltenstraining bei Übergewicht. Müller, Salzburg
Kappus W (1990) „Ich nehme ab", Trainingsmappe. Deutsche Gesellschaft für Ernährung, Frankfurt
Pudel V (1982) Zur Psychogenese und Therapie der Adipositas. Springer, Berlin Heidelberg New York

Pudel V (1988) Essen heute – ein Alptraum im Schlaraffenland? Verbraucher Rundschau AgV 11/12:4–13

Pudel V (1989) Essen neu lernen? Eßstörungen – Magersucht und Eß-Brechsucht. Verbraucher Rundschau AgV 6:2–77

Pudel V (1990) Einführung in die Ernährungspsychologie, Hogrefe, Göttingen

Sachverzeichnis

Adipositas, s. Übergewicht
Ansprache, persönliche 97
Appetenzverlust 59
Appetit 38
–, Störungen 58 f.
Außenreizabhängigkeit 35, 55 f.
Außenseiterdiät 107 f., 60

Bedürfnisse 18, 28 ff.
Berater als Dolmetscher 87 ff.
Beratung
–, Abgrenzung 1 ff.
–, Argumente 98 f.
–, Definition 5 ff., 12
–, Erfolg 23
–, Fachkompetenz 4
–, Fallstudien, Beispiele 118 ff., 136 ff.
–, Handicap 87 ff.
–, Kreativität 80
–, Maßnahmen 13 ff.
–, Praxisdaten 22 ff.
–, Professionalisierung 4
–, Selbstverständnis 1, 18 ff.
–, Ziele 11 ff., 79 ff.
Beratungsleistung 94
–, Delegation 94
Beratungsprobleme
–, Definition 65 ff.
–, Mißerfolge 75 ff.
– als Suchaufgabe 116 ff.
Beratungswilligkeit 82 f., 173
–, Klientenerwartungen 82 f.
–, Klientenpersönlichkeit 82 f.
Beratungsziele 177, 187 f.
–, minimale 177, 209 f.

–, Planungsschema 180 ff., 189, 194, 201, 207
–, weitergehende 178 f., 209 f.
Beruf 18 f.
Berufszufriedenheit 23
Bulimia nervosa 58 f.

Compliance, s. Beratungswilligkeit

Diagnose 124, 126
Diättherapie 9 f.
Diätverhalten 38, 56 ff.
Diskussion 124 f.
Dissonanz, kognitive 83 ff.

Einstellungskonflikt 7 f., 68 ff.
Einzelberatung, Fallstudien 118 ff., 136 ff.
Energieumsatz 172, 59 f.
Entscheidungskonflikt 7 f., 67 ff.
Erfahrungshorizont 92
Erklärungen, subjektive 98 ff.
Ernährungsanalyse, s. Ernährungsprotokoll
Ernährungsaufklärung 5, 12
–, Beratung 6, 11 f., 18, 45 f.
–, Erziehung 12
–, Information 5, 12
–, Therapie 9 f., 12
Ernährungsberatung, s. Beratung
Ernährungsprotokoll 166
–, Auswertung 168
–, Formulare 211 ff.
–, Methoden 170
Ernährungspsychologie 27 ff.

Ernährungsumwelt 28
Ernährungsverhalten 27 ff., s. a.
 Eßverhalten
Ernährungswissen 224
Erwartungshorizont 79 f.
Eßverhalten
–, Fehlverhalten 37 f.
–, Fragebogen zum 57 ff.
–, gezügeltes 56 ff.
–, kognitive Kontrolle 36, 61 ff.
–, Kontrollmechanismen 61 f.
–, Lernprozeß 32 ff.
–, Motivation 28 ff.
–, Motive, Beispiele 38
–, Pseudokontrolle 62
–, Regulation 48 ff.
–, Situationsgebundenheit 27 f., 40 ff.
–, soziokulturelle Norm 33
–, Steuerung 35 f.
–, Störungen 58 ff.
–, Typologie 43 f.
–, Verhaltenskontinuität 34

Fachbegriffe 88 ff.
Fachkompetenz 154
Fachwissen 19

Gegenwartsbezug 16 f., 78 ff.
Geschmack 38
Gesprächsformen 113 ff., 124
–, Anamnese 127 f.
–, Beispiele 118 ff, 136 ff.
–, Diagnosegespräch 126 f.
–, Diskussion 124 f.
–, Exploration 127 f.
–, Interview 125 f.
–, klientbezogenes Gespräch 133 ff., 156 f.
–, Verhaltensgespräch 129 f, 157
Gesprächskategorien 134 f., 152 ff.
Gesprächskategorien, Beispiele 136 ff.
–, Bewertung 154
–, Fragen 157

–, Interpretation 155
–, klientbezogen 156
–, Ratschläge 158
gezügelter Esser 57
Gleichgewicht, biologisches 51
–, Set-point 50 ff.

Hungertheorie, s. Theorie

Inhaltsstoffe 45 f.

Kausalität 98 ff.
Kenntnisstrukturen 87 ff.
Kommunikation 113
Konflikte 65 ff.
–, Appetenz-Appetenz 66
–, Appetenz-Aversion 67
–, Aversion-Aversion 67
–, Einstellungs- 7 f., 68 ff.
–, Entscheidungs 7 f., 67 ff.
Küche, öffentliche 41
–, private 41
Kummerspeck 56

Lebensmittelidentität 30 f.

Maßnahmen, zielbezogen 13 f, 178 ff.
–, verhaltensbezogen 13 f, 178 ff.

Notwendigkeitsgeschmack 29

Persönlichkeit 55
Präferenzliste 173, 222 f.
Problemlösung 73
–, Definition 65 f.
–, Nullösung 75 f.
–, objektive 117, 161
–, subjektive 117, 161

Realitätsanspruch, Beispiele 69 ff.
–, psychologischer 69 ff.
Reduktionsdiät 60
Regulationsmechanismen
–, innere 48 f., 52
–, Verhaltensaspekte 54, 56 ff.
Rhetorik 113, 115

Sachverzeichnis

Sättigung
–, psychische 60
–, Störungen 55 f., 59
Sättigungstheorie, *s.* Theorie
Selbstverständnis, *s.* Beratung
Sensorik 38
Sicherheit, subjektive 98 f.
Situationsgebundenheit 40 ff.
Sprache als Werkzeug 11
Sprachprobleme 93 f.
–, Beispiele 96 f.
Streß 56

Theorie 48 ff.
–, aminostatische 50
–, Dissonanz 83 ff.
–, glukostatische 49
–, lipostatische 49 f.
–, set-point 50 ff.
–, thermostatische 48 f.

Übergewicht 54 ff.
–, Behandlung 63 f.
–, Beratung 182 ff., 201 ff.
–, Entstehung 55 ff.
–, latentes 56 f.
–, Soll-wert 50 ff.

Überzeugungstrategie 106
Umgangssprache 88 f.

Verbote 16 f.
Verhaltensökonomie 31 ff.
Verhaltensproblem 8, 73 f.
–, Auffälligkeiten 54 ff.
–, Diagnose 166 ff.
–, Konflikt 161
–, Kontrolle 62 f.
Verhaltenswissenschaft
–, Modell 80
Verständnis 159 ff.
Verständniskontrolle 90 f.
Verunsicherung 83 ff.
Vorsatzbildung 21

Wahrnehmung 105
Wahrscheinlichkeit,
  statistische 101 f.
–, subjektive 102 f.
Wertschätzung 29 f.
Wissenschaftsorientierung 87 ff.

Zukunftsbezug 13

F. Heepe, Universität Münster/Göttingen

Diätetische Indikationen

Basisdaten für die interdisziplinäre Ernährungstherapie

1990. XX, 506 S. Geb. DM 38,- ISBN 3-540-51200-4

Inhaltsübersicht: Nährstoffe, Nährstoffbedarf, Nährstoffquellen. - Empfehlungen für die Ernährung des Gesunden: Die verschiedenen Lebensalter. Ernährung unter erhöhter physiologischer Beanspruchung. Sogenannte alternative und religiös-weltanschaulich begründete besondere Ernährungsweisen. - Krankenernährung: Anmerkungen zum praktischen Vorgehen. Spezielle Indikationen. - Spezielle Kostformen und Ernährungsweisen. - Literaturverzeichnis. - Sachverzeichnis.

Die **Diätetischen Indikationen** von F. Heepe schließen eine Lücke im bestehenden Buchangebot zur Diätetik. Das Buch ermöglicht dem niedergelassenen Arzt gleich welcher Fachrichtung, dem Kliniker und der Diätassistentin schnellsten Informationszugriff in komprimierter Form.

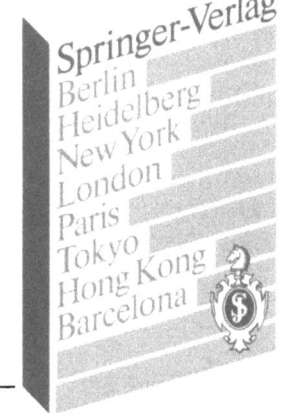

Springer-Verlag
Berlin
Heidelberg
New York
London
Paris
Tokyo
Hong Kong
Barcelona

K.-H. Bässler, W. L. Fekl, K. Lang

Grundbegriffe der Ernährungslehre

4., überarb. Aufl. 1987. XVI, 211 S. 20 Abb. 68 Tab. (Heidelberger Taschenbücher, Bd. 119) Brosch. DM 27,50 ISBN 3-540-17566-0

Inhaltsübersicht: Einführung. – Verdauung und Resorption. – Quantitative Aspekte der Ernährung. – Qualitativer Aspekt der Nahrung. – Different wirkende natürliche Bestandteile der Nahrung und Zusatzstoffe. – Veränderungen der Lebensmittel durch Zubereitung und Verarbeitung. – Empfehlungen zu Menge und Zusammensetzung der Nahrung. – Fehlernährung als Krankheitsursache. – Diätetik und besondere Ernährungsformen. – Physiologie und Pathophysiologie des Hungerstoffwechsels. – Postaggressionsstoffwechsel. – Probleme der Welternährung. – Sachverzeichnis.

Die vierte, völlig überarbeitete Auflage dieses Taschenbuches berücksichtigt zahlreiche neue Erkenntnisse, die durch die rasche Entwicklung der Ernährungswissenschaft aktuell geworden sind. Die Kapitel über den Energiebedarf, die Energieverwertung und den thermogenen Effekt der Nahrungsaufnahme wurden fast völlig, das Kapitel über Lipide völlig neu geschrieben.
Das Taschenbuch ist nach wie vor ein solides biochemisches und physiologisches Fundament für das Grundverständnis der Ernährungslehre.

Preisänderungen vorbehalten

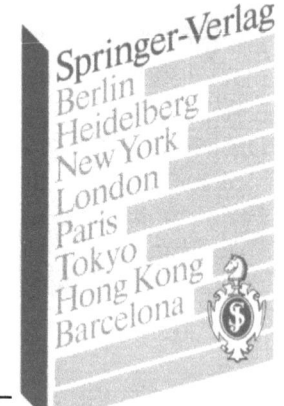

Springer-Verlag
Berlin
Heidelberg
New York
London
Paris
Tokyo
Hong Kong
Barcelona

If you have any concerns about our products,
you can contact us on
ProductSafety@springernature.com

In case Publisher is established outside the EU,
the EU authorized representative is:
Springer Nature Customer Service Center GmbH
Europaplatz 3, 69115 Heidelberg, Germany

Printed by Libri Plureos GmbH
in Hamburg, Germany